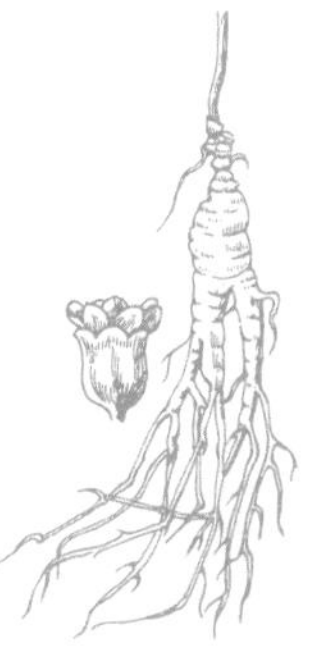

扁鹊妙方大全

杜衡・主编

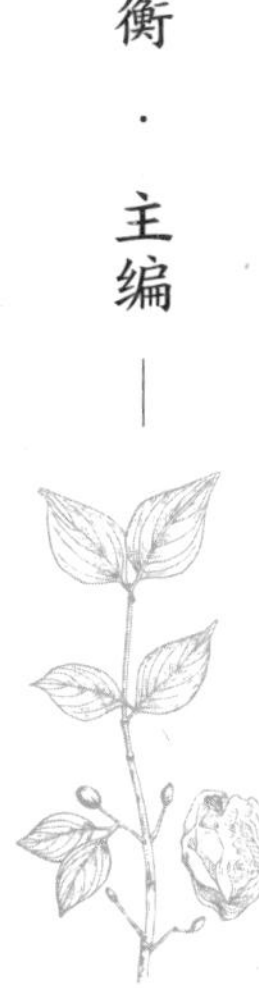

黑龙江科学技术出版社

图书在版编目（CIP）数据

扁鹊妙方大全 / 杜衡主编. -- 哈尔滨 : 黑龙江科学技术出版社, 2024.7
ISBN 978-7-5719-2411-9

Ⅰ. ①扁… Ⅱ. ①杜… Ⅲ. ①验方－汇编－中国－战国时代 Ⅳ. ①R289.326

中国国家版本馆CIP数据核字（2024）第108991号

扁鹊妙方大全
BIANQUE MIAOFANG DAQUAN

杜衡 主编

项目总监 薛方闻
策划编辑 沈福威 赵叔月
责任编辑 孔 璐
排　　版 文贤阁
出　　版 黑龙江科学技术出版社
地址：哈尔滨市南岗区公安街70-2号 邮编：150007
电话：（0451）53642106 传真：（0451）53642143
网址：www.lkcbs.cn
发　　行 新华书店
印　　刷 三河市金兆印刷装订有限公司
开　　本 710 mm×1000 mm 1/16
印　　张 14
字　　数 170千字
版　　次 2024年7月第1版
印　　次 2024年7月第1次印刷
书　　号 ISBN 978-7-5719-2411-9
定　　价 68.00元

中草药图鉴

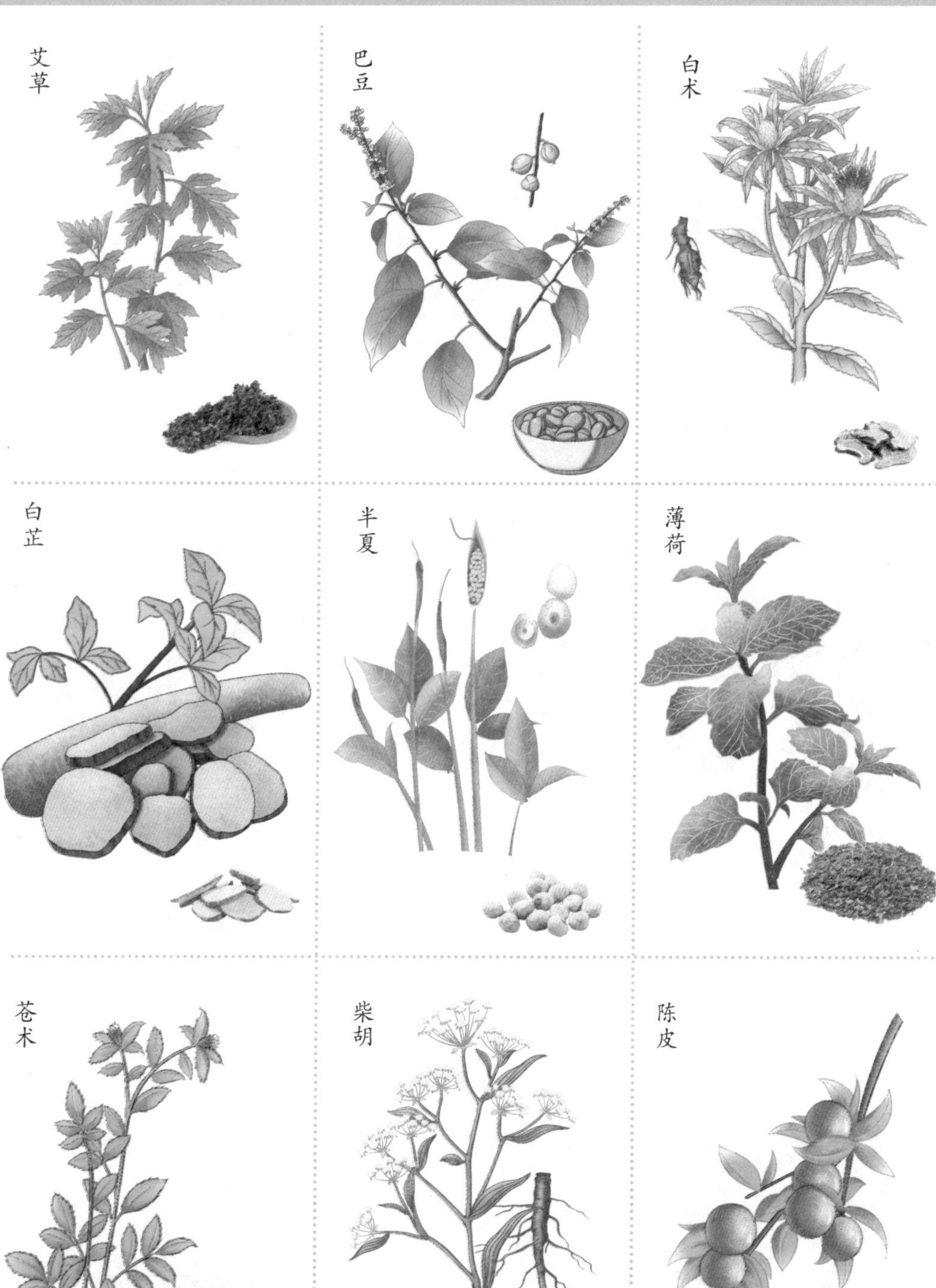

中草药图鉴

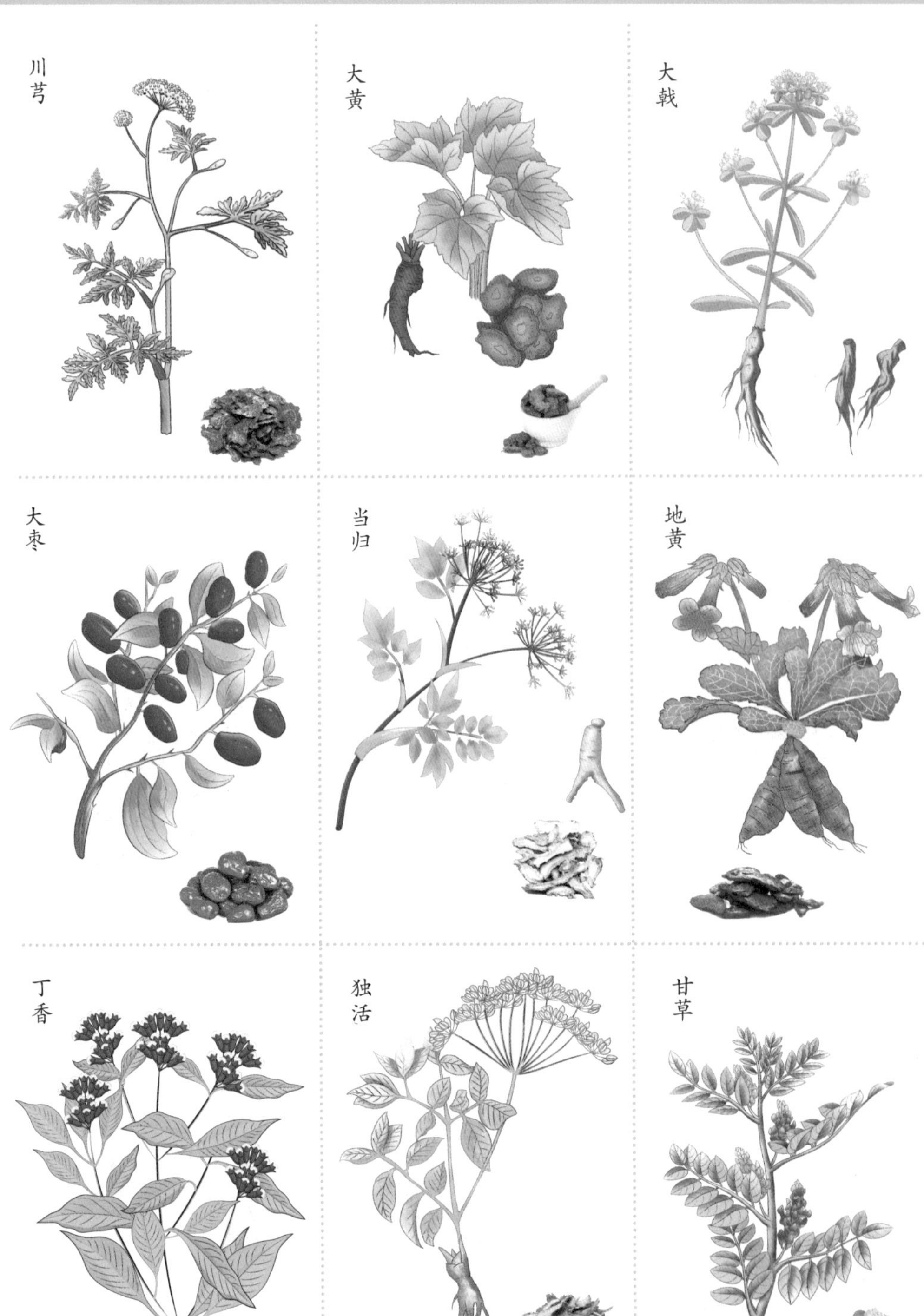

中草药图鉴

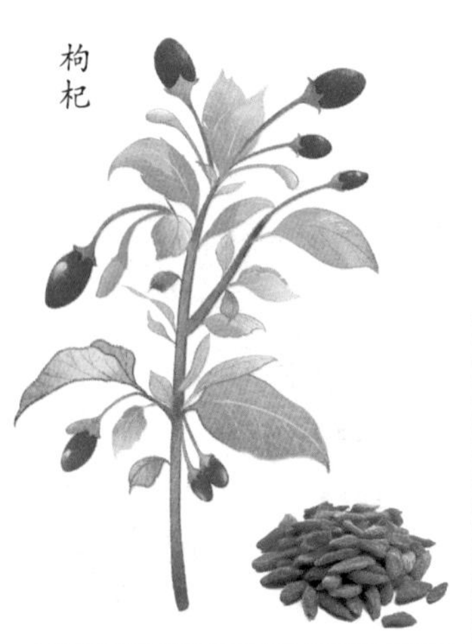

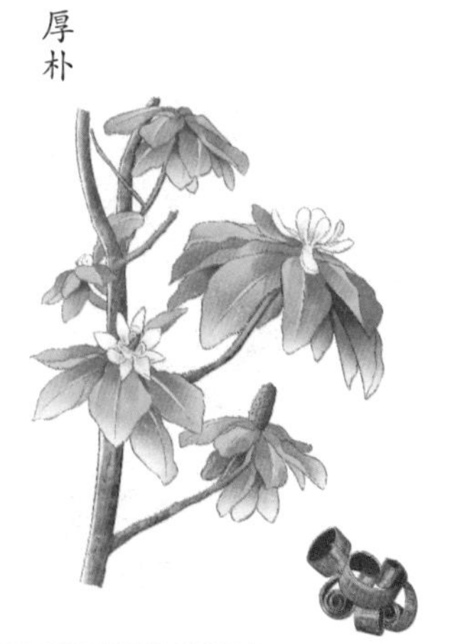

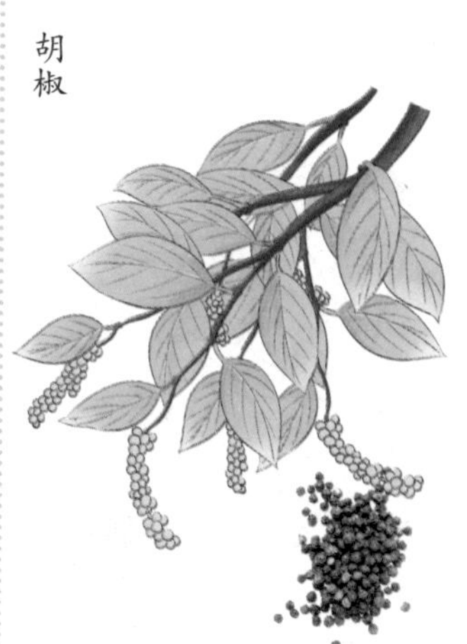

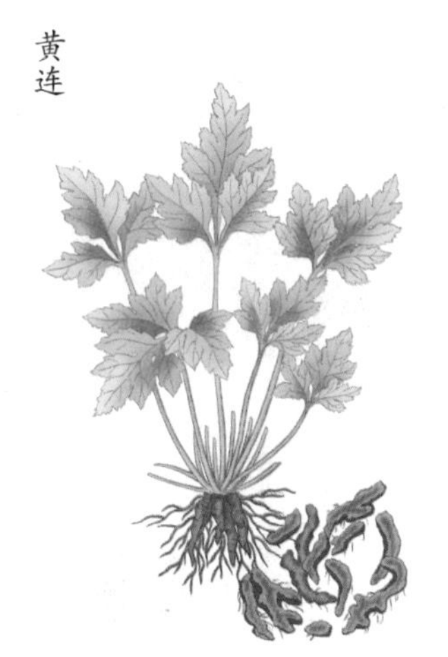

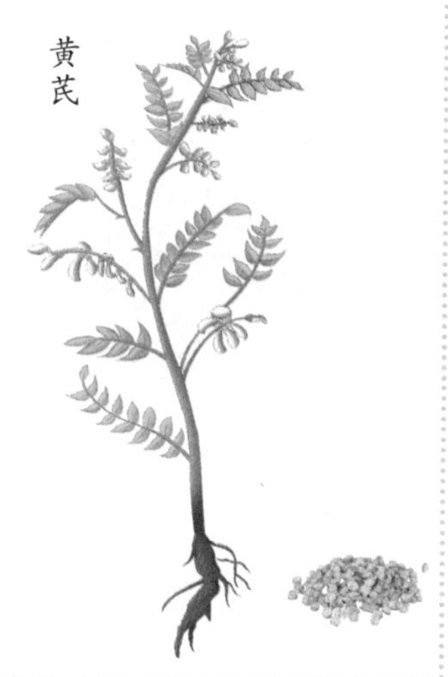

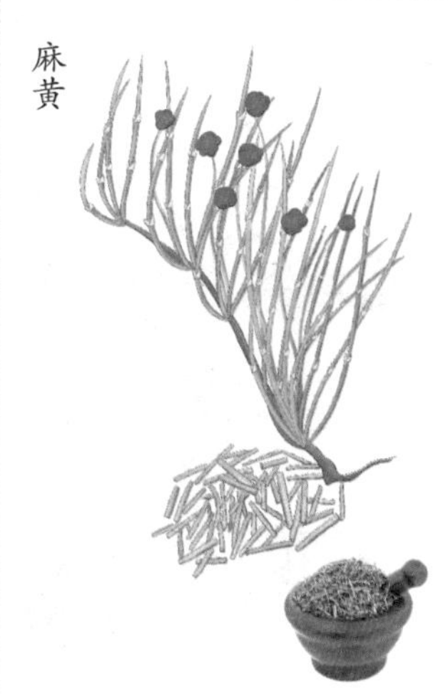

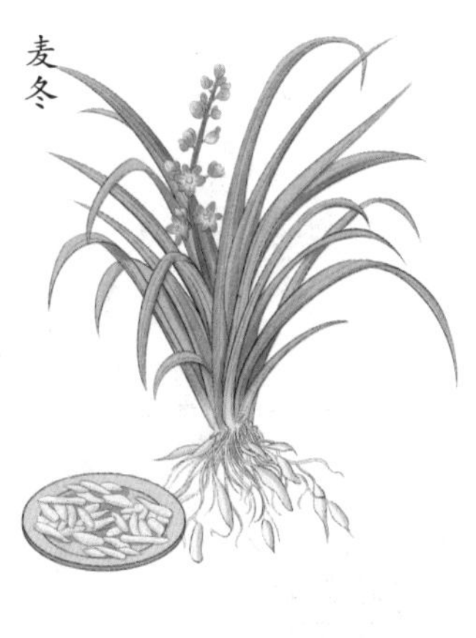

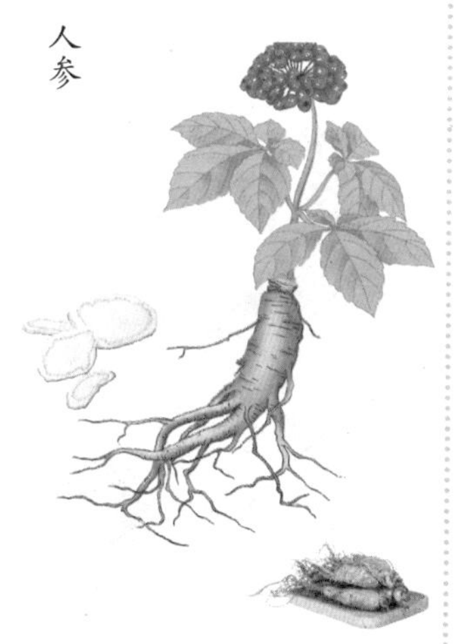

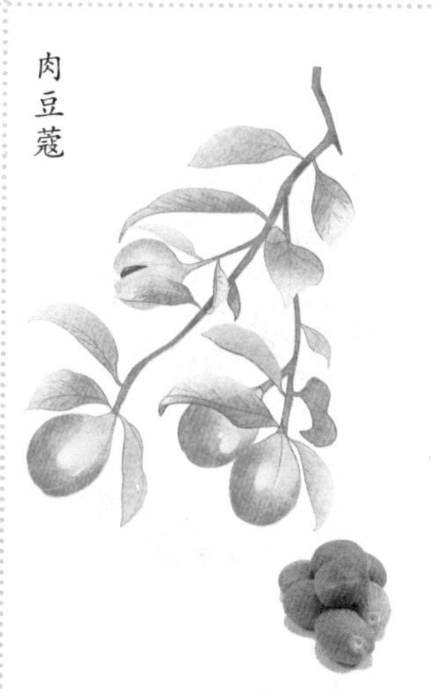

中草药图鉴

肉桂

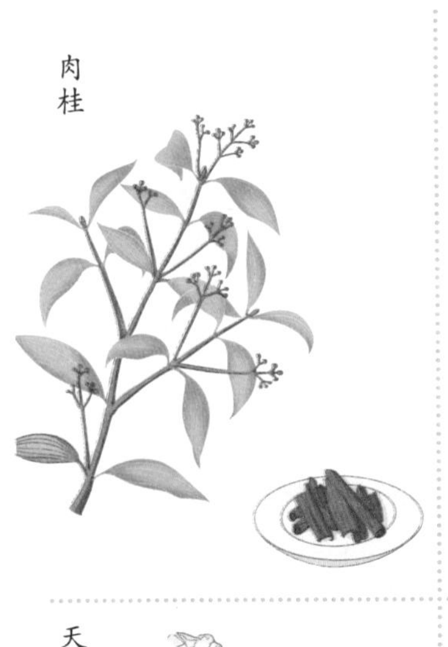

芍药

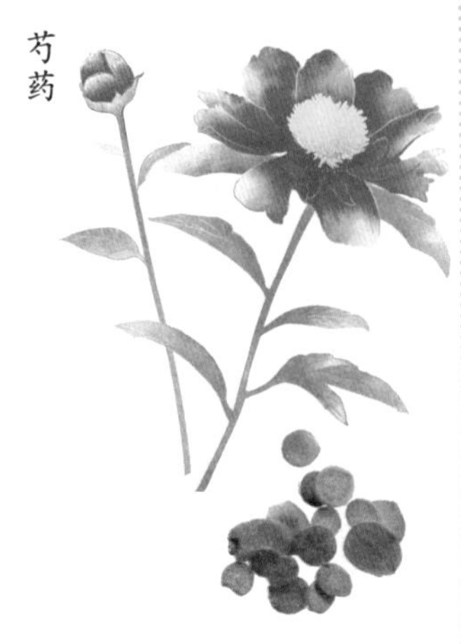

石斛

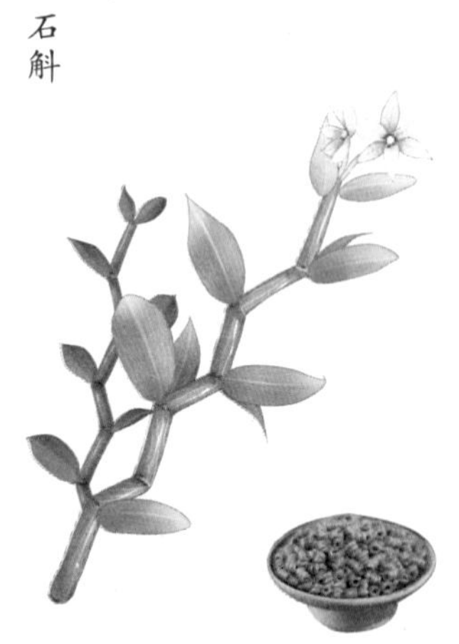

天麻

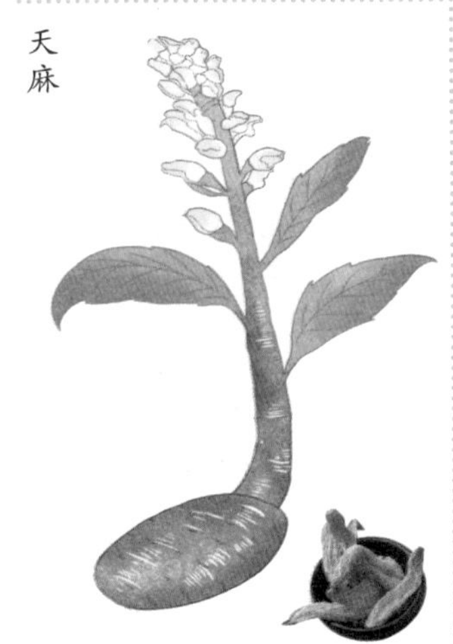

天南星

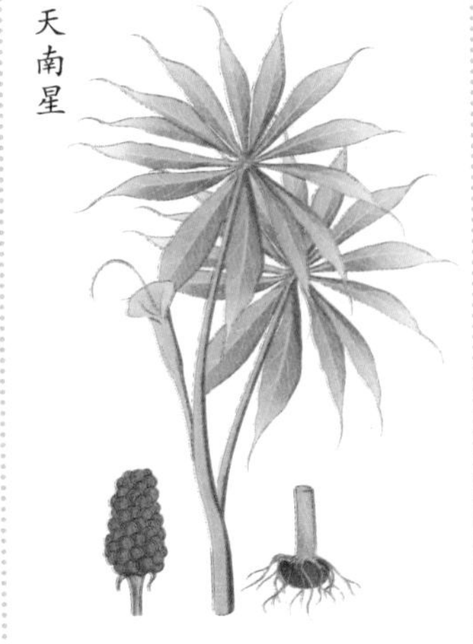

威灵仙

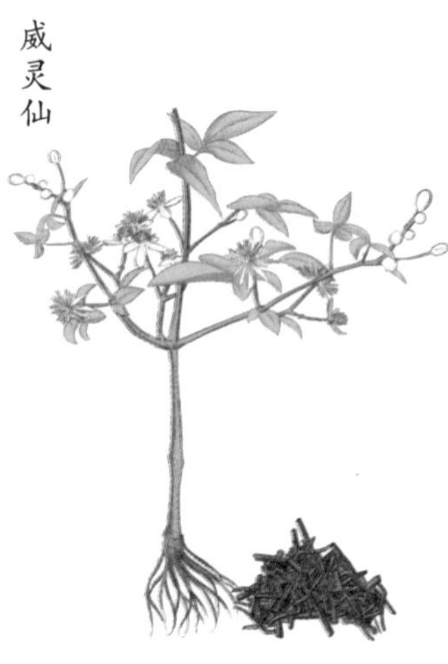

乌梅

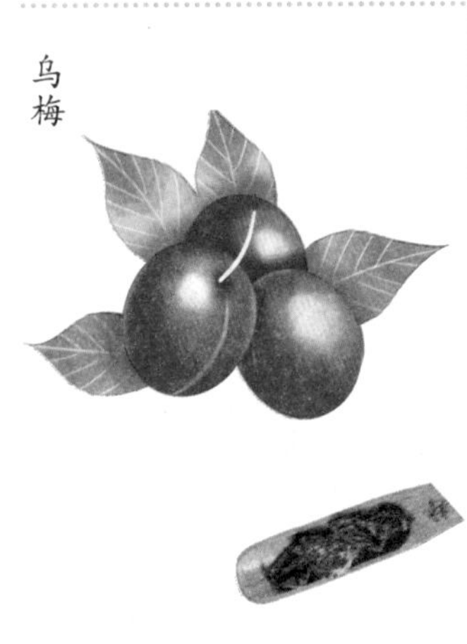

吴茱萸

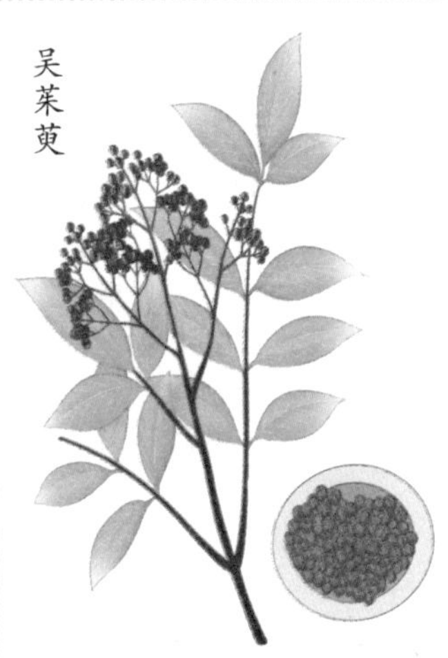

枳实

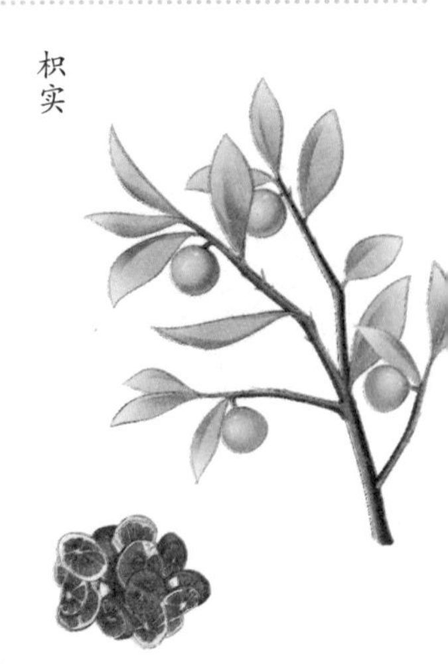

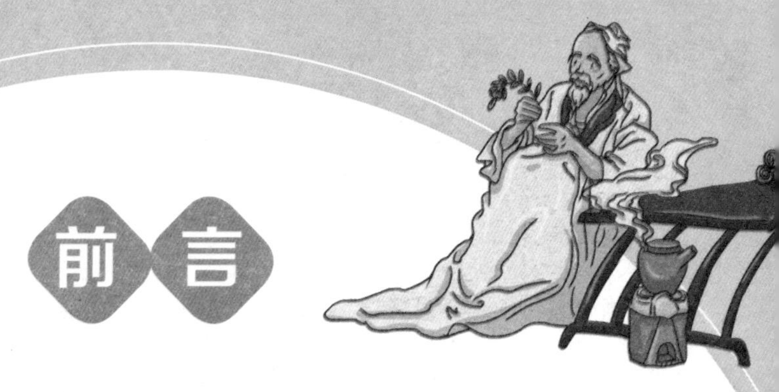

前言

扁鹊，原名秦越人，是战国著名的医学家，精于内、外、妇、儿、五官等科，应用砭刺、针灸、按摩、汤液、热熨等法治疗疾病，被尊为“医祖”。由于他医道高明，为百姓治好了许多疾病，于是人们尊称他为“扁鹊”（扁鹊为古代良医的代称）。

扁鹊在总结前人医疗经验的基础上，创造出了“四诊法”，即望（看气色）、闻（听声息）、问（问病情）、切（按脉搏）。其中，扁鹊尤其擅长望诊和切诊。他是我国历史上最早应用脉诊来判断疾病的医生，并且提出了相应的脉诊理论。《汉书·艺文志》中记载，扁鹊著有《扁鹊内经》和《扁鹊外经》，但均已散佚。

本书以《扁鹊神应针灸玉龙经》和《扁鹊心书》为蓝本，讲述了很多常见的病证以及一些疑难杂症，其中的针灸歌诀朗朗上口，一些施治原则和验案则详细周密，读者可以从中看到对应的脉诊、针灸、艾灸的方式。本书在编写体例方面，针对经络部分有注释讲解，针对药方有配方、制用法和主治等内容，以便读者更好地理解。同时，书中还增设了中医小常识板块，为读者答疑解惑。另外，为了增加读者对中草药的认识，还设置了常见中草药详解的板块，力求使本书更具实用性。

需要说明的是，书中所列方剂中的药名，由于年代久远，各地品种繁杂，有同药异名或异药同名及药名不一的现象，使用时请核对。而且，为了尊重原著，对于原书中涉及的如今不宜内服的药物，均未做变动，只是帮助读者理解方剂的原理。另外，使用本书方药时一定要因人而异、遵循医嘱，临床仍须辨证施治，灵活应用。

鉴于编者学识浅薄，时间仓促，不足或错谬之处，希望广大读者提出批评意见，以便再版时加以改正。

目录

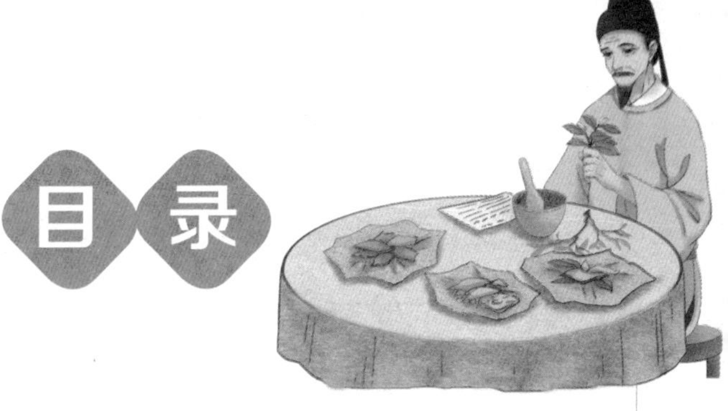

第一篇　扁鹊神应针灸玉龙经

一百二十穴玉龙歌

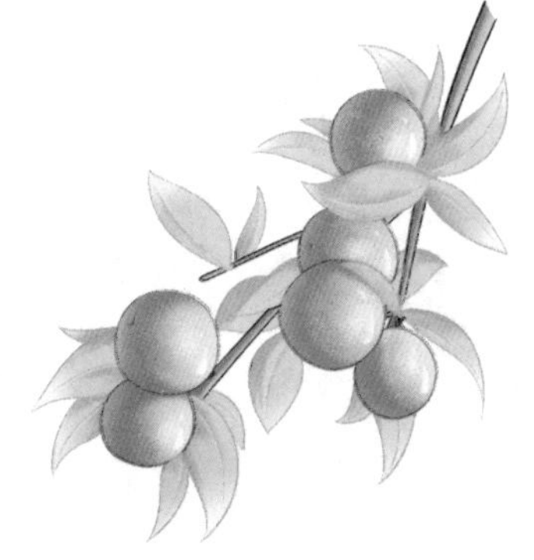

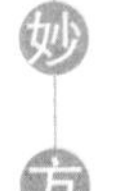
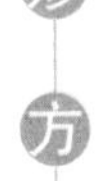
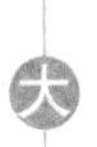

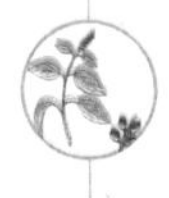
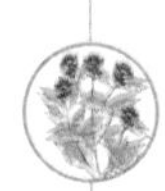
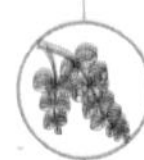
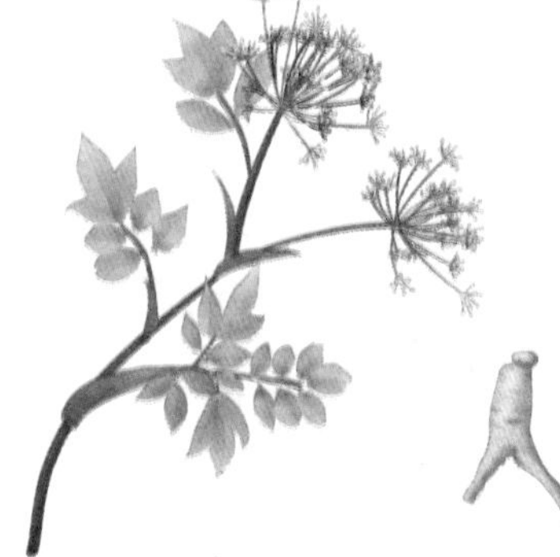

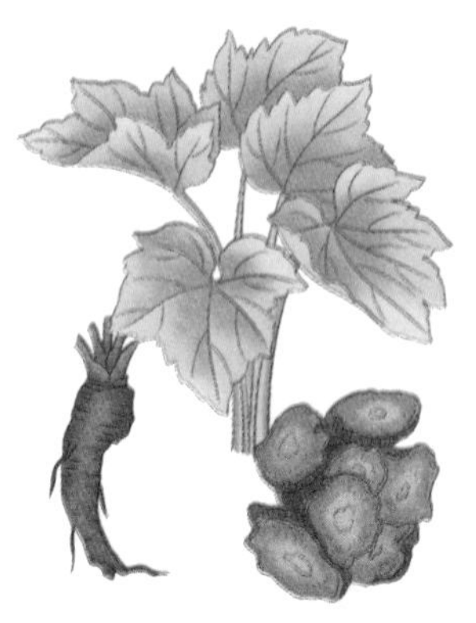

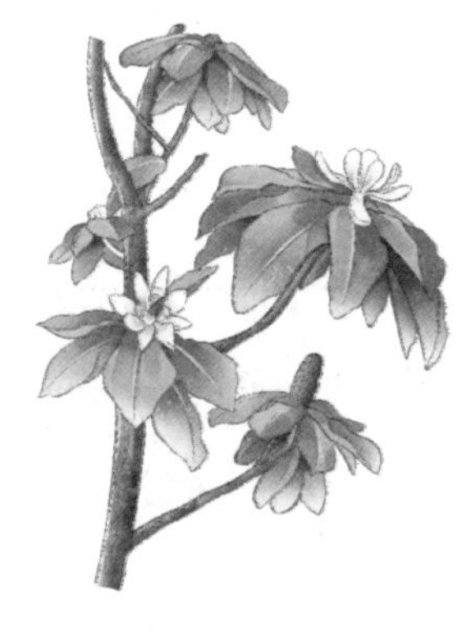

第二篇　扁鹊心书

卷　上

卷　中

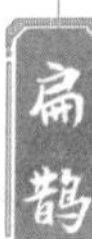
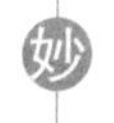
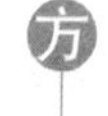
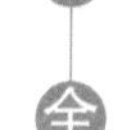
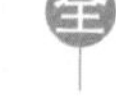

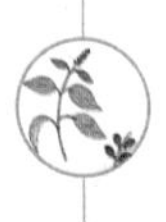

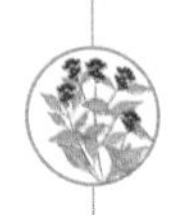

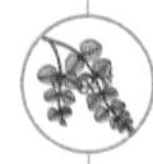

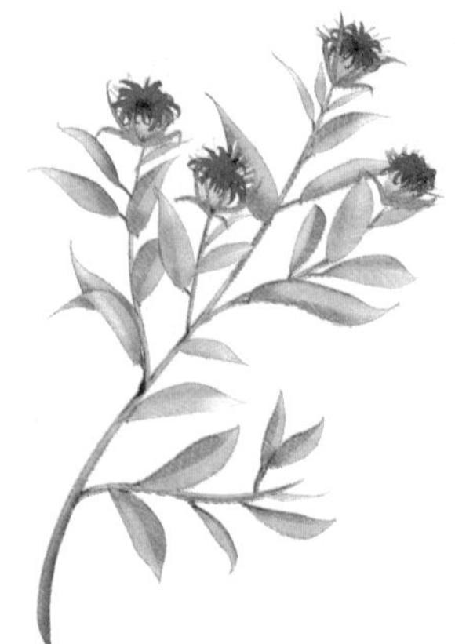

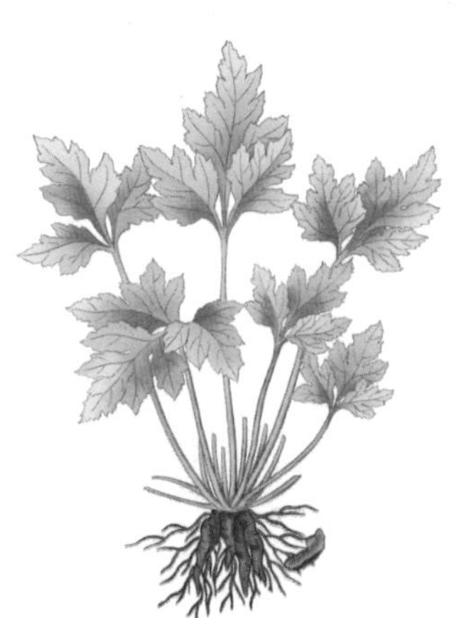

卷 下

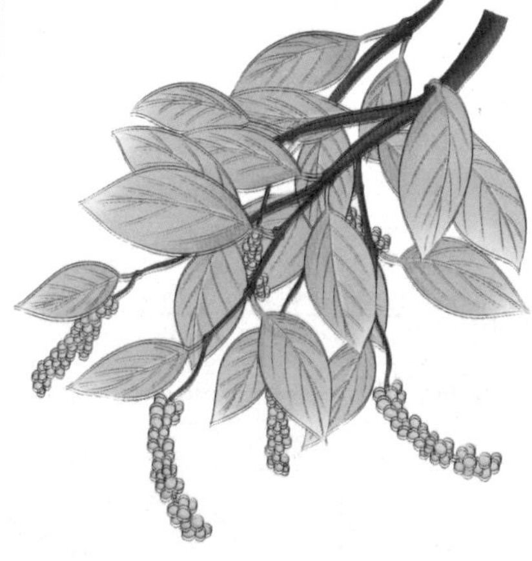

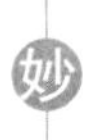
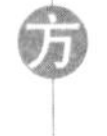

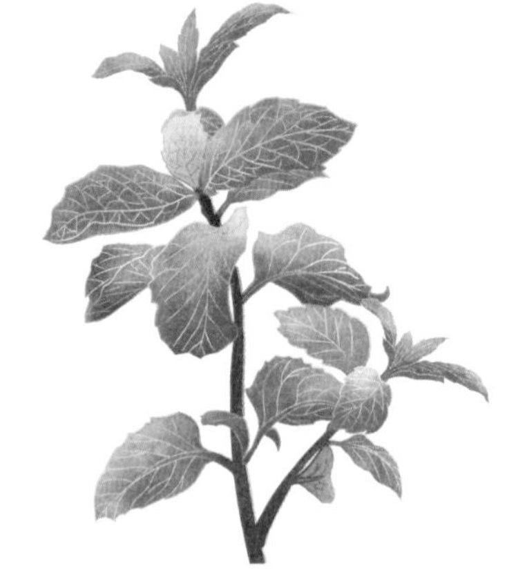

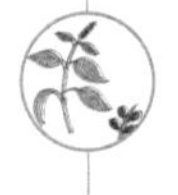
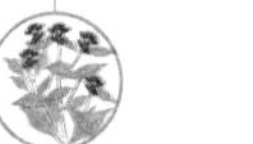
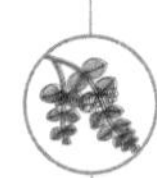

神　方

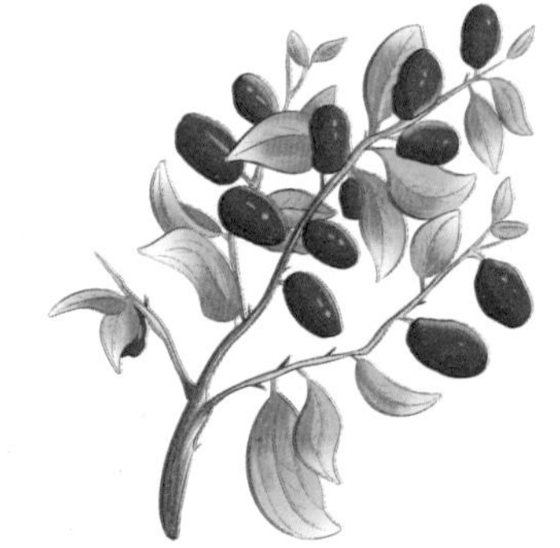

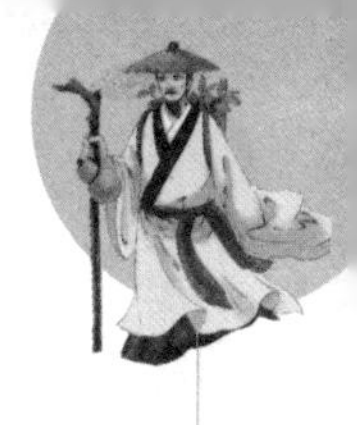

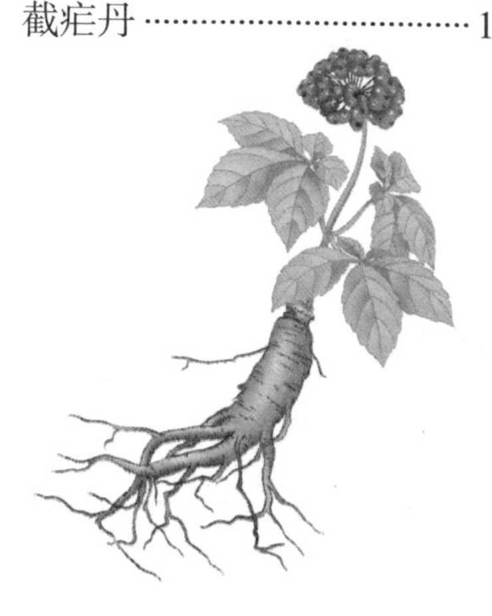

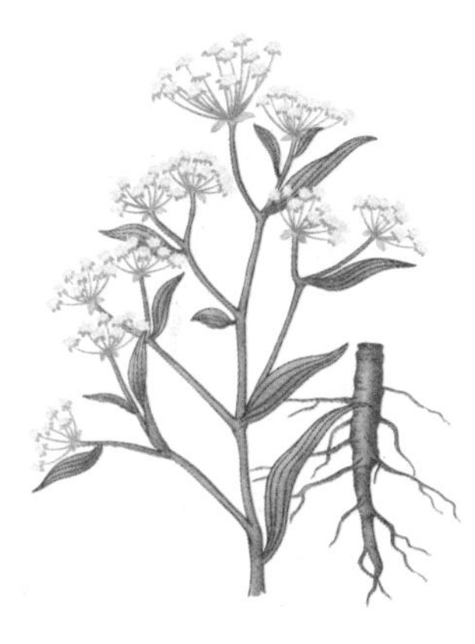

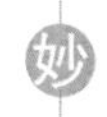
妙

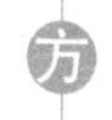
方

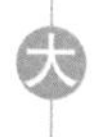
大

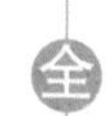
全

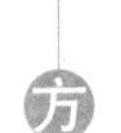
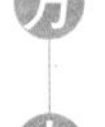

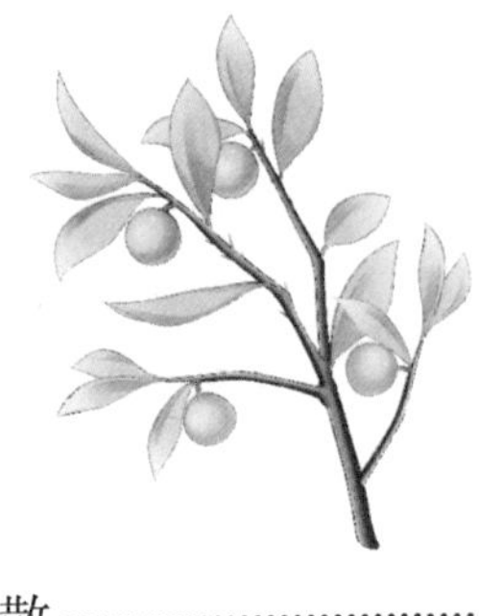

附　录

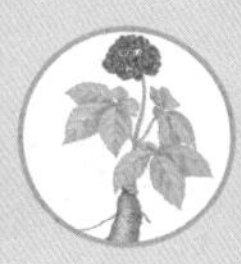

第一篇 扁鹊神应针灸玉龙经

此为托扁鹊名所著，内容涉及一百二十个穴位，且针灸的应对非常精准，经得起漫长时光考验。

文中以诗歌形式，向人们介绍常见病证的应对措施，一目了然，清晰易懂。

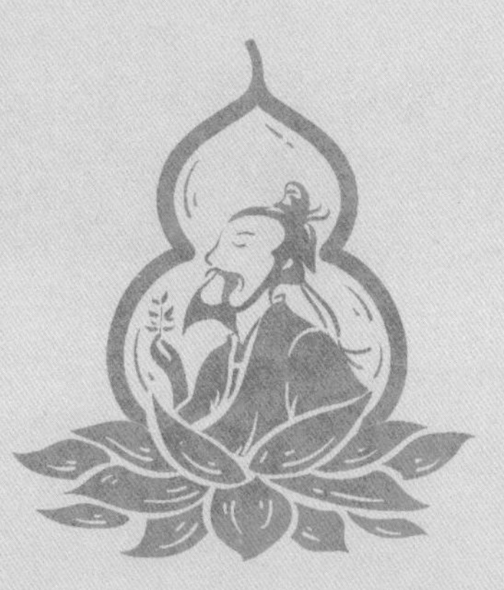

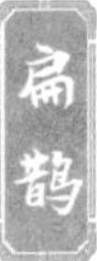

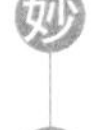

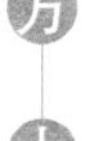

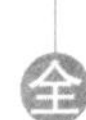

一百二十穴玉龙歌

扁鹊授我玉龙歌，玉龙一试痊沉疴。
玉龙之歌世罕得，研精心手无差讹。
吾今歌此玉龙诀，玉龙一百二十穴。
行针殊绝妙无比，但恐时人自差别。
补泻分明指下施，金针一刺显良医。
伛者立伸患者起，从此名驰湖海知。
（曲池补，人中泻；风池补，绝骨泻）

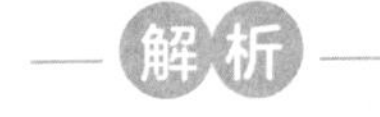

扁鹊（托名）传授给我玉龙歌，用于临床，即使是病程长久、缠绵难愈之症也能痊愈。玉龙歌是世间罕得，流传了上千年没有出现什么差错、讹误，证明它是经得起实践检验的。现在我讲一下玉龙歌的具体内容，本歌诀一共涉及120个穴位，使用起来非常绝妙，但是恐怕现在的医生水平参差不齐，未必使用得当。针刺时补泻分明，才显出医生的高明。按本歌诀施治，腰脊弯曲（似指急性腰扭伤一类病症）的患者都能治愈，一定可以名扬天下了。（补曲池，泻人中；补风池，泻绝骨。）

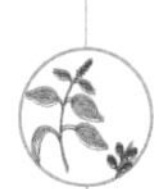

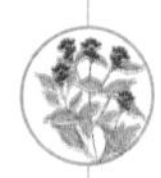

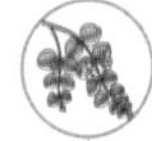

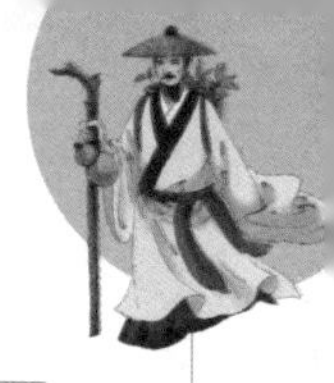

中风

中风不语最难医，顶门发际亦堪施。

百会穴中明补泻，实时苏醒免灾危。

针灸法

顶门： 即囟会穴。在头部，前发际正中直上 2 寸。（禁不可刺，灸七壮，针泻之。）

百会： 在头部，前发际正中直上 5 寸。（针一分许。中风，先补后泻，多补少泻。灸七壮，无补。）

口眼㖞斜

中风口眼致㖞斜，须疗地仓连颊车。

㖞左泻右依师语，㖞右泻左莫教差。

针灸法

地仓： 口角旁开 0.4 寸。（针一分。）

颊车： 下颌角前上方一横指，闭口咬紧牙时咬肌隆起，放松时按之有凹陷处。（沿皮向下透地仓一寸半，灸二七壮。）

中医小课堂

在介绍艾灸时，经常会出现一个字——壮，它是艾灸中一个重要的计量单位，通常以成年人为标准，燃烧一个艾炷实施一次艾灸称为灸了一壮。施灸时用量多少，取决于病人的身体状况，少的一壮或几壮，多的几百甚至上千壮。

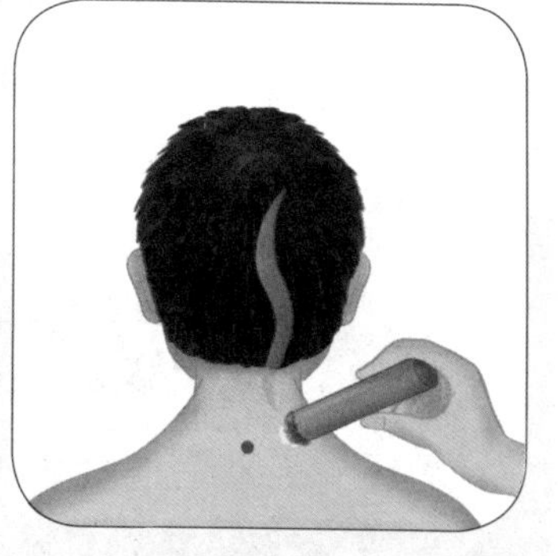

头风

头风呕吐眼昏花，穴在神庭刺不差。

子女惊风皆可治，印堂刺入艾来加。

针灸法

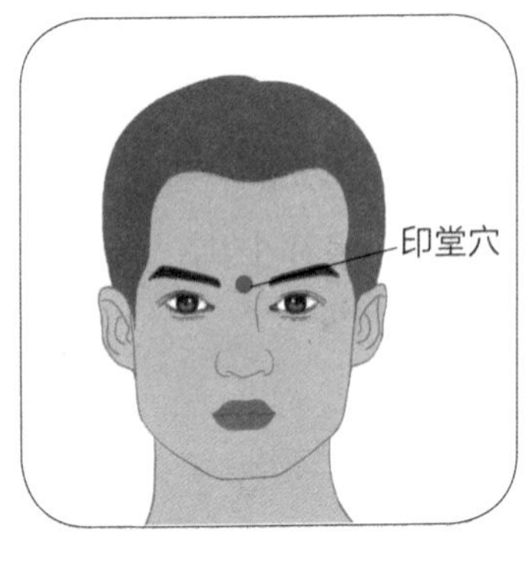

神庭：前发际正中直上0.5寸。（针三寸，先补后泻，泻多补少。）

印堂：两眉毛内侧端中间的凹陷中。（针一分，沿皮先透左攒竹，补泻后转归原穴；退右攒竹，依上补泻，可灸七壮。小儿惊风灸七壮，大哭者为效，不哭者难治。随症急慢补泻，急者慢补，慢者急补，通神之穴也。）

偏正头风

头风偏正最难医，丝竹金针亦可施。

更要沿皮透率谷，一针两穴世间稀。

针灸法

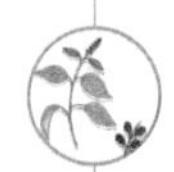

丝竹空：在眉梢凹陷中。（沿皮向后透。）

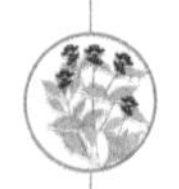

率谷：耳尖直上入发际1.5寸。（针三分，灸七壮。开口刺，痛则泻，眩晕则补。）

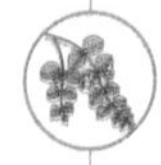

头风痰饮（宜泻风池穴）

偏正头风有两般，风池穴内泻因痰。

若还此病非痰饮，合谷之中仔细看。

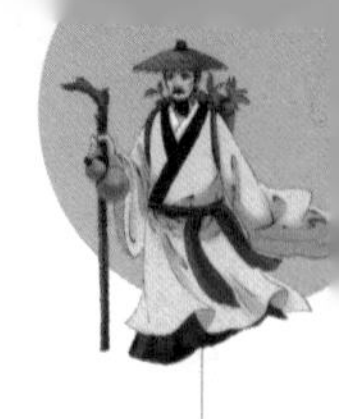

针灸法

风池： 在颈后区，枕骨之下，胸锁乳突肌上端与斜方肌上端之间的凹陷中。（横针一寸半入风府。先补后泻，可灸七壮、二七壮。）

合谷： 第 2 掌骨桡侧的中点处。（脉应手。直刺入一寸半，看虚实补泻。）

头项强痛

项强兼头四顾难，牙疼并作不能宽。

先向承浆明补泻，后针风府实时安。

针灸法

承浆： 颏唇沟的正中凹陷处。（直针三分，可灸七壮，泻之。）

风府： 枕外隆凸直下，两侧斜方肌之间的凹陷中。（针三分，不可深，深则令人哑噤。）

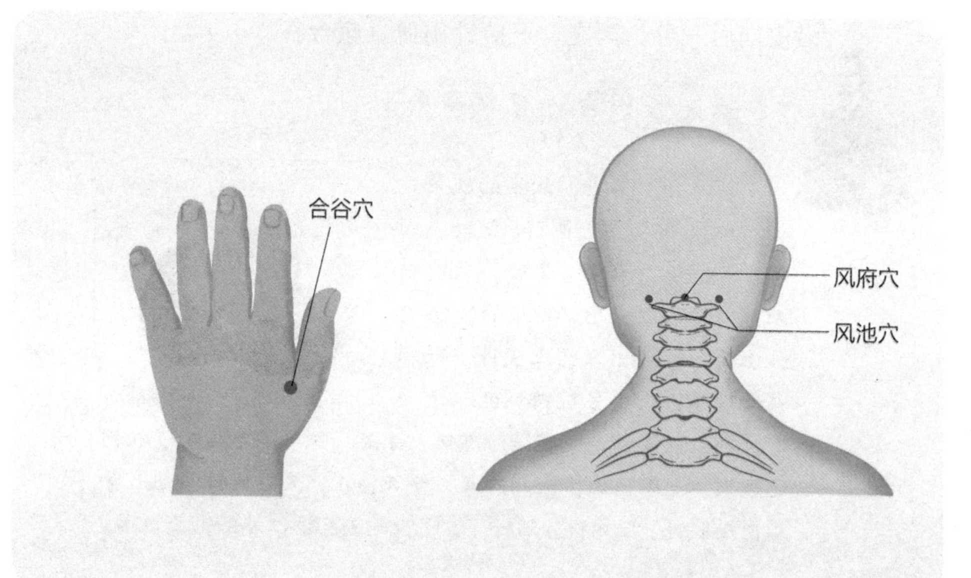

牙疼（附：呕吐）

牙疼阵阵痛相煎，针灸还须觅二间。
翻呕不禁兼吐食，中魁奇穴试看看。

针灸法

二间：在手指，第2掌指关节桡侧远端赤白肉际处。（针一分，沿皮向后三分。灸七壮，看虚实补泻。）

中魁：在手指，中指背面，近侧指间关节的中点处。（灸二七壮，泻之。禁针。）

乳蛾

乳蛾之症更稀奇，急用金针病可医。
若使迟延难整治，少商出血始相宜。

针灸法

少商：在手指，拇指末节桡侧，指甲根角侧上方0.1寸。（针入一分，沿皮向后三分，泻之，三棱针出血。应合谷。）

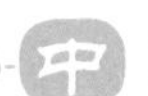
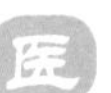
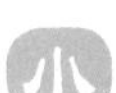
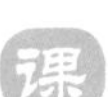

中医小课堂

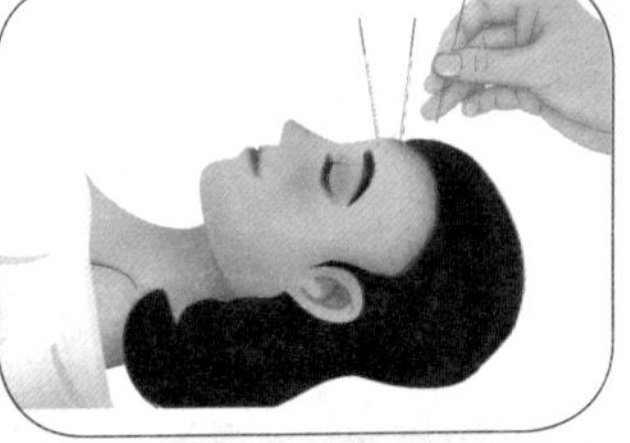

传统针灸器具，最早的就是“九针”，即镵针、圆针、鍉针、锋针、铍针、圆利针、毫针、长针、大针。后又衍生出其他的针，例如由锋针发展出来的三棱针，针身比较粗，针尖呈现锋利的三棱形，利于快速进针，在治疗高热、中暑、惊厥等急症时可以刺络放血、点刺出血，应用广泛。今天，人们又在九针基础上发展出皮肤针、皮内针、筋针等，还有先进的远红外线针灸仪等。

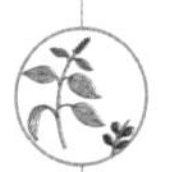
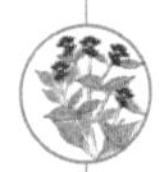
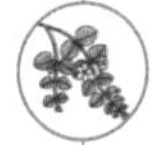

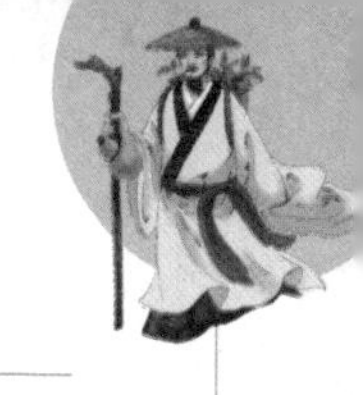

鼻渊

鼻流清涕名鼻渊，先泻后补疾可痊。

若更头风并眼痛，上星一穴刺无偏。

——针灸法——

上星：在头部，前发际正中直上 1 寸。（直针三分，灸七壮。鼻渊则补，不闻香臭则泻。应太渊穴，见后痰嗽歌。）

不闻香臭

不闻香臭从何治，须向迎香穴内攻。

先补后泻分明记，金针未出气先通。

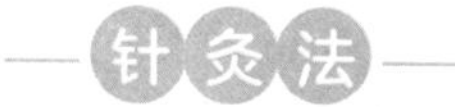

迎香：在面部，鼻翼外缘中点旁，鼻唇沟中。（直针一分，沿皮向后上三分，泻多补少。禁灸。）

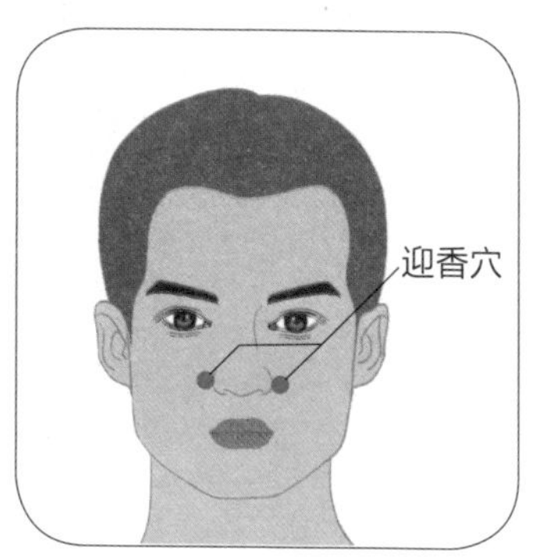

眉目间痛

眉目疼痛不能当，攒竹沿皮刺不妨。

若是目疼亦同治，刺入头维疾自康。

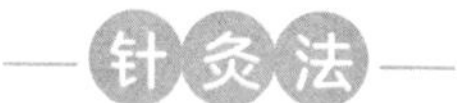

攒竹：在面部，眉头凹陷中，额切迹处。（针二分，沿皮向鱼腰，泻多补少。禁灸。）

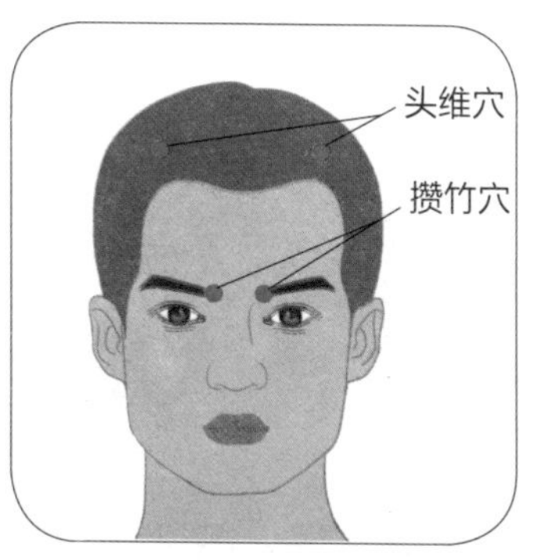

头维：在头部，额角发际直上 0.5 寸，

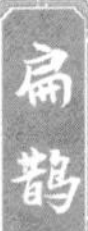
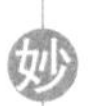
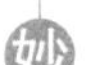
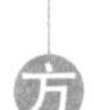
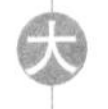

头正中线旁开 4.5 寸。（疼痛泻，眩晕补。灸二七壮愈。）

心 痛

九般心痛及脾痛，上脘穴中宜用针。

脾败还将中脘泻，两针成败免灾侵。

针灸法

上脘： 在上腹部，脐中上 5 寸，前正中线上。（直刺 1~1.5 寸，看虚实补泻。）

中脘： 在上腹部，脐中上 4 寸，前正中线上。（法用草从鸠尾下至脐，折中是穴。直刺 1~1.5 寸，灸五十壮止。）

三 焦

三焦邪气壅上焦，舌干口苦不和调。

针刺关冲出毒血，口生津液气俱消。

针灸法

关冲： 在手指，第 4 指末节尺侧，指甲根角侧上方 0.1 寸。（禁灸。）

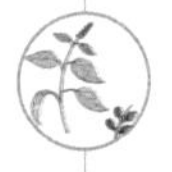
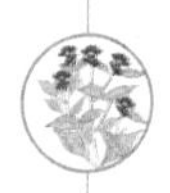
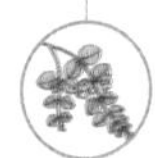

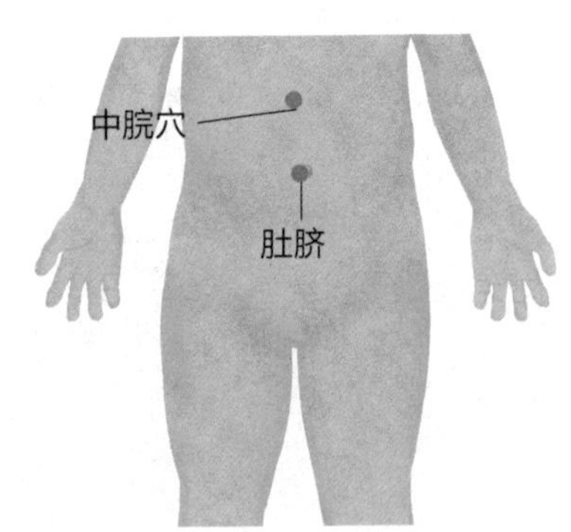

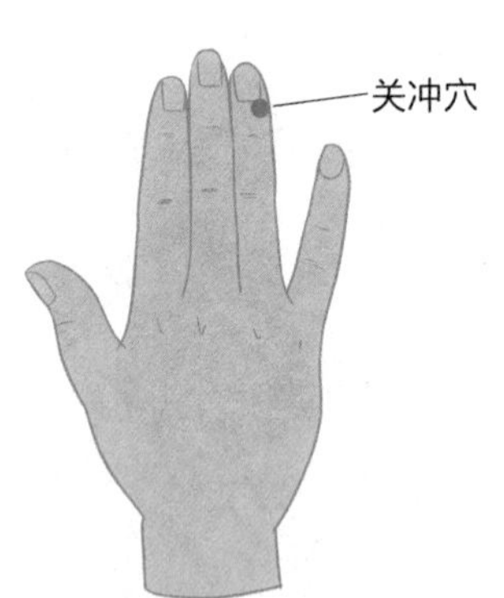

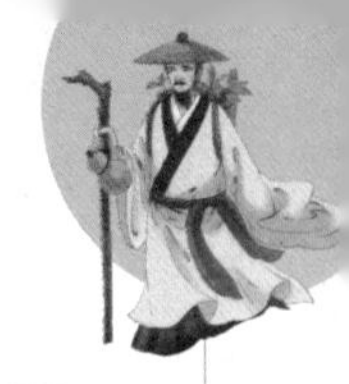

上焦热（附：心虚胆寒）

少冲穴在手少阴，其穴功多必可针。

心虚胆寒还补泻，上焦热涌手中寻。

针灸法

少冲： 在手指，小指末节桡侧，指甲根角侧上方0.1寸。（直刺一分，沿皮向后三分，看虚实补泻。禁灸。）

通里： 在前臂前区，腕掌侧远端横纹上1寸，尺侧腕屈肌腱的桡侧缘。（直针一分，宜泻不宜补，愈补愈发。禁灸。）

赤　目

眼睛红肿痛难熬，怕日羞明心自焦。

但刺睛明鱼尾穴，太阳出血病全消。

针灸法

睛明： 在面部，目内眦内上方眶内侧壁凹陷中。（针入一分半，略针向鼻，泻。禁灸。）

鱼尾： 即瞳子髎，在面部，目外眦外侧0.5寸凹陷中。（针一分，沿皮向内透鱼腰，泻。禁灸。）

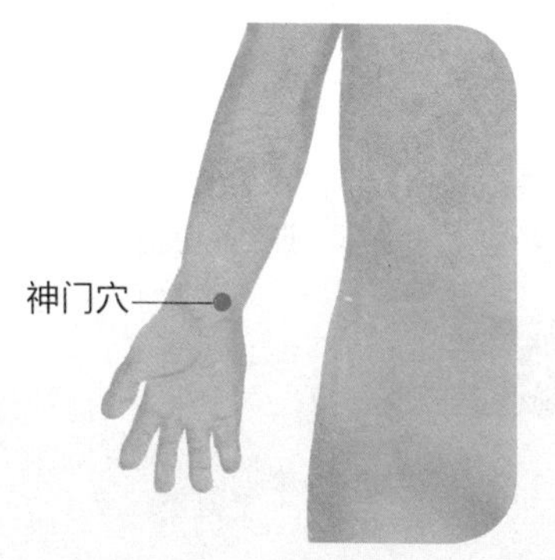

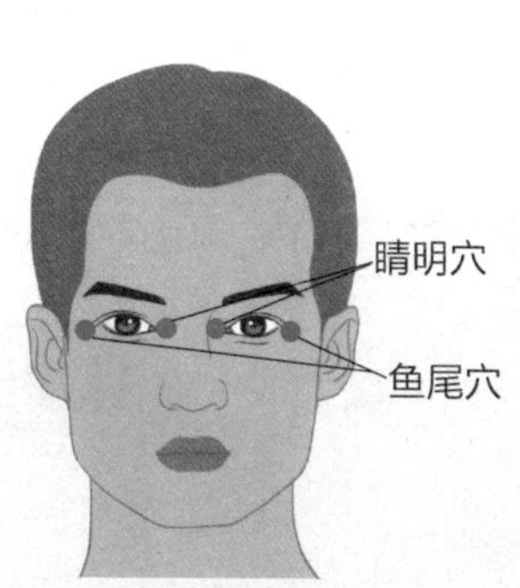

痴呆

痴呆一症少精神，不识尊卑最苦人。
神门独治痴呆病，转手骨开得穴真。

针灸法

神门： 在腕前区，腕掌侧远端横纹尺侧端，尺侧腕屈肌腱的桡侧缘。（针入三分，灸七壮。应后溪穴。）

目病隐涩

忽然眼痛血贯睛，隐涩羞明最可憎。
若是太阳出毒血，不须针刺自和平。

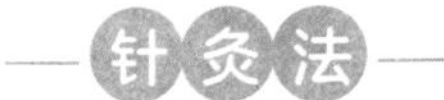

太阳： 在头部，当眉梢与目外眦之间，向后约一横指的凹陷中。（三棱针刺之。应睛明穴。）

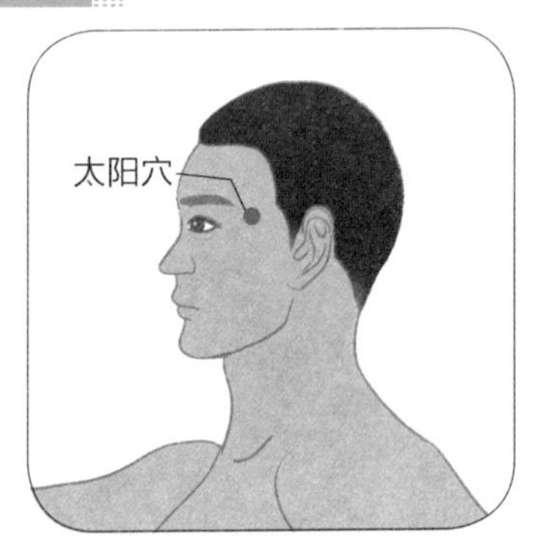

目热

心血炎上两眼红，好将芦叶搐鼻中。
若还血出真为美，目内清凉显妙功。

针灸法

内迎香： 在鼻孔内，用芦叶或箬叶作卷，搐之，血出为好。应合谷穴。

目烂

风眩烂眼可怜人，泪出汪汪实苦辛。
大小骨空真妙穴，灸之七壮病除根。

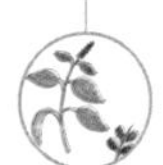
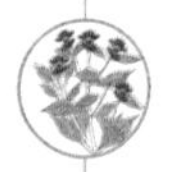
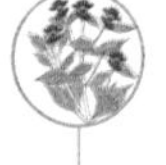
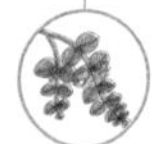

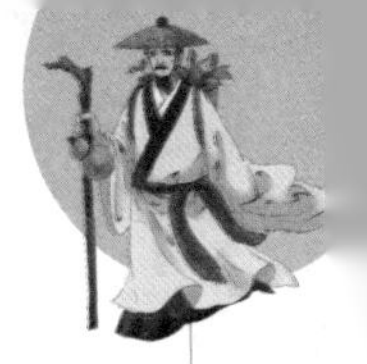

针灸法

大骨空：在手指，拇指背面，指间关节的中点处。（灸七壮。）

小骨空：在手指，小指背面，近侧指间关节的中点处。（灸七壮，禁针。）

目昏

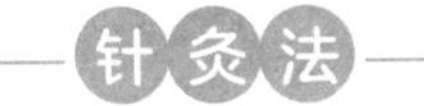

肝家血少目昏花，肝俞之中补更佳。
三里泻来肝血益，双瞳朗朗净无瑕。

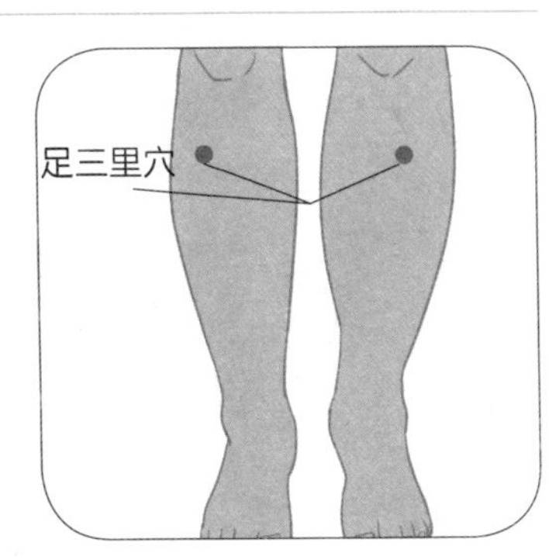

针灸法

肝俞：在脊柱区，第9胸椎棘突下，后正中线旁开1.5寸。（灸七壮，针入二分。）

足三里：在小腿外侧，犊鼻下3寸，胫骨前嵴外一横指处，犊鼻与解溪线上。（针三分，泻之。）

中医小课堂

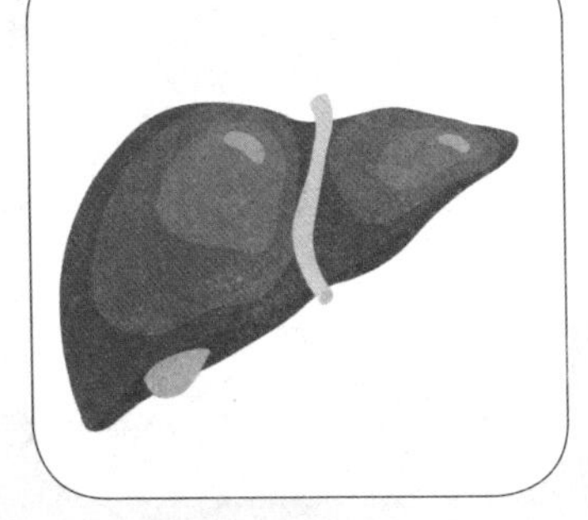

在中医看来，眼睛和肝脏有着直接的关系。医书有“肝开窍于目”的说法，肝藏血，能用于滋养眼睛，是明目的源泉。肝出了问题，眼睛失去血液的滋养，就会出现各种问题，例如干涩、视物不清等。现代医学也认为，肝负责人体的代谢，如果肝出现问题，一些代谢产物无法被处理掉，就会影响眼睛的功能。

耳聋（附：红肿生疮）

耳聋气闭不闻音，痛痒蝉吟总莫禁。

红肿生疮须用泻，只从听会用金针。

针灸法

听会：在面部，耳屏间切迹与下颌骨髁突之间的凹陷中。（横下针刺半寸，灸二七壮。应合谷、足三里。）

聋、痄（二症）

若人患耳即成聋，下手先须觅翳风。

项上倘然生痄子，金针泻动号良工。

针灸法

翳风：在耳后凹陷中，开口得穴。（针入半寸，泻之，灸七壮。）

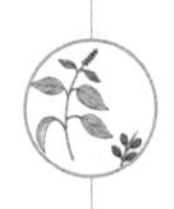
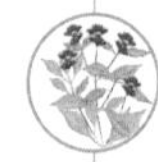
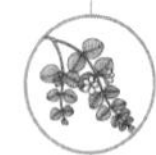

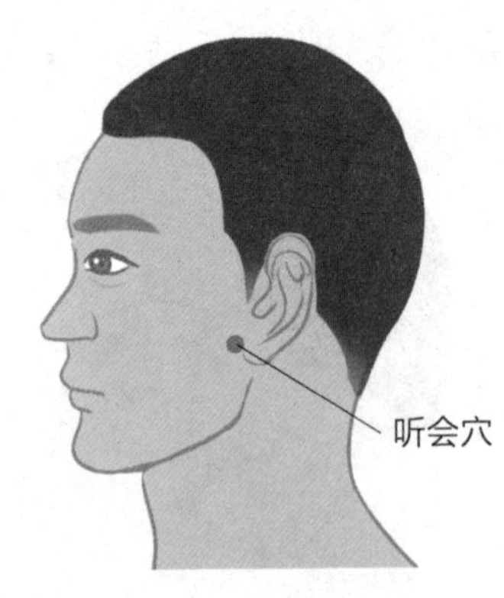

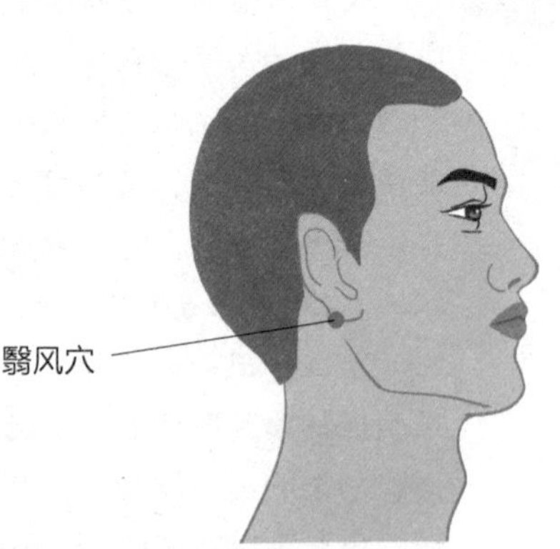

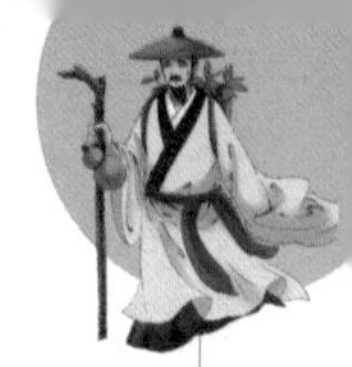

喑症

哑门一穴两筋间，专治失音言语难。

此穴莫深唯是浅，刺深反使病难安。

针灸法

哑门： 在颈后区，第 2 颈椎棘突上际凹陷中，后正中线上。（直针三分，莫深，深则令人哑。泻之，不补，灸七壮。）

痰嗽喘急

咳嗽喘急及寒痰，须从列缺用针看。

太渊亦泻肺家疾，此穴仍宜灸更安。

针灸法

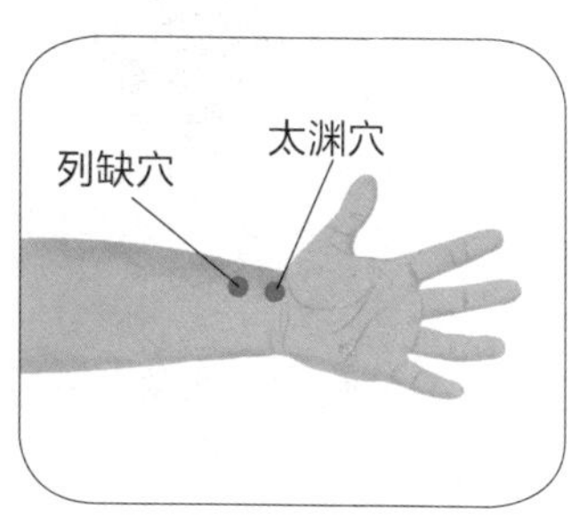

列缺： 两手虎口自然平直交叉，一手食指按在另一手桡骨茎突上，指间下凹陷中是穴。（针入三分，横针向臂，泻之。）

太渊： 在腕前区，桡骨茎突与舟状骨之间，拇长展肌腱尺侧凹陷中。（泻之。）

咳嗽腰痛（附：黄疸）

忽然咳嗽腰膂痛，身柱由来穴更真。

至阳亦医黄疸病，先泻后补妙通神。

针灸法

身柱： 在脊柱区，第 3 胸椎棘突下凹陷中，后正中线上。（针三分，灸七壮，泻之。）

至阳：在脊柱区，第 7 胸椎棘突下凹陷中，后正中线上。（针三分，灸七壮，看虚实补泻。）

伤 风

伤风不解咳频频，久不医之劳病终。

咳嗽须针肺俞穴，痰多必用刺丰隆。

针灸法

肺俞：在脊柱区，第 3 胸椎棘突下，后正中线旁开 1.5 寸。（灸三壮。）

丰隆：在小腿外侧，外踝尖上 8 寸，胫骨前肌外缘。（直针二分半，看虚实补泻，灸二七壮。）

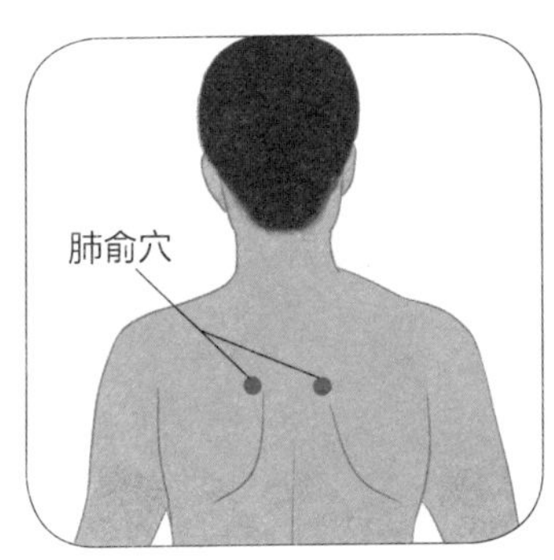

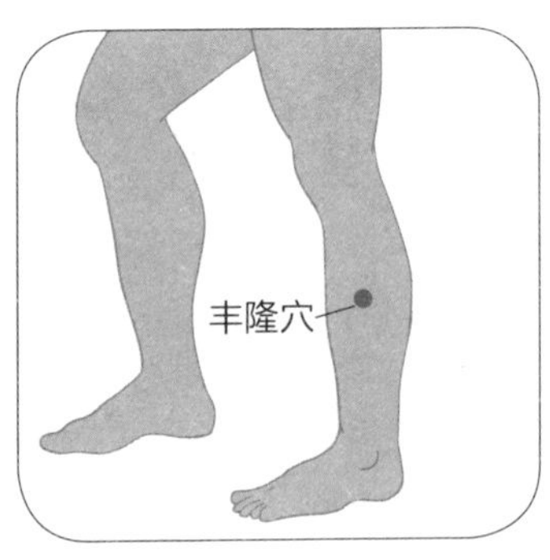

喘

哮喘一症最难当，夜间无睡气惶惶。

天突寻得真穴在，膻中一灸便安康。

针灸法

天突：在颈前区，胸骨上窝中央，前正中线上。（针可斜下半寸，灸七壮，泻之。）

膻中：在两乳头连线的中点，横平第 4 肋间隙，前正中线上。（可泻，灸七壮，禁针。）

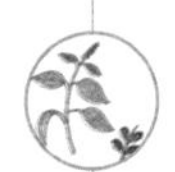
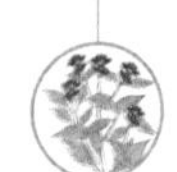
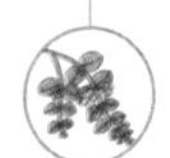

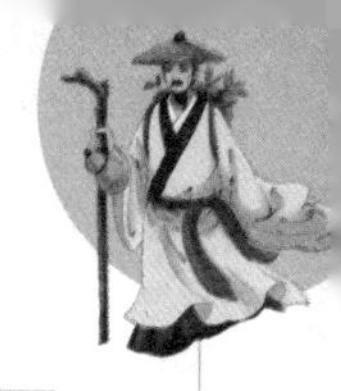

气　喘

气喘吁吁不得眠，何当日夜苦相煎。

若取璇玑真个妙，更针气海保安然。

针灸法

璇玑：在胸部，胸骨上窝下1寸，前正中线上平刺0.3~0.5寸。（泻之，灸七壮。）

气海：在下腹部，脐中下1.5寸，前正中线上。（刺入三分，灸七壮，看病补泻。）

哮喘痰嗽

哮喘咳嗽痰饮多，才下金针疾便和。

俞府乳根一般刺，气喘风痰渐渐磨。

针灸法

俞府：在胸部，锁骨下缘，前正中线旁开2寸。（针三分，灸三壮，看虚实补泻。）

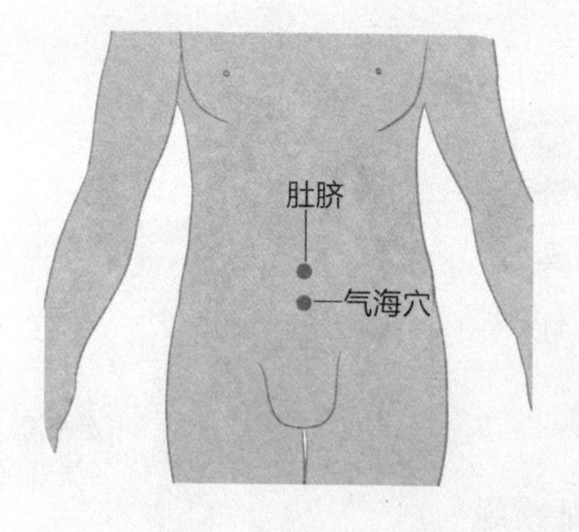

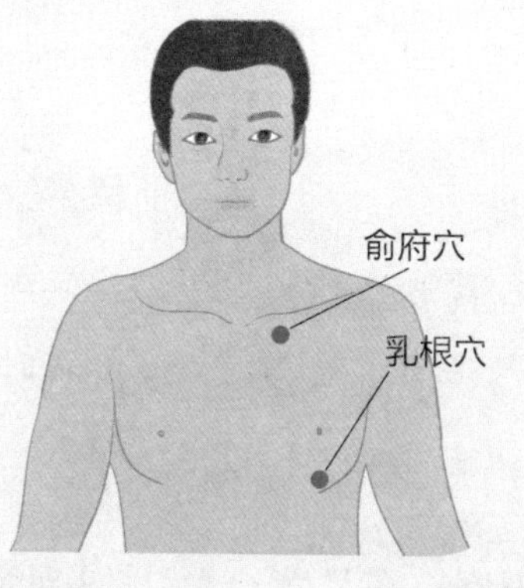

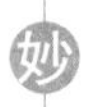
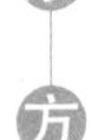
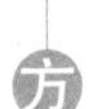
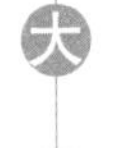
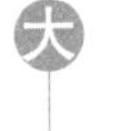

乳根： 在胸部，第 5 肋间隙，前正中线旁开 4 寸。（针一分。灸五壮至七壮，看病补泻。）

口气

口气由来最可憎，只因用意苦劳神。
大陵穴共人中泻，心脏清凉口气清。

针灸法

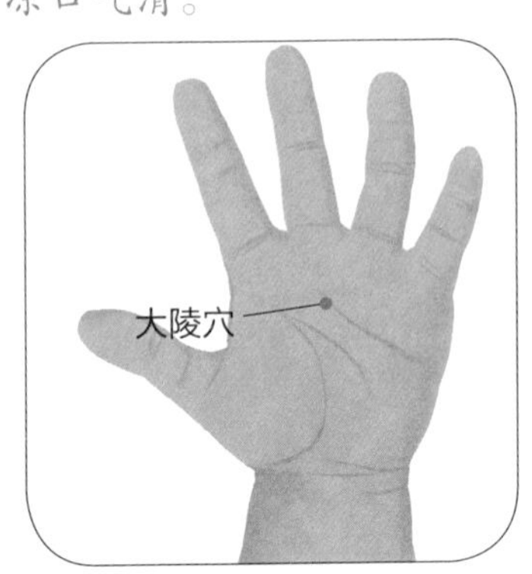

大陵： 在腕前区，腕掌侧远端横纹中，掌长肌腱与桡侧腕屈肌腱之间。（针三分，泻之。）

人中： 在面部，人中沟的上$\frac{1}{3}$与中$\frac{1}{3}$交点处。（针三分，直针向上。）

咳嗽鼻流清涕

腠理不密咳嗽频，鼻流清涕气昏沉。
喷嚏须针风门穴，咳嗽还当艾火深。

针灸法

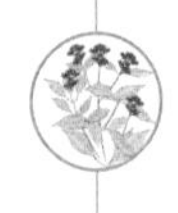
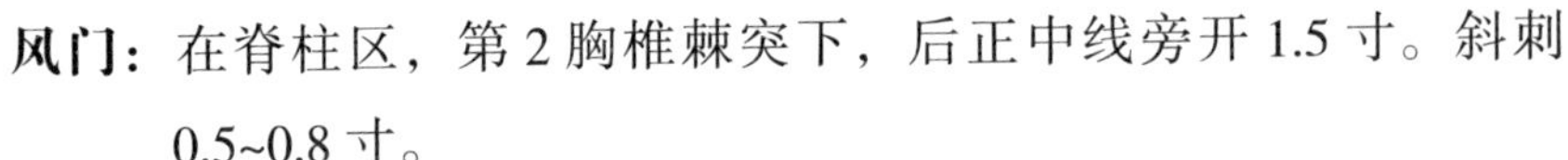

风门： 在脊柱区，第 2 胸椎棘突下，后正中线旁开 1.5 寸。斜刺 0.5~0.8 寸。

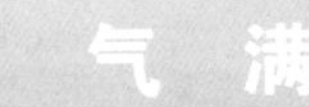

气满

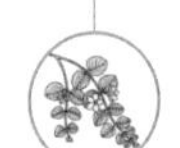

小腹胀满气攻心，内庭二穴刺须真。
两足有水临泣泻，无水之时不用针。

针灸法

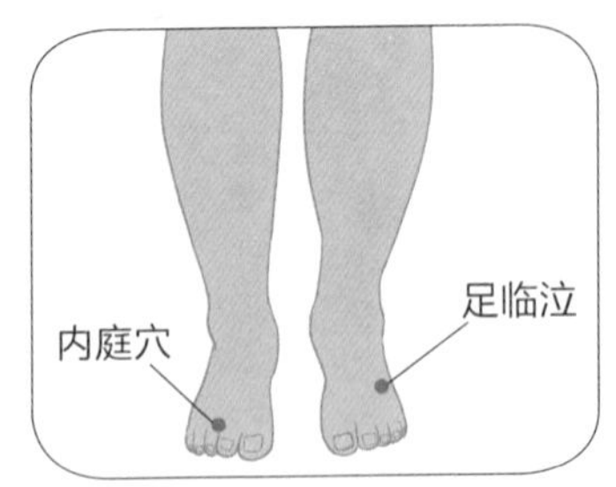

内庭： 在足背，第 2、3 趾间，趾蹼缘

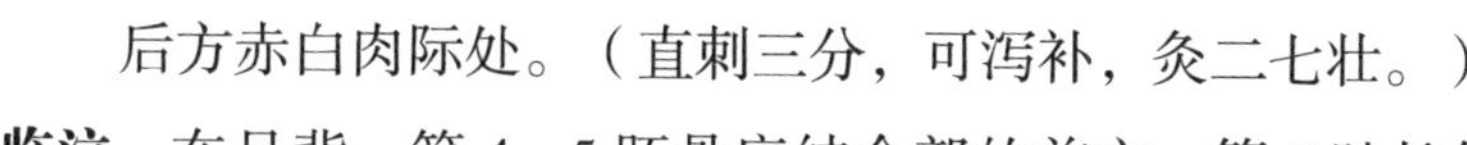

后方赤白肉际处。（直刺三分，可泻补，灸二七壮。）

足临泣：在足背，第 4、5 跖骨底结合部的前方，第 5 趾长伸肌腱外侧凹陷中。（针三分，禁灸。）

心闷、手生疮

劳宫穴在掌中心，满手生疮不可禁。
心闷之疾大陵泻，气攻胸腹一般针。

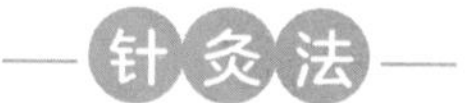

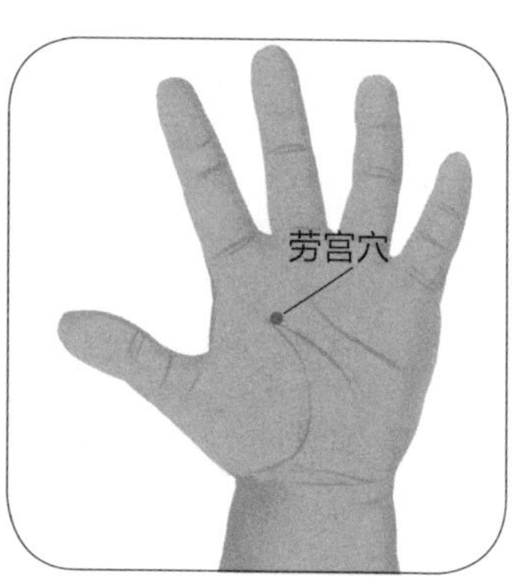

劳宫：握拳，中指尖下是穴。（针三分，灸七壮。）

大陵：见前。

肩肿痛

肩端红肿痛难当，寒湿相搏气血狂。
肩髃穴中针一遍，顿然神效保安康。

针灸法

肩髃：屈臂外展，肩峰外侧缘呈现前后两个凹陷，前下方的凹陷即是本穴。（针二寸半。若手臂红肿疼痛，泻之；寒湿麻木，补之。）

臂　痛

两胛疼痛气攻胸，肩井二穴最有功。
此穴由来真气聚，泻多补少应针中。

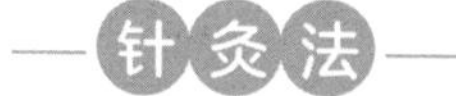

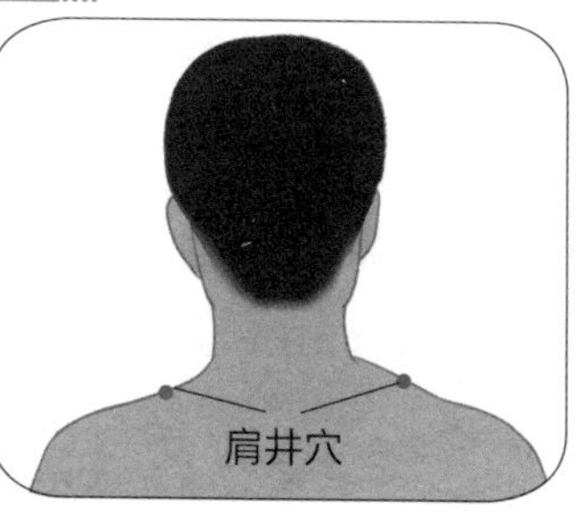

肩井：在肩胛区，第 7 颈椎棘突与肩峰

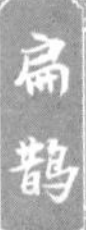
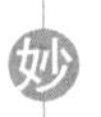
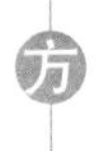

最外侧点连线的中点。（直针寸半停针。此穴五脏真气聚，不宜补，不宜久停针。）

气虚人多晕乱，急泻之三里。应支沟穴。

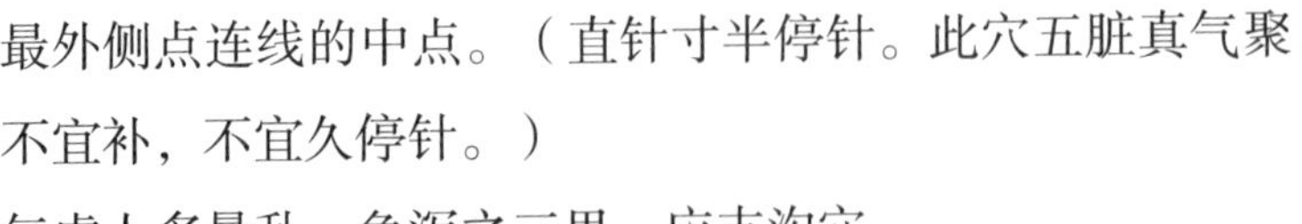

肘挛筋痛（二首）

两手拘挛筋骨痛，举动艰难疾可增。

若是曲池针泻动，更医尺泽便堪行。

针灸法

曲池： 在肘区，在尺泽与肱骨外上髁连线中点凹陷处。

尺泽： 在肘区，肘横纹上，肱二头肌腱桡侧缘凹陷中。（用手如弓，方可下针。先补后泻，针半寸，禁灸。）

筋急不和难举动，穴法从来尺泽真。

若遇头面诸般疾，一针合谷妙通神。

针灸法

尺泽、合谷： 见前文。

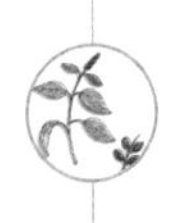
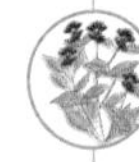
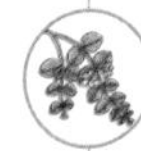

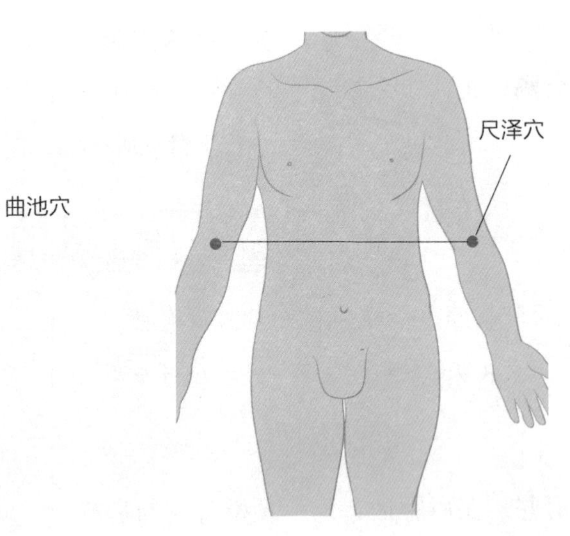

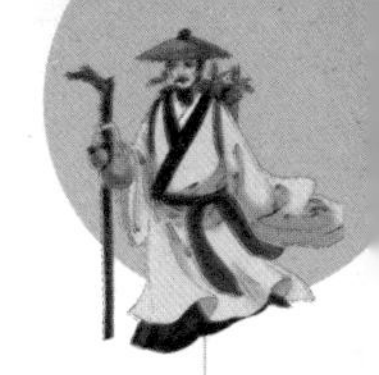

肩背痛

肩臂风连背亦痛，用针胛缝妙通灵。

五枢本治腰疼病，入穴分明疾顿轻。

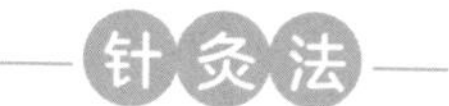

针灸法

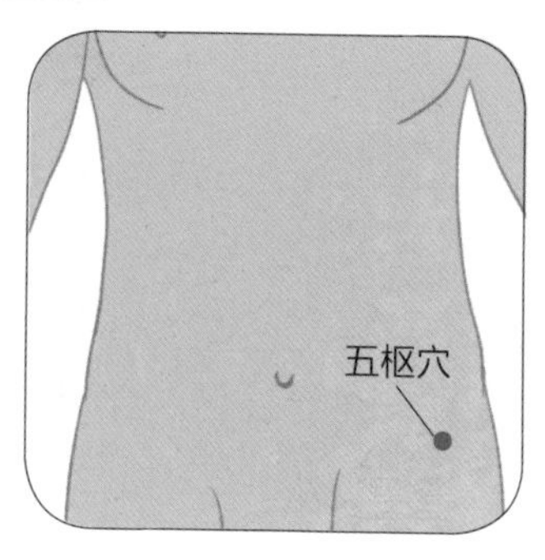

五枢：在下腹部，横平脐下3寸，髂前上棘内侧。（灸二七壮，看虚实补泻。）

盗　汗

满身发热病为虚，盗汗淋漓却损躯。

穴在百劳椎骨上，金针下着疾根除。

针灸法

颈百劳：在颈部，第7颈椎棘突直上2寸，后正中线旁开1寸。（针三分，灸二七壮，泻之。应肺俞穴。）

虚弱夜起

老人虚弱小便多，夜起频频更若何。

针助命门真妙穴，艾加肾俞疾能和。

针灸法

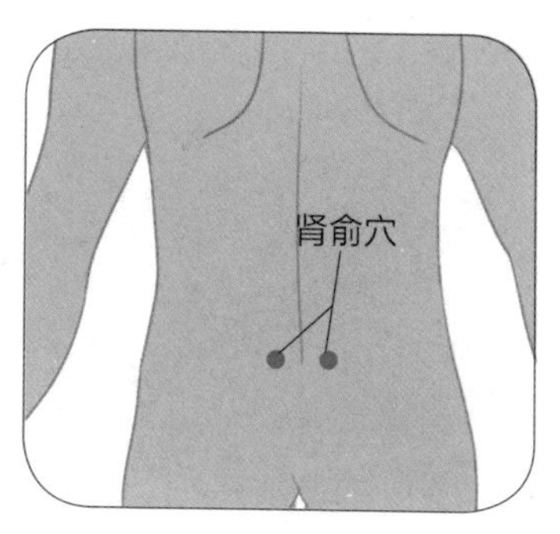

命门：在脊柱区，第2腰椎棘突下凹陷中，后正中线上。（灸二七壮，禁针，针则愈甚，宜补不宜泻。）

肾俞：在脊柱区，第2腰椎棘突下，后正中线旁开1.5寸。（灸法根据前，针法根据前。）

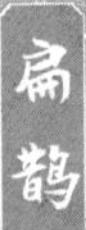
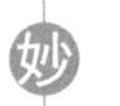
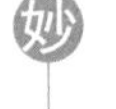
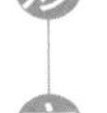
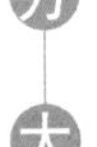

虚

虚羸有穴是膏肓，此法从来要度量。

禁穴不针宜灼艾，灸之千壮亦无妨。

针灸法

膏肓：在脊柱区，第 4 胸椎棘突下，后正中线旁开 3 寸。此穴多用灸法。

劳证

传尸劳病最难医，涌泉穴内莫忧疑。

痰多须向丰隆泻，喘气丹田亦可施。

针灸法

涌泉：在足底，屈足卷趾时足心最凹陷中。（直针三分。伤寒劳瘵，有血可疗，无则危。先补后泻。）

丹田：在脐下三寸。（针八分，补多泻少，可灸百壮。）

丰隆：见前。

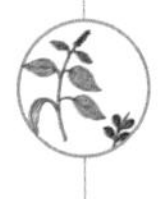
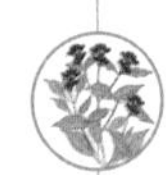
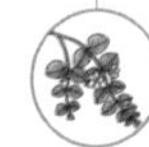
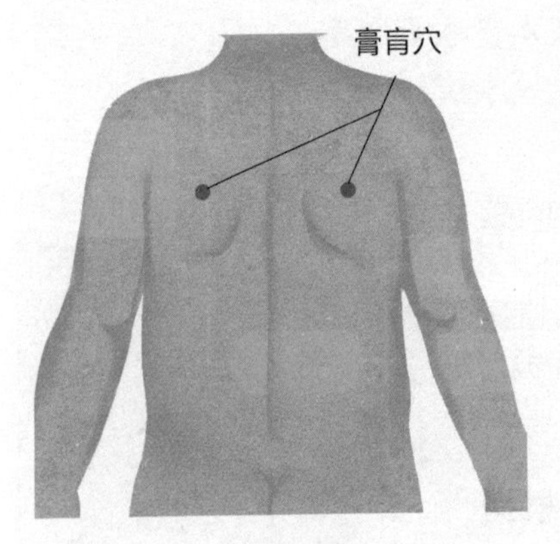

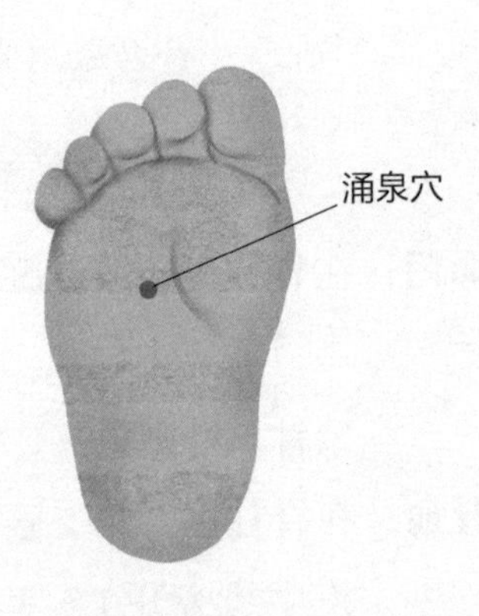

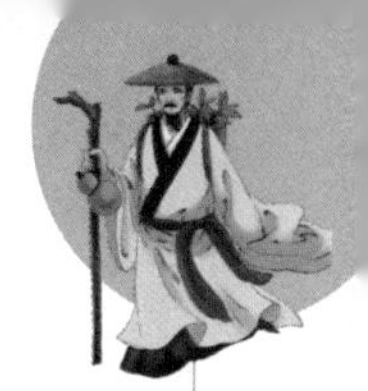

中医小课堂

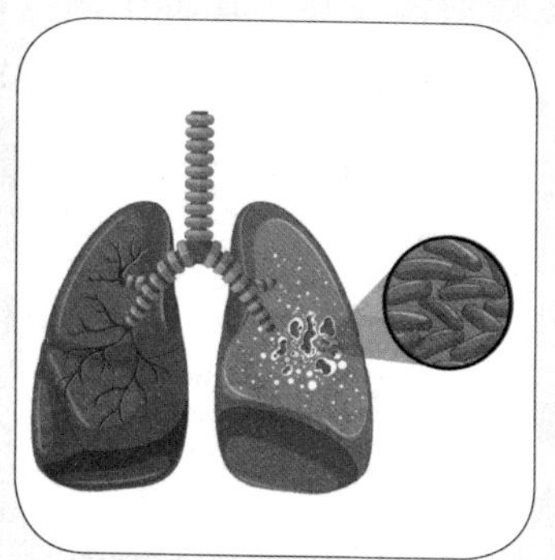

如今，肺结核是一种可预防、可治愈的疾病。但是在医学不发达的古代，肺结核却是不折不扣的绝症，有“十痨九死”的说法。不仅如此，它的传染性也让古人畏之如虎，著名医书《肘后备急方》里写到，患者染上肺结核后，“死后复传之旁人，乃至灭门”。由此该病还得到“传尸痨”这个可怕的名字。直到20世纪初，肺结核还是死亡率最高的疾病之一，无数名人遭到“毒手”。直到抗结核疫苗——卡介苗的问世，肺结核的发病率、死亡率才开始降低。

胆寒心惊鬼交白浊

胆寒先是怕心惊，白浊遗精苦莫禁。

夜梦鬼交心俞泻，白环俞穴一般针。

针灸法

心俞： 在脊柱区，第5胸椎棘突下，后正中线旁开1.5寸。（灸七壮，不可多，先补后泻，亦不宜多补。）

白环俞： 在骶区，横平第4骶后孔，骶正中嵴旁开1.5寸。（直针一寸半，灸五十壮。夜梦鬼交，妇人白浊，宜补。）

肾虚腰痛

肾虚腰痛最难当，起坐坚难步失常。

肾俞穴中针一下，多加艾火灸无妨。

针灸法

肾俞：见前。

腰脊强痛

脊膂强痛泻人中，挫闪腰疼亦可针。

委中亦是腰疼穴，任君取用两相通。

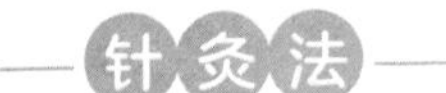

针灸法

人中：即水沟穴，人中沟的上$\frac{1}{3}$与中$\frac{1}{3}$交点处。（针三分，向上些，少泻无补，法灸七壮。）

委中穴

委中：在膝后区，腘横纹中点。（针一寸，见血即愈。）

虚　烦

连月虚烦面赤妆，心中惊恐亦难当。

通里心原真妙穴，神针一刺便安康。

针灸法

通里：在前臂前区，腕掌侧远端横纹上 1 寸，尺侧腕屈肌腱的桡侧缘。（直针半寸，泻之，禁灸。）

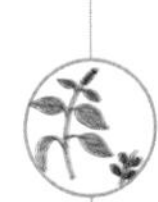

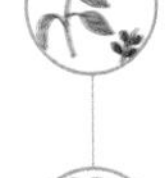

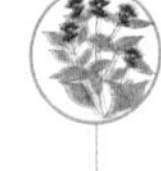

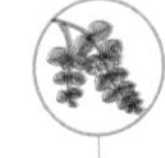

手腕疼

腕中无力或麻痹，举指酸疼握物难。

若针腕骨真奇妙，此穴尤宜仔细看。

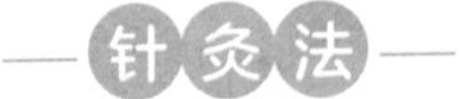

针灸法

腕骨：在腕区，第 5 掌骨底与三角骨之间的赤白肉际凹陷中。（针

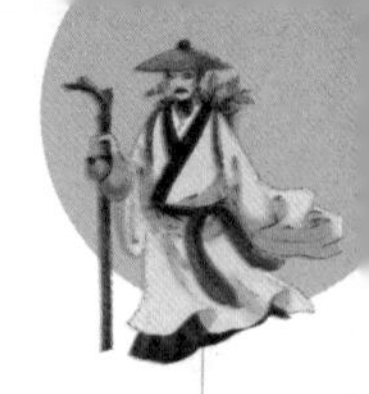

入三分，灸二七壮，泻之。手麻木则补，可灸三七壮。）

臂腕痛

手臂相连手腕疼，液门穴内下针明。

更有一穴名中渚，泻多勿补疾如轻。

针灸法

液门：手背部，当第 4、5 指间，指蹼缘上方赤白肉际凹陷中。（针入一分，沿皮向后透入阳池，泻之。）

中渚：手背，第4、5掌骨间，第4掌指关节近端凹陷中。（针入一分，沿皮向后透腕骨，泻之。）

腹中气块

腹中气块最为难，须把金针刺内关。

八法阴维为妙穴，肚中诸疾可平安。

针灸法

内关：在前臂前区，腕掌侧远端横纹上 2 寸，掌长肌腱与桡侧腕屈

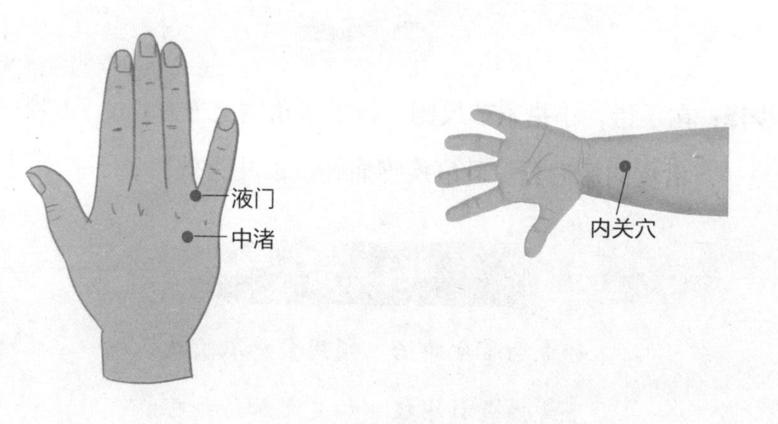

肌腱之间。（直刺，透外关，先补后泻。名阴维穴，禁灸。应照海穴。）

腹痛

腹中疼痛最难当，宜刺大陵并外关。

若是腹痛兼闭结，支沟奇穴保平安。

针灸法

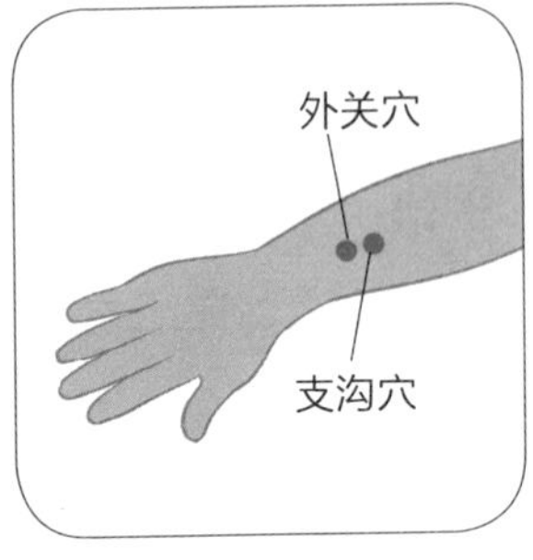

外关：在前臂后区，腕背侧远端横纹上 2 寸，尺骨与桡骨间隙中点。（直针透内关，先补后泻，灸七壮。大陵见前。）

支沟：在前臂后区，腕背侧远端横纹上 3 寸，尺骨与桡骨间隙中点。（针三分，透间使，灸七壮。间使见后疟疾下。）

吹乳

妇人催乳痛难熬，吐得风痰疾可调。

少泽穴中明补泻，金针下了肿全消。

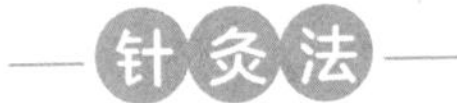

针灸法

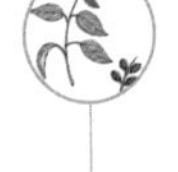

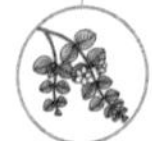

少泽：在手指，小指末节尺侧，指甲根角侧上方 0.1 寸。（刺一分，沿皮向后三分。乳疽疾疼痛补，以吐为效。）

白带

妇人白带亦难治，须用金针取次施。

下元虚惫补中极，灼艾尤加仔细推。

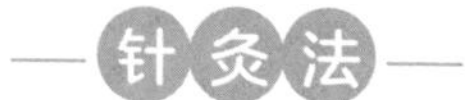

中极： 在下腹部，脐中下4寸，前正中线上。（直针二寸半，灸五十壮。妇人无子，宜刺灸，则有子，先泻后补。血气攻心，先补后泻。）

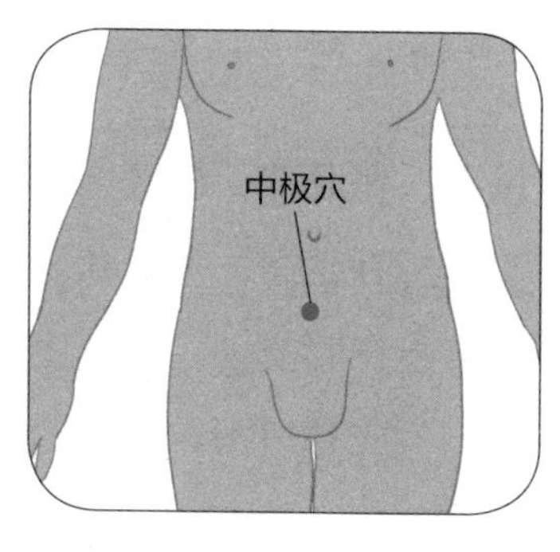

腿风

环跳为能治腿风，居髎二穴亦相同。

更有委中出毒血，任君行步显奇功。

针灸法

环跳： 在臀区，股骨大转子最凸点与骶管裂孔连线的外$\frac{1}{3}$与内$\frac{2}{3}$交点处。（针三寸半，补少泻少，可灸。）

居髎： 在环跳上一寸，取法如前。

膝腿无力

膝疼无力腿如瘫，穴法由来风市间。

更兼阴市奇妙穴，纵步能行任往还。

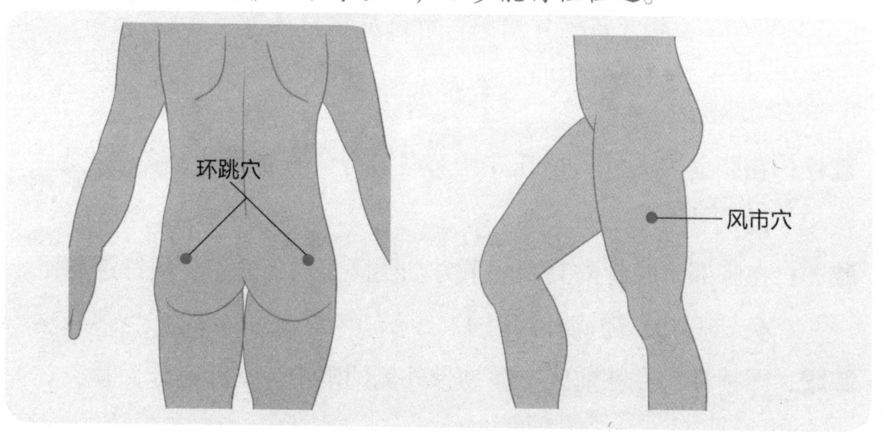

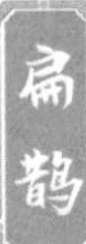
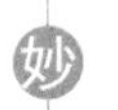
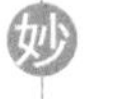
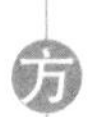
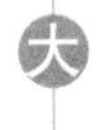

针灸法

风市：在股部，髌底上 7 寸，垂手中指尽处是穴。（针入半寸，多补少泻，灸七壮。）

阴市：在股前区，髌底上 3 寸，股直肌肌腱外侧缘。（针入半寸，先补后泻，灸二七壮。）

脾疾反胃

脾家之疾有多般，反胃多因吐食餐。

黄胆亦须腕骨灸，金针中脘必痊安。

针灸法

腕骨：在腕区，第 5 掌骨底与三角骨之间的赤白肉际凹陷中。（针二分，看虚实补泻，灸三七壮。）

中脘：在上腹部，脐中上 4 寸，前正中线上。（针二寸五分，灸五十壮，补多泻少。）

腿　痛

髋骨能医两腿痛，膝头红肿一般同。

膝关膝眼皆须刺，针灸堪称劫病功。

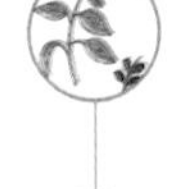
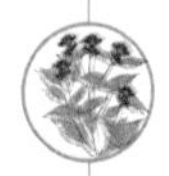
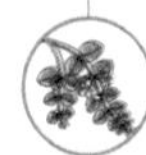

髋骨：在膝盖上一寸，梁丘穴两旁各五分。直针半寸，灸二七壮，随病补泻。

膝关：在膝部，胫骨内侧髁的下方，阴陵泉后 1 寸。（横针透膝眼，灸二七壮，随病补泻。）

膝眼：即犊鼻，在膝前区，髌韧带外侧凹陷中。（针三分，禁灸。）

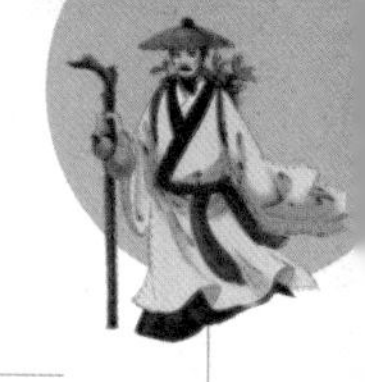

膝 风

红肿名为鹤膝风，阳陵二穴便宜攻。
阴陵亦是神通穴，针到方知有峻功。

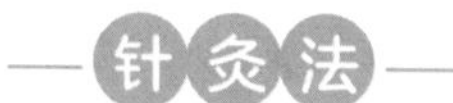

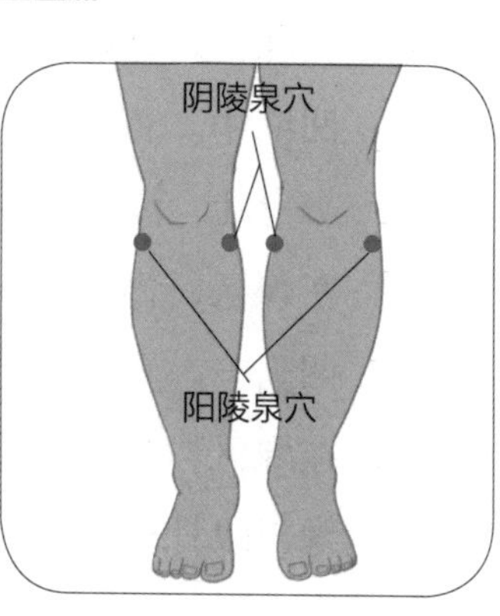

阳陵泉：在小腿外侧，腓骨头前下方凹陷中。（横针透阴陵泉，针入二寸，看病补泻。）

阴陵泉：在小腿内侧，胫骨内侧髁下缘与胫骨内侧缘之间的凹陷中。（横针透阳陵泉。又法：取曲膝之横纹尖头是穴。针二寸五分。）

脚 气

寒湿脚气痛难熬，先针三里及阴交。
更兼一穴为奇妙，绝骨才针肿便消。

针灸法

足三里：见前。

三阴交：在小腿内侧，内踝尖上 3 寸，胫骨内侧缘后际。（脚气，三寸，泻；妇人鬼胎，八寸，针三分。）

绝骨：即悬钟，在小腿外侧，外踝尖上 3 寸，腓骨前缘。（横针二分半，灸二七壮。）

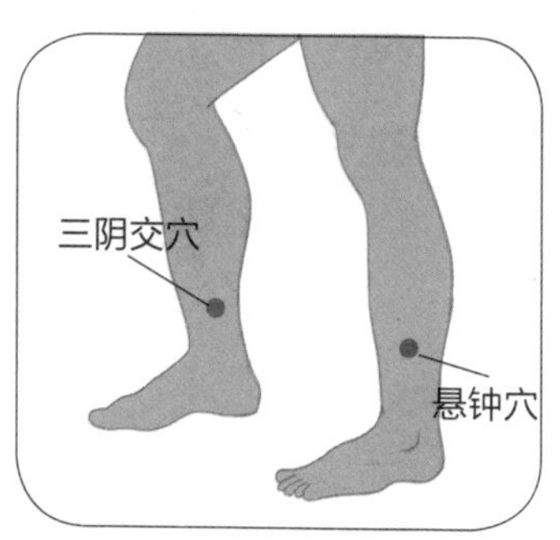

脚 肿

脚跟红肿草鞋风，宜向昆仑穴上攻。
再取太溪共申脉，此针三穴病相同。

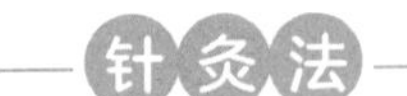

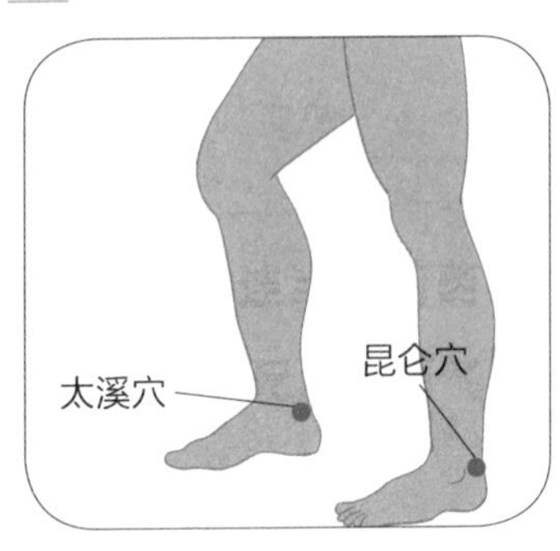

昆仑：在踝区，外踝尖与跟腱之间的凹陷中。（横针透太溪穴，灸二七壮，泻多补少。）

太溪：在踝区，内踝尖与跟腱之间的凹陷中。

申脉：在踝区，外踝尖直下，外踝下缘与跟骨之间凹陷中。（刺半寸，泻多补少，禁灸。）

脚疾

脚步难移疾转加，太冲一穴保无它。

中封三里皆奇妙，两穴针而并不差。

针灸法

太冲：在足背，第1、2跖骨间，跖骨底结合部前方凹陷中，或触及动脉搏动。（直针半寸，禁灸。）

足三里：见前。

中封：在踝区，内踝前，胫骨前肌肌腱的内侧缘凹陷中。（针半寸，灸二七壮。）

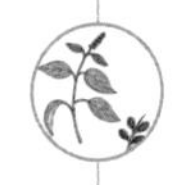
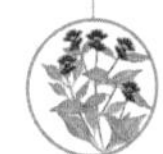
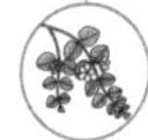

脚背痛

丘墟亦治脚跗疼，更刺行间疾便轻。

再取解溪商丘穴，中间补泻要分明。

针灸法

丘墟：在踝区，外踝的前下方，趾长伸肌腱的外侧凹陷中。（麻木补之，如脚背红肿，出血甚妙。）

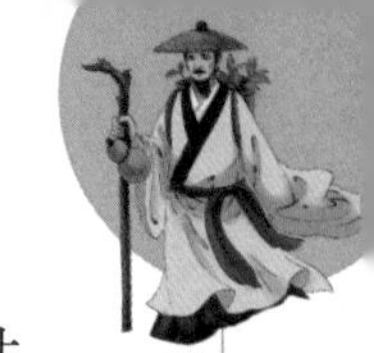

行间：在足背，第 1、2 趾间，趾蹼缘后方赤白肉际处。（针半寸，灸二七壮，疼痛泻之，痒麻补之。）

解溪：在踝区，踝关节前面中央凹陷中，踇长伸肌腱与趾长伸肌腱之间。（针半寸，灸七壮，如头重、头风，先补后泻，此即草鞋带穴也。）

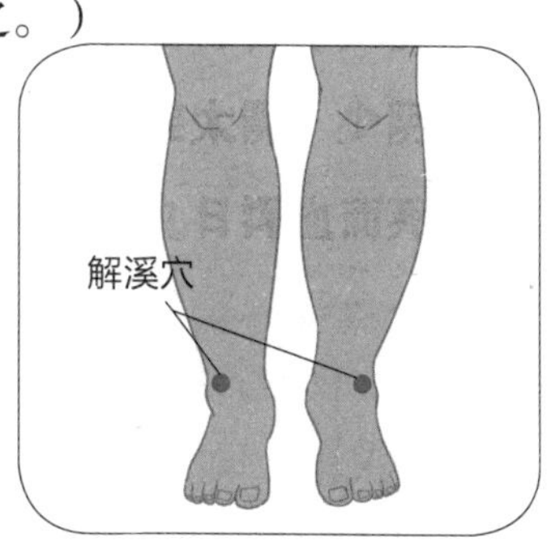

商丘：在踝区，内踝前下方，舟骨粗隆与内踝尖连线中点凹陷中。（斜针三分，后透昆仑。）

瘰疬

瘰疬由来隐疹同，疗之还要择医工。

肘间有穴名天井，一用金针便有功。

针灸法

天井：在肘后区，肘尖上 1 寸凹陷中。（取法用手叉腰方可下针，内少海穴，外小海穴。针三分，泻之。）

疟疾

疟疾脾寒最可怜，有寒有热两相煎。

须将间使金针泻，泻热补寒方可痊。

针灸法

间使：在前臂前区，腕掌侧远端横纹上 3 寸，掌长肌腱与桡侧腕屈肌腱之间。（直透支沟，灸二七壮，热多泻，寒多则补，针入半寸。）

时疫痎疾

时疫痎疾最难禁，穴法由来用得明。

后溪一穴如寻得，艾火多加疾便轻。

针灸法

后溪： 在手内侧，第 5 掌指关节尺侧近端赤白肉际凹陷中。（针半寸，灸七壮，同间使补泻法。）

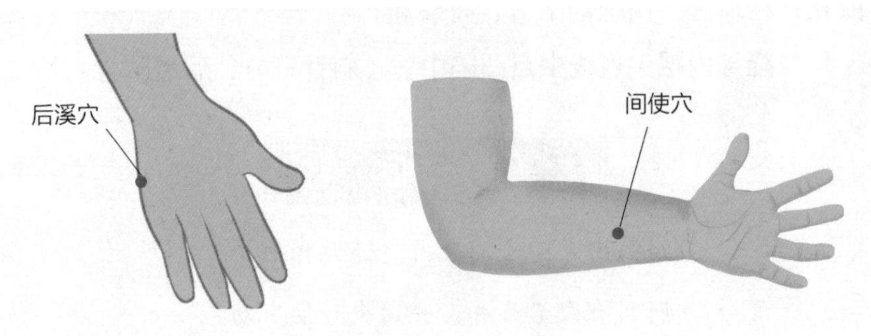

大便闭塞

大便闭塞不能通，照海分明在足中。

更把支沟来泻动，方知医士有神功。

针灸法

照海： 在踝区，内踝尖下 1 寸，内踝下缘边际凹陷中。（针四分，泻之。）

支沟： 见前。

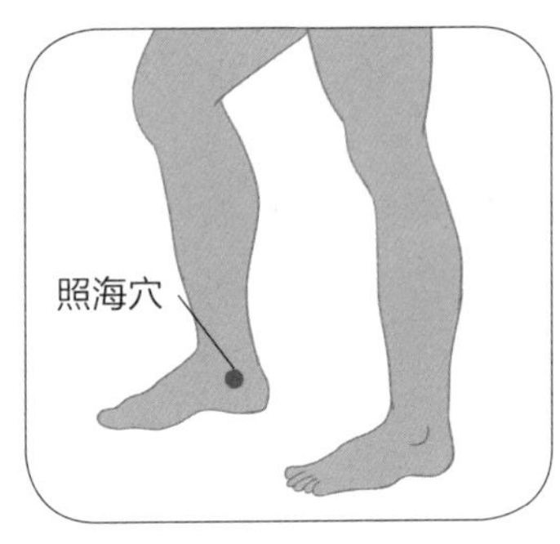

身　痛

浑身疼痛疾非常，不定穴中宜细详。

有筋有骨须浅刺，灼艾临时要度量。

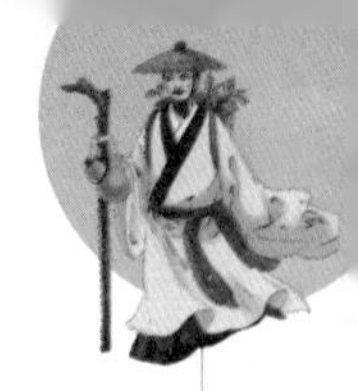

针灸法

不定穴：又名天应穴，但疼痛便针，针则卧，针出血无妨，可少灸。

痔瘘

九般痔疾最伤人，穴在承山妙如神。
纵饶大痛呻吟者，一刺长强绝病根。

针灸法

承山：在小腿后区，腓肠肌两肌腹与肌腱交角处。

长强：在会阴区，尾骨下方，尾骨端与肛门连线的中点处。（针一寸，大痛方是穴。灸二七壮，泻之。又治胡孙痨。）

惊痫

五痫之症不寻常，鸠尾之中仔细详。
若非明师真老手，临时尤恐致深伤。

针灸法

鸠尾：在上腹部，剑胸结合中点处，前正中线上。（针二寸半，不宜多灸，灸多令人健忘，灸一七壮。非老师高手不可下针，至嘱至嘱。）

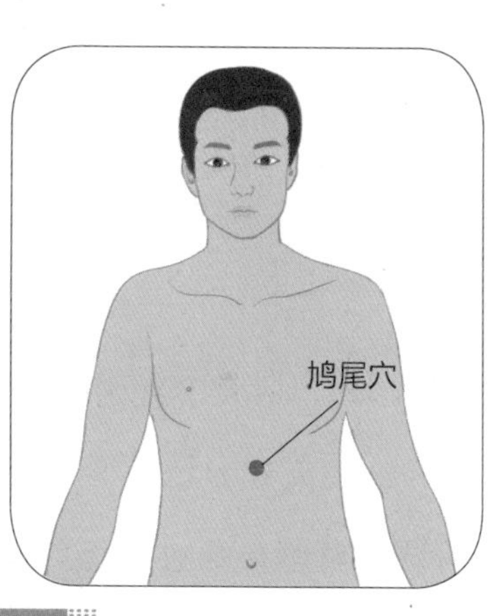

水肿

病称水肿实难调，腹胀膨脝不可消。
先灸水分通水道，后针三里及阴交。

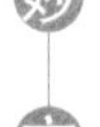
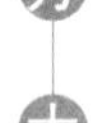

针灸法

水分： 在上腹部，脐中上 1 寸。（灸五十壮。单腹胀宜泻，气满腹疼先补后泻。）

足三里： 见前。

三阴交： 见前。与绝骨相对，灸一七壮，治法同水分。

疝气（三首）

由来七疝病多端，偏坠相兼不等闲。

不问竖痃并木肾，大敦一泻实时安。

针灸法

大敦： 在足趾，大趾末节外侧，趾甲根角侧后方 0.1 寸。（针三分，沿皮向后三分，有泻有补。此穴亦治足寒湿脚气。）

竖痃疝气发来频，气上攻心大损人。

先向阁门施泻法，大敦复刺可通神。

针灸法

阁门： 在耻骨下缘中点，前正中线旁开 3 寸处。（针一寸半，泻之，灸五十壮。）

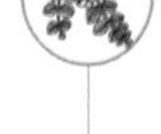

冲心肾疝最难为，须用神针病自治。

若得关元并带脉，功成处处显良医。

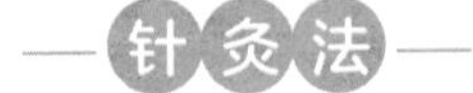

针灸法

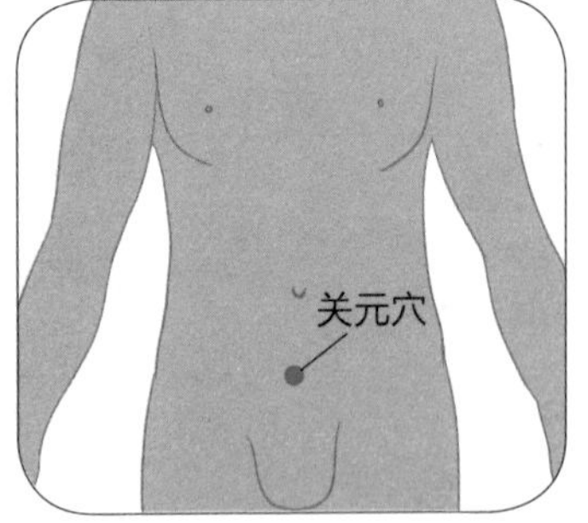

关元： 在下腹部，脐中下 3 寸，前正中线上。（针二寸，灸随年壮。即丹田也。补，不泻。）

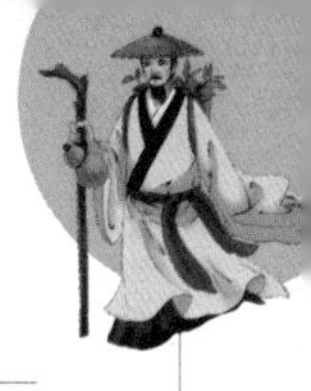

伤　寒

伤寒无汗泻复溜，汗出多时合谷收。

六脉若兼沉细证，下针才补病痊瘳。

针灸法

复溜：在小腿内侧，内踝尖上 2 寸，跟腱的前缘。（针一分，沿皮向骨下一寸半，灸二七壮。神效。）

合谷：在手背，第 2 掌骨桡侧的中点处。（寒补，热泻。）

痔　漏

痔漏之疾亦可针，里急后重最难禁。

或痒或痛或下血，二白穴从掌后寻。

针灸法

二白：在前臂前区，腕掌侧远端横纹上 4 寸，桡侧腕屈肌腱的两侧，一肢 2 穴。（灸二七壮，泻之，禁灸。）

泻　泄

脾泄为灾若有余，天枢妙穴刺无虞。

若兼五脏脾虚证，艾火多烧疾自除。

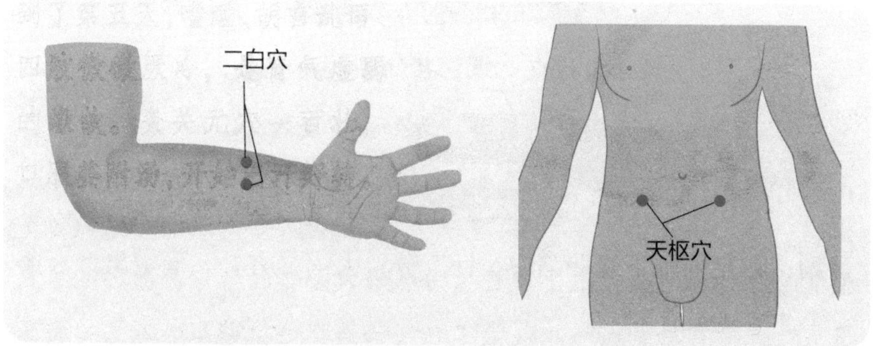

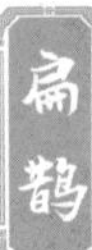
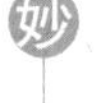
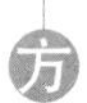
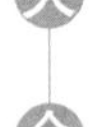

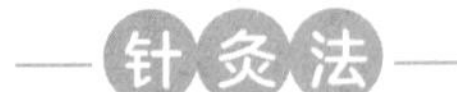

天枢：在腹部，横平脐中，前正中线旁开2寸。（针一寸，灸五十壮，宜补。应脾俞穴。）

伤寒过经

过经未解病沉沉，须向期门穴上针。

忽然气喘攻心胁，三里泻之须用心。

针灸法

期门：在胸部，第6肋间隙，前正中线旁开4寸。（针一分，沿皮向外一寸五分。先补后泻，灸二七壮。）

脚细筋疼

脚细拳挛痛怎行，金针有法治悬钟。

风寒麻痹连筋痛，一刺能令病绝踪。

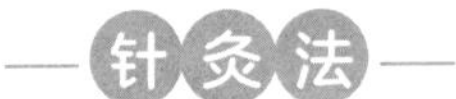

悬钟：在小腿外侧，外踝尖上3寸，腓骨前缘。（针三分，应环跳穴。）

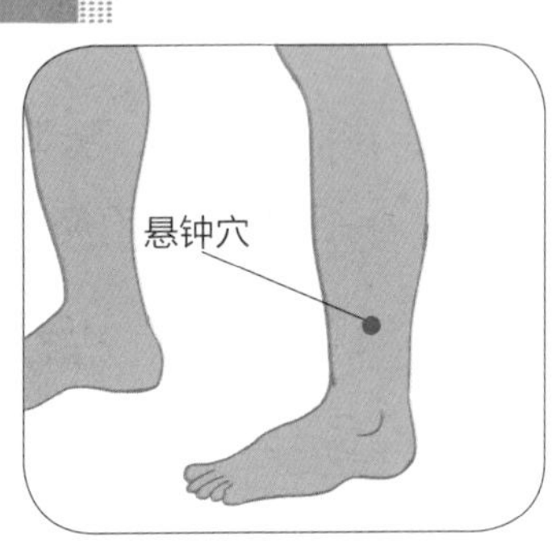

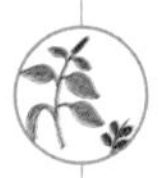
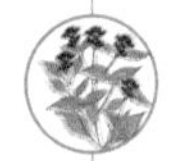
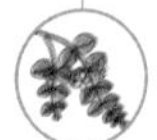

牙　痛

风牙虫蛀夜无眠，吕细寻之痛可蠲。

先用泻针然后补，方知法是至人传。

针灸法

吕细：在足内踝下缘凹陷中。针三分，大泻尽方补，痛定出针，灸二七壮。

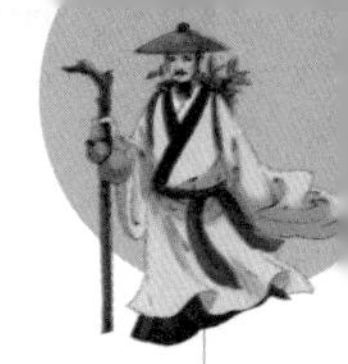

心腹满痛（附：半身麻痹、手足不仁）

中都原穴是肝阴，专治身麻痹在心。

手足不仁心腹满，小肠疼痛便须针。

针灸法

中都： 在小腿内侧，内踝尖上 7 寸，胫骨内侧面的中央。（针一寸半，沿皮向上一寸，灸七壮。）

头胸痛（呕吐、眩晕）

金门申脉治头胸，重痛虚寒候不同。

呕吐更兼眩晕苦，停针呼吸在其中。

针灸法

金门： 在足背，外踝前缘直下，第 5 跖骨粗隆后方，骰骨下缘凹陷中。（针三分，透申脉，泻实补虚，灸二七壮。）

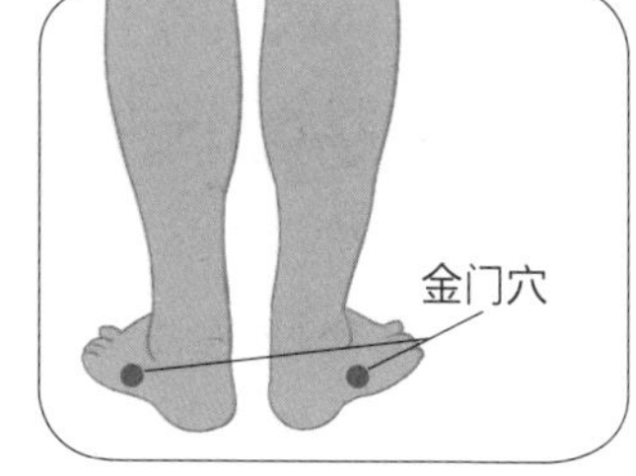

申脉： 在踝区，外踝尖直下，外踝下缘与跟骨之间的凹陷中。（刺入半寸，泻多补少，禁灸。）

小肠疝气连腹痛

水泉穴乃肾之原，脐腹连阴痛可蠲。

更刺大敦方是法，下针速泻即安然。

针灸法

水泉： 在跟区，太溪直下 1 寸，跟骨结节内侧凹陷中。（针五分，泻之，灸七壮。）

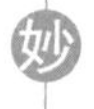
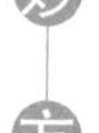
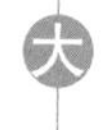
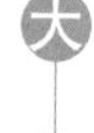

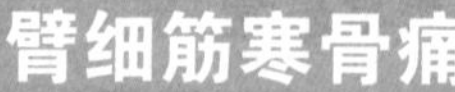

臂细筋寒骨痛

臂细无力转动难，筋寒骨痛夜无眠。

曲泽一针依补泻，更将通里保平安。

针灸法

曲泽：在肘前区，肘横纹上，肱二头肌腱的尺侧缘凹陷中。（针三分，痛，泻，禁灸。）

脾胃虚弱

咽酸口苦脾虚弱，饮食停寒夜不消。

更把公孙脾俞刺，自然脾胃得和调。

针灸法

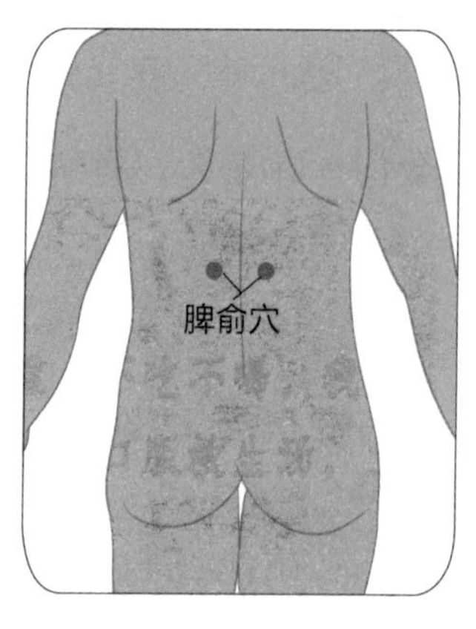

公孙：在跖区，第1跖骨底的前下缘赤白肉际处。（蜷两脚底相对。针一寸三分。）

脾俞：在脊柱区，第11胸椎棘突下，后正中线旁开1.5寸。（针三分，灸三壮。）

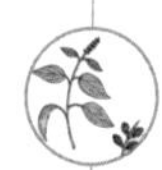
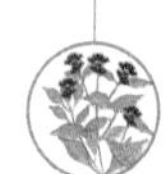
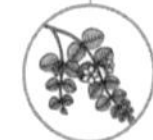

穴法歌

穴法浅深随指中，砭焫尤加显妙功。

劝君若治诸般病，何不专心记《玉龙》。

圣人授此《玉龙歌》，泻补分明切莫差。

祖师定穴通神妙，说与良医慎重加。

第二篇 扁鹊心书

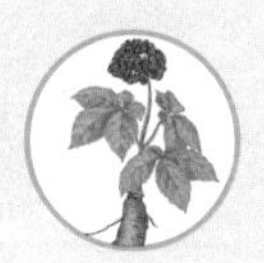
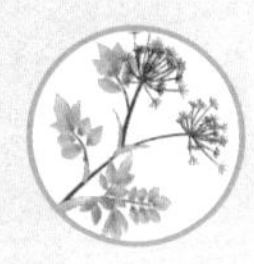

此为托名扁鹊所辑的综合性中医著作，分上、中、下三卷，另有《神方》一卷。

卷上论经络、灸法等；卷中分述伤寒诸证和杂病；卷下续载内科杂病，兼论外科、妇科、儿科和其他一些病证；《神方》列诸多效果卓著的药方。

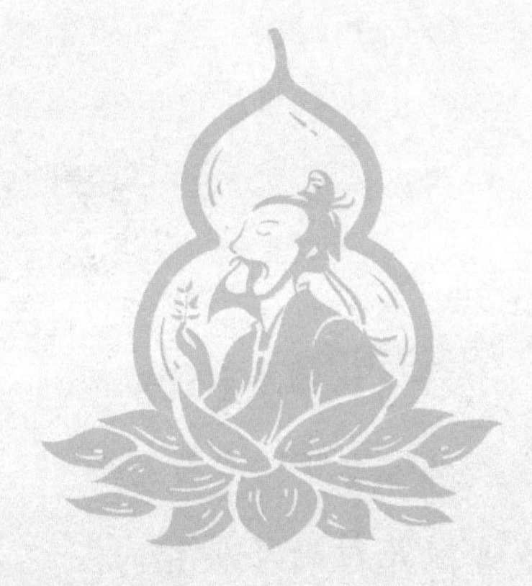

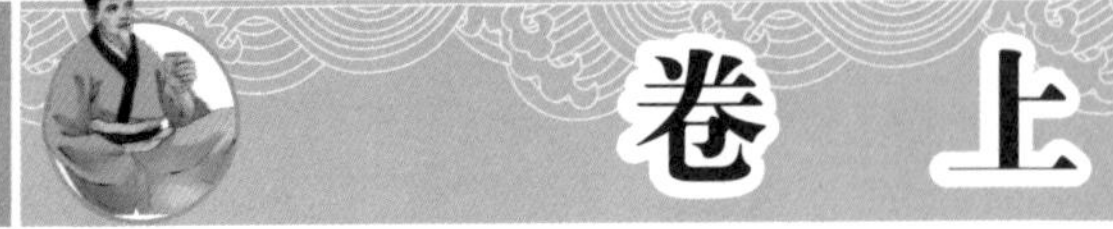

卷上

当明经络

谚云："学医不知经络，开口动手便错。"盖经络不明，无以识病证之根源，究阴阳之传变。如伤寒三阴三阳，皆有部署，百病十二经脉可定死生。既讲明其经络，然后用药径达其处，方能奏效。昔人望而知病者，不过熟其经络故也。俗传遇长桑君，授以怀中药，饮以上池之水，能洞见脏腑，此虚言耳。今人不明经络，止读药性病机，故无能别病所在。漫将药试，偶对稍愈，便尔居功，况亦未必全愈；若一不对，反生他病，此皆不知经络故也。（近世时医失口，言经络部位乃外科治毒要法，方脉何藉于此。嗟嗟！经络不明，何以知阴阳之交接，脏腑之递更，疾病情因从何审察？夫经络为识病之要道，尚不肯讲求，焉望其宗主《内经》，研究《伤寒》，识血气之生始，知荣卫之循行。阴阳根中根外之理不明，神机或出或入之道不识，师徒授受唯一《明医指掌》《药性歌括》，以为熟此尽可通行，用药误人全然不辨。或遇明医，枝梧扯拽，更将时事俗情乱其理谈，常恐露出马脚，唯一周旋承奉。彼明理人焉肯作恶，只得挽回数言，以盖其误。如此时医，诚为可耻。）

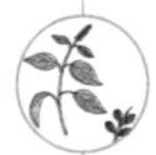

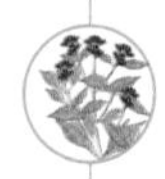

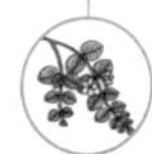

白话解析

俗话说："学医不知经络，开口动手便错。"这是因为不通晓经络，就无法辨别疾病的源头，对阴阳演变的规律也就无从探究。举例来说，伤寒所提到的三阴三阳，均有自己的分布位置，而十二经脉所生的各种疾病则决定着人的死生。只有弄清楚了经络的分布，用药时才能直达病所，收到疗效。古人通过望诊就能知道患者生了什么病，不过是因为熟悉经络罢了。民间传说扁鹊遇到了神医长桑君，长桑君将怀中的药给了扁鹊，让扁鹊用从天而降还未落地的水送服该药，扁鹊就能透视人体五脏六腑，这是假话。现在的医生不通晓经络，只关注药性和病机，所以无法辨别病所。只会盲目地让患者大范围试药，偶尔对证，使得患者病情略微好转，就认为是自己的大功，也不管患者能不能痊愈；如果一不小心吃错药，反而引发其他疾病，这都是不通晓经络造成的。（近来有医生胡言，说经络是外科治疗痈肿疮毒时的重要方法，处方和诊脉都用不到经络。唉！不通晓经络，哪里能了解阴阳如何交接转换、脏腑如何传递更始，病情和

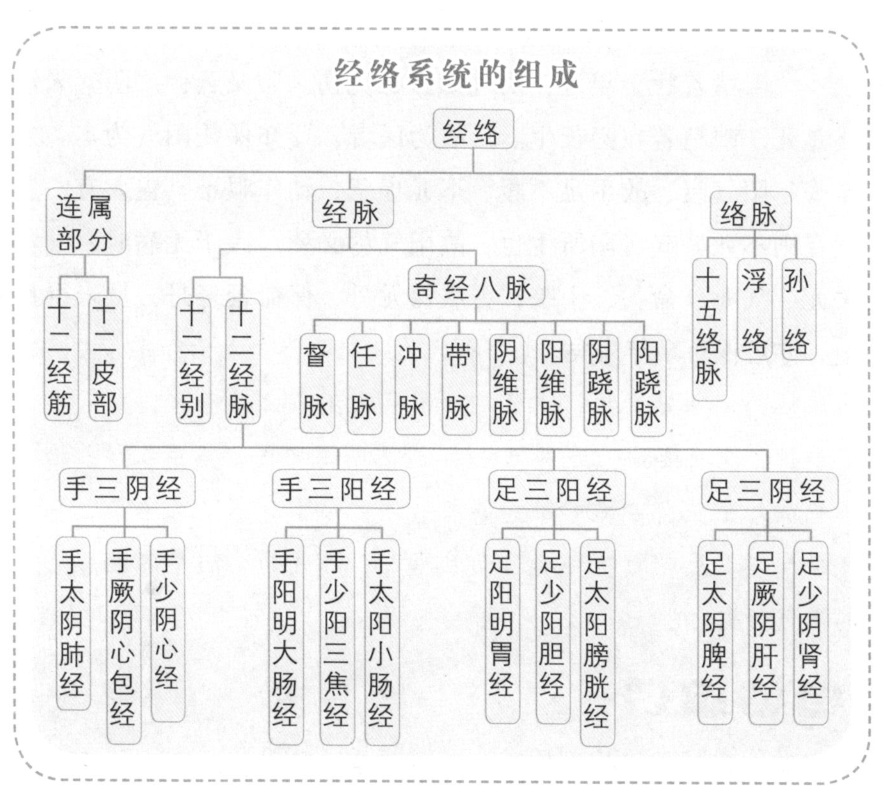

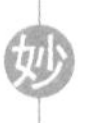
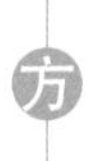

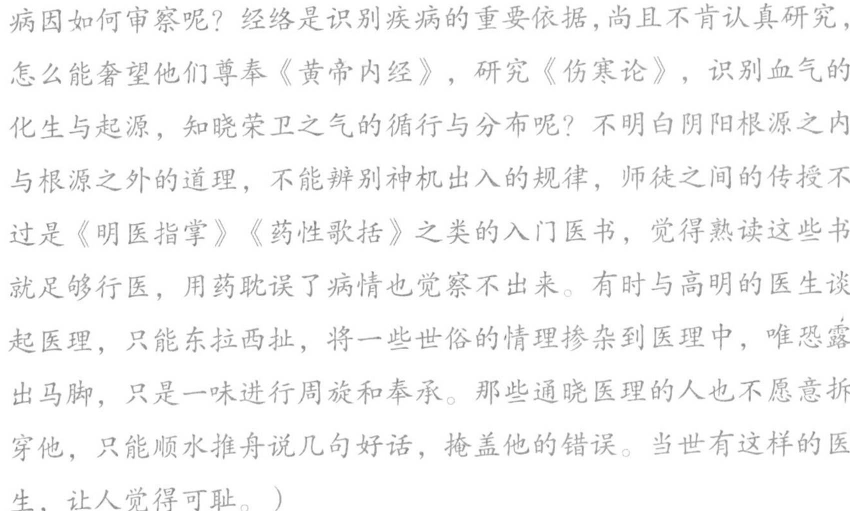

病因如何审察呢？经络是识别疾病的重要依据，尚且不肯认真研究，怎么能奢望他们尊奉《黄帝内经》，研究《伤寒论》，识别血气的化生与起源，知晓荣卫之气的循行与分布呢？不明白阴阳根源之内与根源之外的道理，不能辨别神机出入的规律，师徒之间的传授不过是《明医指掌》《药性歌括》之类的入门医书，觉得熟读这些书就足够行医，用药耽误了病情也觉察不出来。有时与高明的医生谈起医理，只能东拉西扯，将一些世俗的情理掺杂到医理中，唯恐露出马脚，只是一味进行周旋和奉承。那些通晓医理的人也不愿意折穿他，只能顺水推舟说几句好话，掩盖他的错误。当世有这样的医生，让人觉得可耻。）

须识扶阳

道家以消尽阴翳，炼就纯阳，方得转凡成圣，霞举飞升。故云：“阳精若壮千年寿，阴气如强必毙伤。”又云：“阴气未消终是死，阳精若在必长生。”故为医者，要知保扶阳气为本。人至晚年阳气衰，故手足不暖，下元虚惫，动作艰难。盖人有一息气在则不死，气者阳所生也，故阳气尽必死。人于无病时，常灸关元、气海、命关、中脘，更服保元丹、保命延寿丹，虽未得长生，亦可保百余年寿矣。（今人只是爱趋死路，动云：我有火病，难服热药。所延之医，悉皆趋承附和，不言上焦有火，即云中、下积热，及至委顿，亦不知变迁。或遇明眼之医，略启扶阳之论，不觉彼此摇头，左右顾盼，不待书方，而已有不服之意矣。生今之世，思欲展抱负，施姜附尚且难入，而丹药、灼艾之说，断乎其不可行也。）

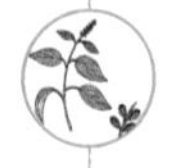
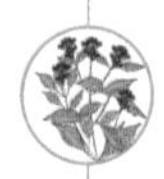
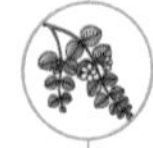

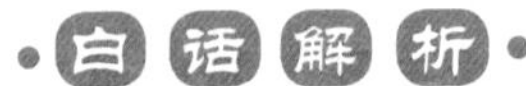

道家宣称，将体内的阴寒消除干净，炼成纯阳之体，就能由

凡人转变为圣人，借着云霞飞升成仙。因而有人说："阳精壮盛就可以长寿，阴气强劲则会导致伤亡。"又说："不消除阴气终将死亡，保留住阳精则会长寿。"所以行医之人，要认识到保护和扶助阳气才是最重要的。人到晚年阳气就日益衰微，因此手足发凉，下元之气虚弱疲惫，行动坐卧都很艰难。人只要有一丝气息在就不会死亡，而气是阳气生化而成的，所以阳气没了人就必然死亡。人在没生病的时候，经常艾灸关元穴、气海穴、命关穴、中脘穴，再服用保元丹、保命延寿丹，就算不能长生，也能保证百余年的寿命。（当世之人求医时总是自寻死路，动不动就说：我得的是火病，不能服热药。所请的医生，也只是附和他们，不是说他们上焦有火，就是说他们中、下焦有积热，直至将患者治得疲乏憔悴，也不知道应该改变治疗方案。有时遇到高明的医生，略微提及扶阳的理论，患者就和家属彼此摇头，左顾右盼，医生的处方还没开出来，他们就打定主意不会服用了。生活在当今之世，想要施展自己治病救人的抱负，想要用姜、附子这类扶阳之药都很困难，至于丹药、艾灸之类，就更加无法实施了。）

大病宜灸

医之治病用灸，如做饭需薪。今人不能治大病，良由不知针艾故也。世有百余种大病，不用灸艾、丹药，如何救得性命，劫得病回？如伤寒、疽疮、痨瘵、中风、肿胀、泄泻、久痢、喉痹、小儿急慢惊风、痘疹黑陷等证。若灸迟，真气已脱，虽灸亦无用矣；若能早灸，自然阳气不绝，性命坚牢。又世俗用灸，不过三五十壮，殊不知去小疾则愈，驻命根则难。故《铜人针灸图经》云：凡大病宜灸脐下五百壮。补接真气，即此法也。若去风邪四肢小疾，不过三、五、七壮而已。仲景毁灸法云：火气虽微，内攻有力，焦骨伤筋，血难复也。余观亘古迄今，何尝有灸伤筋骨而死者！彼盖不知灸法之妙故尔。（《灵枢》论虚而至陷下，温补无功，借冰台以起陷下之阳耳。若仲景所言，微数之脉，慎不可灸。脉而至于微矣，似有似无，则真阳已漓；又至于数矣，则真阴已竭。阴阳漓竭，灸亦无益。但有炎焰而无温存，宁不焦骨伤筋而血难复？非毁灸也。）

孙思邈出生于隋朝末年，自幼体弱多病，于是立志学医，在青年时代就成为闻名乡里的医生。随着他医术的进步，救助的病人越来越多，名气也越来越大。后来，他还当了道士，隐居深山炼丹。唐朝建立后，唐太宗、唐高宗等曾邀请他入朝为官，他都拒绝了。后来不得已在唐高宗时期执掌尚药局，但次年就称病辞官了。孙思邈根据自己多年的行医经验，编著了《备急千金要方》和《千金翼方》这两部重要的医书，还曾主持编纂了世界上第一部国家药典《新修本草》。后人尊称孙思邈为“药王”。

孙思邈早年亦毁灸法，逮晚年方信，乃曰：火灸，大有奇功。昔曹操患头风，华佗针之，应手而愈，后佗死复发。若于针处灸五十壮，永不再发。或曰：人之皮肉最嫩，五百之壮，岂不焦枯皮肉乎？曰：否。已死之人，灸二三十壮，其肉便焦，无血荣养故也。若真气未脱之人，自然气血流行，荣卫环绕，虽灸千壮，何焦烂之有哉。故治病必先别其死生，若真气已脱，虽灸亦无用矣。唯是膏粱之人，不能忍耐痛楚，当服睡圣散，即昏不知痛。其睡圣散余自用灸膝神效，放心服之，断不误人。（以救己之心，推以救人。所谓见身说法，其言诚真，其心诚切，其论诚千古不磨之论，无如天下之不信何？）

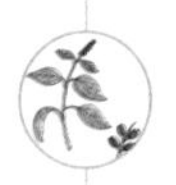
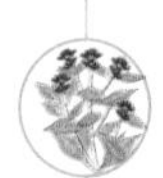
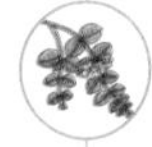

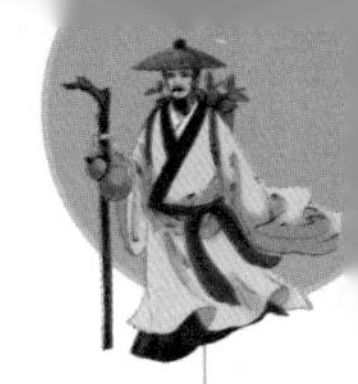

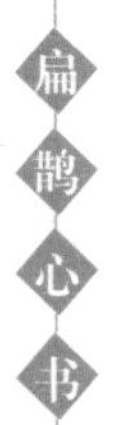

白话解析

医生使用艾灸治病，就像做饭需要柴火。现在的医生治不好危重病证，原因就在于不懂得针灸和艾灸。世间的危重病证有一百余种，不用灸艾、丹药，怎么能救得性命，挽回病势呢？像伤寒、毒疮、肺痨、中风、肿胀、泄泻、久痢、喉痹、小儿急慢惊风、痘疹恶证等疾病都是如此。错过了施灸的时机，患者真气已经耗脱，再进行艾灸也无济于事了。如果能早用灸法，阳气自然就不会断绝，性命就能保全。但是世人使用灸法时，不过是三十、五十壮，殊不知这样运用灸法，只能祛除小病，想保住危重患者的性命就难了。所以《铜人针灸图经》才说，凡治大病，应该灸脐下五百壮。所谓的补接真气，就是指这种方法。如果只是祛除风邪及四肢的小病，不过灸三壮、五壮或七壮而已。张仲景曾经这样诋毁灸法：艾灸的火气虽然微弱，却能攻伐内脏，灼伤筋骨，让气血的正常流通变得困难。可是我纵观古今，也没有见过因艾灸灼伤筋骨而死的人！张仲景只是不了解灸法的奇妙作用而已。［《灵枢》谈到因虚弱而脉象沉微，温补没有功效，就要借冰台（艾草的别称）来恢复阳气。如果出现张仲景说的脉微而数的

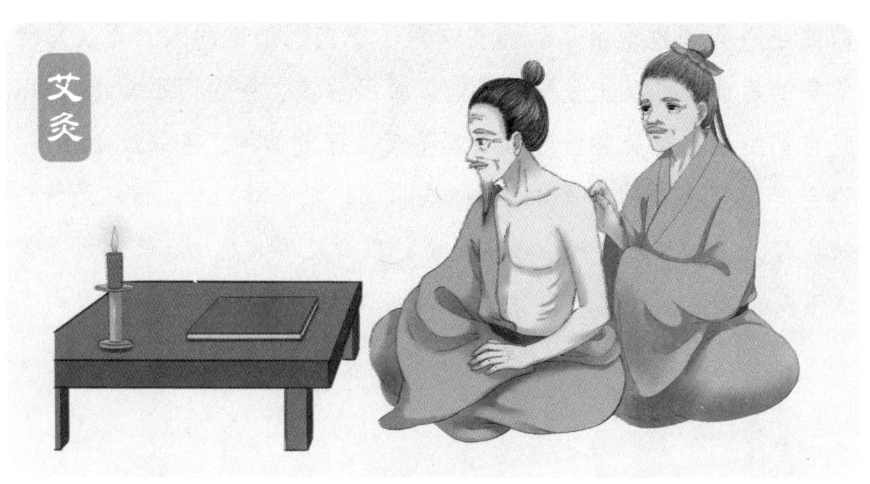

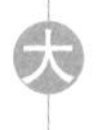

情况，切勿再使用灸法。因为脉象微弱，似有似无，说明患者的真阳已经离散，再加上出现脉数，可见真阴已经枯竭。真阳离散、真阴枯竭，灸法自然无法起到作用。已经到了这种地步，只有火焰却无法温中回阳，怎么会不灼伤筋骨、影响气血运行呢？可见张仲景并没有诋毁灸法。］

孙思邈早年也毁谤针灸法，到了晚年才相信，并称灸法有奇异的功效。曹操患了头风病，华佗为其针灸，立即痊愈了，华佗死后曹操的头风病又复发了。如果华佗当初在针刺的地方艾灸五十壮，就永远不会再复发了。有人说：人的皮肉是最嫩的，艾灸五百壮，难道不会把皮肉烧焦吗？答案是：不会。已经死亡的人，艾灸二三十壮，皮肉就会被烧焦，因为已经没有气血的荣养了。如果真气没有耗脱，自然气血流通、荣卫循行，就算艾灸上千壮，也不会出现皮肉烧焦的情况。所以，治病首先就要判断好生死。如果真气已经耗脱，即使施用灸法也没用了。那些吃惯了肥肉、细粮的人，无法忍受艾灸的疼痛，可以先服用睡圣散，服用后就会昏迷而不知道疼痛。我自己主要在艾灸膝盖时服用睡圣散，疗效如神，可以放心服用，不会产生损害。（将救自己的心态推而广之去救别人，这就是所谓的现身说法，他的言辞是那么真诚，用心是那么恳切，可以说是千古不灭的言论。但是天下人不相信他，又能怎么办呢？）

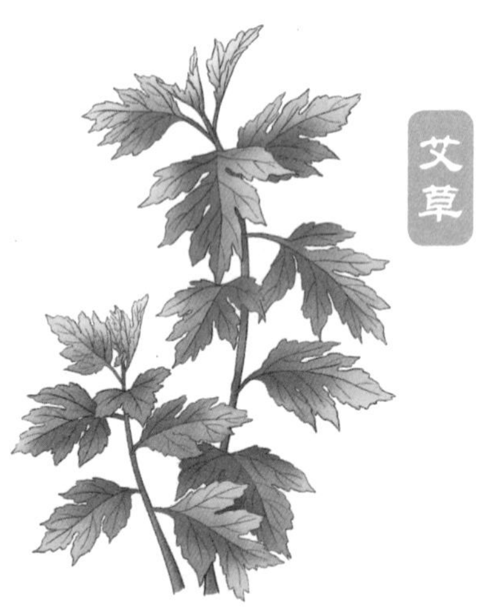

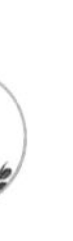
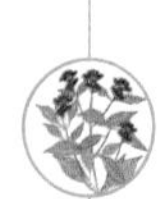
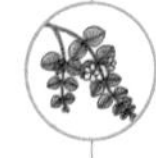

忌用转下

《内经》并无转下之说，止言发散，又止言辛甘发散为阳。辛温之药达表则自然汗散，攻里则自然开通。（据先生之论，谓辛甘发散为阳，故表邪解而里自和。非辛甘能攻里也，后人当活看。）非若寒苦之药，动人脏腑，泄人元气也。夫巴豆、硝黄之类能直穿脏腑，非大积大聚，元气壮实者，不敢轻用。今之庸医不问虚实，动辄便行转下，以泄六腑各气，转生他证。重则脾胃渐衰，不进饮食，肌肉消瘦而死。又俗云：春行夏补，至秋时须

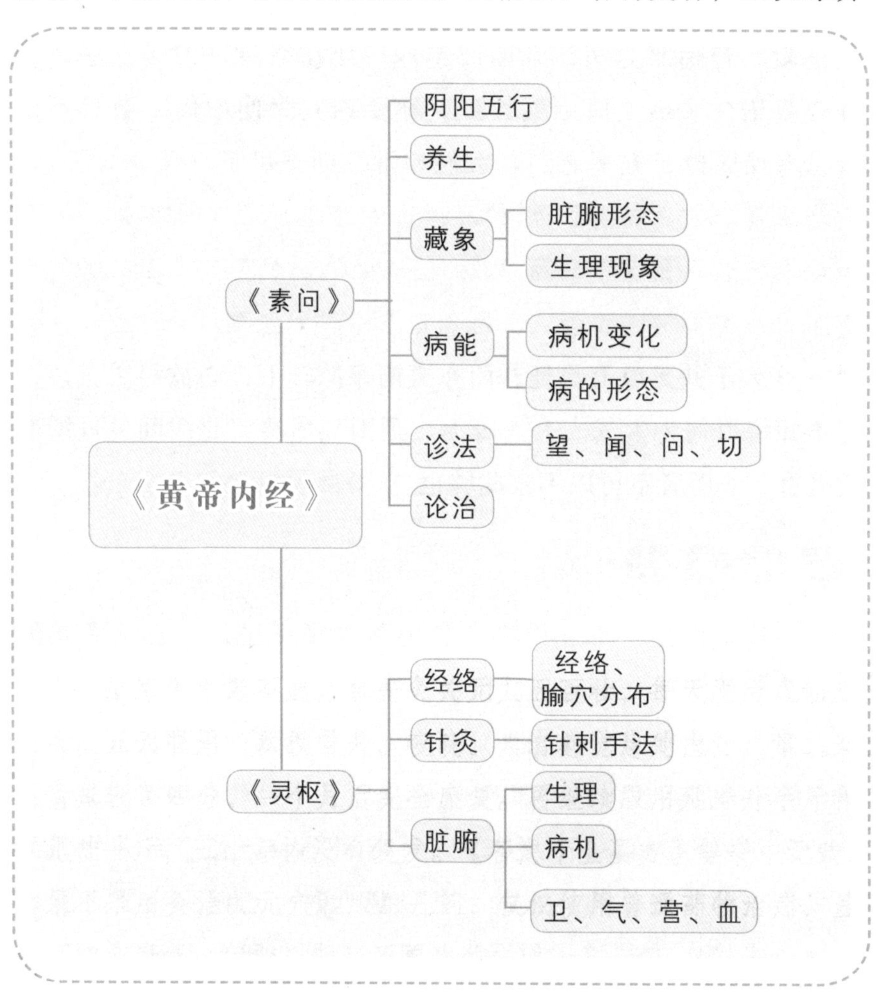

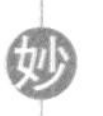
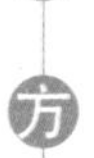
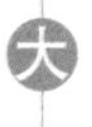

服通行药数剂，以泄夏月积热，此语甚讹。（俗医惯将此数语印人耳目。夫《内经》四时调养、生长收藏之道，与春夏养阳、秋冬养阴之法，何等圆活。而愚人执守一说，不肯精求《灵》《素》，良可慨也！）

夫热在内，自然从五脏六腑及大小便中泄出。若以凉药泄热，吾恐热气未去一分，而元气已衰九分。尝观服转药一剂，则有五七日饮食脾胃不能复旧。况乎三焦暖热方能腐熟水谷，若一刻无火则肌肤冰冷，阳气脱尽而死矣。故《内经》只有沉寒痼冷之论，未有积热纯阳之说。纵然积热为病，一服转下便可解救。若阴寒为病，则四肢逆冷，死在须臾。古人立法，若狂言妄语，逾垣上屋诸大热证，亦要论其大便如何。数日不出者，有燥屎也，方下之。若大便如常，即不可下。（狂言妄语、逾垣上屋，自是热证。然有一种面青脉急，或面黑脉微、手足厥冷者，又属阴证。此系无附之阳，必死之证，若治之早，或有生者。）

今人于并无以上热证，而亦概用寒凉转下，必欲尽去其热，吾不知将以何为生气。夫人身无热则阳气尽矣。此河间、丹溪遗讹后世，业医者不可以不察此弊也。

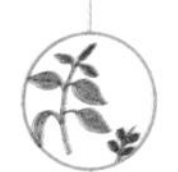
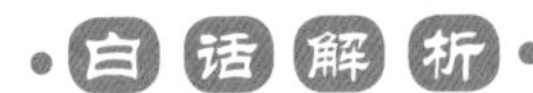

白话解析

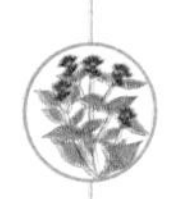
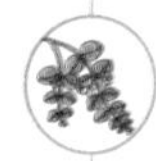

《黄帝内经》中并没有“转下”这种说法，只提及了发散法，说辛甘发散是阳。辛温药物的药力到达体表，人就会出汗；攻入体内，大便就能排出。（根据先生的论述，辛甘发散是阳，所以解除表邪后就能调和里气，并不是说辛甘药物能够攻逐里实，后世医生要灵活地运用这个理论。）辛甘药物不像苦寒药物那样会损伤人的脏腑，损耗人的元气。像巴豆、芒硝、大黄之类的药物能直接穿透脏腑，如果不是患上严重的积聚病证，并且元

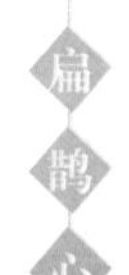

气充盛的患者，是不敢轻易使用的。当今的庸医治病不管虚实，动不动就用“转下”法，将患者的六腑之气耗泄掉，容易转变成其他疾病。患者疾病严重则脾胃日渐衰弱，饮食失常，最终因肌肉消瘦死亡。又有俗话说：春天疏散、夏天进补，秋天要服用几剂泻下药，就能泄出夏天积热。这种说法有误。（庸医习惯用这几句话去告知病人。《黄帝内经》所讲的根据四季来调养身体，使生长收藏都正常运行，以及春夏养阳、秋冬养阴的方法，多么灵活实用，而愚蠢之人非要固守自己的老一套，不肯认真研究《灵枢》《素问》，真是让人感慨啊！）

热气在人体内，会自然而然地从五脏六腑和大小便中排泄出来。如果用凉药泄热，恐怕热气未除一分，而元气已经衰弱九分了。我曾观察过服了一剂“转下”药之后，有五到七天饮食和脾胃都不能恢复原状。何况三焦温暖才能腐熟消化水谷，如果一刻没有火就会肌肤冰冷，阳气脱尽而死。所以《黄帝内经》只有寒邪伏于里的说法，没有积热纯阳的说法。就算因积热而发病，服用“转下”药物就可以治愈。如果是阴寒导致的疾病，就会手足由下而上冷至肘膝，离死亡就不远了。古人确立的治疗原则中，如果患者有狂言妄语、翻墙上屋这些大热证候的表现，也要观察其大便情况进行施治。患者好几天不解大便，说明体内有燥屎，可用下法。如果大便正常，就不可以使用泻下法。（狂言妄语、翻墙上屋，这些都是大热证候。不过如果患者还有面色发青、脉象紧急，或者面色发黑、脉象微细，再加上手脚冰凉，就是阴证。这是由于阳气无所依附，是必死的疾病，如果治疗及时还有生还的希望。）

现在有的医生在治疗没有热证表现的患者时，也会使用寒凉药物来泻下，想将患者体内热邪完全除掉，我不知道人体还要用什么做生命的动力。如果人的身体没有火力，说明阳气已经耗尽。这是刘河间（指金元医生刘完素，他在治法上多用寒凉药）和朱丹溪（指金元医生朱震亨，他注重滋阴、清热，反对滥用温补）留给后世的错误思想，医生不可以不察明这个弊端。

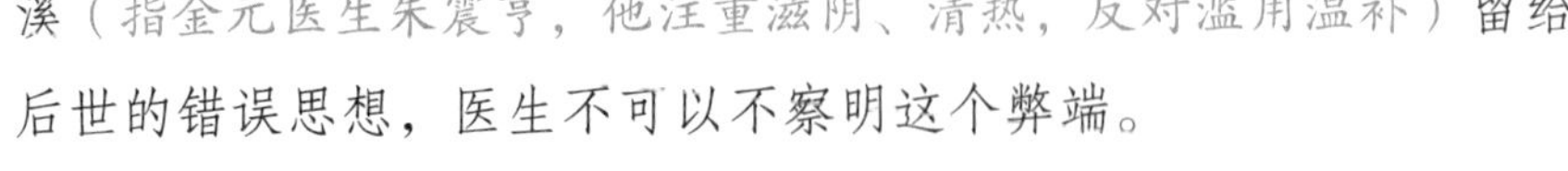

五等虚实

凡看病要审元气虚实，实者不药自愈，虚者即当服药，灸关元穴以固性命。若以温平药，亦难取效，淹延时日，渐成大病。（温平之药，近世所尚，旁人称其稳当，医士习于两歧。及至变成大病，惶急错投，误而又误。总由识见不真，遂尔因循贻害。）虚病多般，大略分为五种，有平气、微虚、甚虚、将脱、已脱之别。平气者，邪气与元气相等，正可敌邪，只以温平药调理，缓缓而愈，如补中益气、小柴胡、八物汤是也。微虚者，邪气旺，正气不能敌之，须服辛温散邪之药，当补助元气，使邪气易伏，宜荜澄茄散、全真丹、来复丹、理中丸、姜附汤之类是也。甚虚者，元气大衰则成大病，须用辛热之药，厚味之剂，大助元阳，不暇攻病也。《经》云：形不足者，温之以气，精不足者，补之以味，即官桂、附子、鹿茸、河车之类是也。将脱者，元气将脱也，尚有丝毫元气未尽，惟六脉尚有些小胃气，命若悬丝，生死立待，此际非寻常药饵所能救，须灸气海、丹田、关元各三百壮，固其脾肾。夫脾为五脏之母，肾为一身之根。故伤寒必诊太溪、冲阳二脉者，即脾肾根本之脉也。此脉若存，则人不死，故尚可灸，内服保元丹、独骸大丹、保命延寿丹，或可保其性命。（单顾脾肾，乃先生学力大有根柢之论。盖肾为先天之原，脾为后天之本，资生资始，莫不由兹，故病虽甚，而二脉中有一脉未散，扶之尚可延生。）若已脱，则真气已离，脉无胃气，虽灸千壮，亦无用矣。（此五种证，当于平时细心探讨，自然随机应变不致差讹。近世之医多尚寒凉，专行克伐，致使平气变虚，

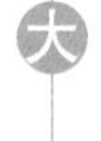
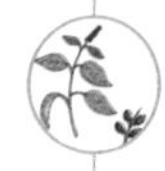
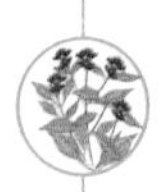
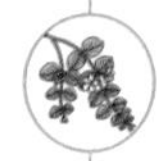

柴 胡

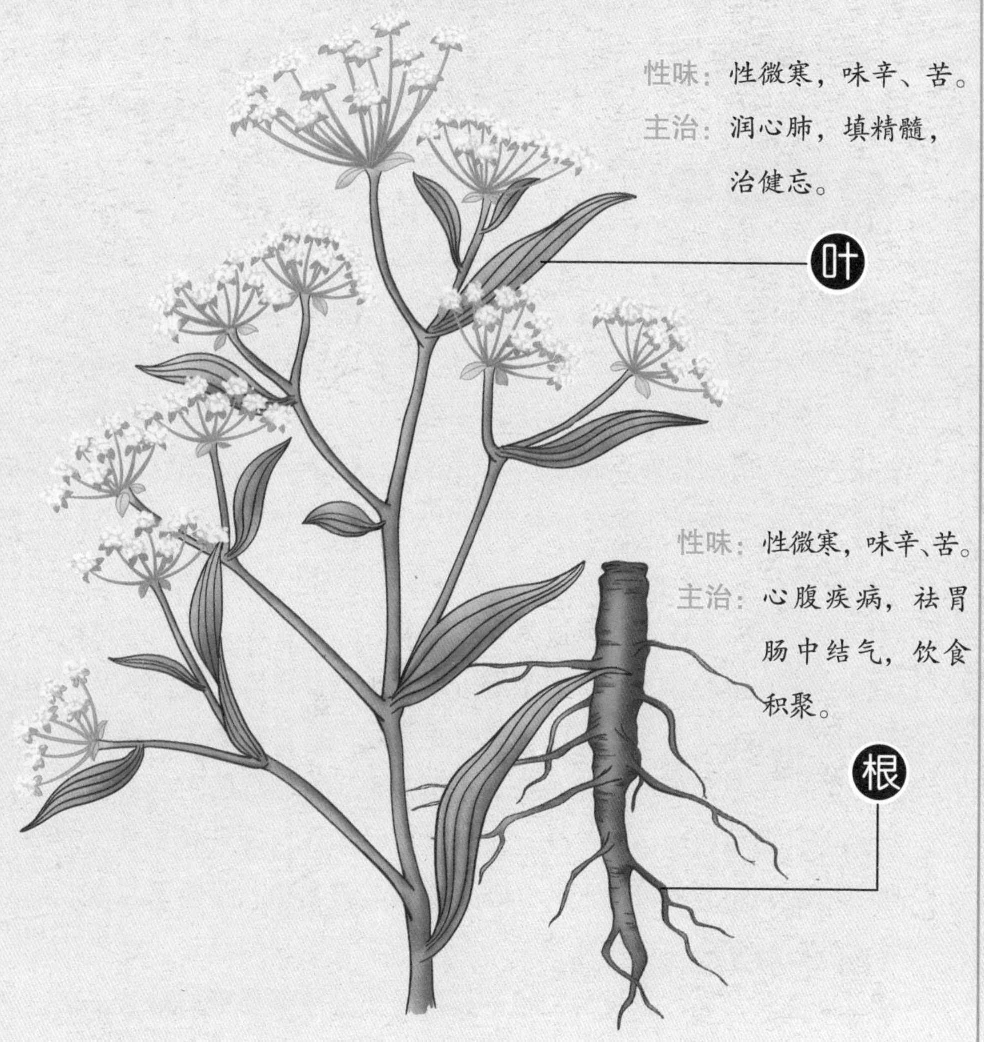

产地分布：多生长于干燥的荒山坡、田野、路旁，分布于山东、浙江、湖北、四川、山西、西藏、吉林、辽宁、河南等地。

形态特征：主根粗壮，长圆锥形或圆柱形，呈黑褐色或棕褐色，质坚硬；茎直立，单生或丛生，实心，表面有细纵棱；单叶互生，叶片倒披针形或条状宽披针形，茎顶部叶较小；花鲜黄色；双悬果，长圆形或长圆形卵状，有果棱。

功　　效：疏散退热，疏肝解郁，升举阳气。

虚证变脱，及至三焦失运，神气改常，出入道乖，升降机息，而犹执邪气未尽，火热未除之说，朝凉暮削，不死不休，良可悲痛！）

•白话解析•

治病之前先要探察患者的元气是虚是实，元气充实的患者不用服药也会痊愈，元气虚弱的患者就要立刻服药、艾灸关元穴来保住性命。这时候服用温和平缓的药物，是很难起到疗效的，只不过是在浪费时间，早晚会发展为大病。（温和平缓的药物，是近代的人所推崇的，旁观之人认为这种药比较稳妥，医生也习惯用温和平缓的药物。等到小病养成了大病，医生又胡乱开错药方，错上加错。主要就是因为认识有误，由于因循守旧而祸害性命。）虚证的表现非常多，大致可以分为五种：元气平和、稍微虚弱、非常虚弱、即将虚脱、已经虚脱。元气平和的患者，邪气与正气平衡，正气足以与邪气匹敌，只要用温和平缓的药物进行调理就可以渐渐痊愈，如补中益气汤、小柴胡汤、八物汤等。稍微虚弱的患者，邪气旺盛，正气已经不足以匹敌了，这时候就要服用辛温散邪的药物来补助元气，让邪气变得容易制伏，如荜澄茄散、全真丹、来复丹、理中丸、姜附汤等。非常虚弱的患者，元气已经极为衰弱，容易生大病，需要服用辛热且味道厚重的药物，来大力补充元阳，已经没有空闲来攻邪治病了。《黄帝内经》说：形体不足的要用温药，阴精不足的要用厚味补阴，就是肉桂、附子、鹿茸、紫河车之类。元气将要虚脱的患者，仅残留一丝元气没有耗尽，只有六脉还保留着一些微弱的生机，称得上命悬一线，生死关头，此时寻常的药物已经无力挽救他的性命了，必须艾灸气海、丹田、关元穴各三百壮，稳住他的脾肾之气。脾脏是五脏之母，肾脏是全身元气的根源。所以治疗伤寒病时必须对太

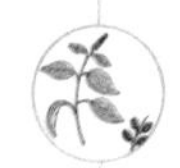
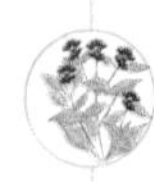
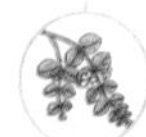

溪、冲阳二脉进行按诊，因为这二脉是脾肾的根本之脉。如果太溪、冲阳二脉还在跳动，人就不会死，尚且可以进行艾灸，并内服保元丹、独骸大丹、保命延寿丹，还是有保全性命的可能性。（对脾肾的强调，说明先生的学识是有着牢固基础的。因为肾是先天之气的根源，脾是后天之气的根本，人生的起始和终结，都源自这两个脏器。所以就算患者已经病危，太溪、冲阳二脉中还残存一脉，此时扶阳还是可以延长性命。）如果患者已经虚脱，此时真元之气已经离散，脉象中连一丝生机都不存在了，这时候就算艾灸上千壮也无济于事了。（这五种病证，平时应当细心研究，才能灵活运用而不出现差错。现在很多医生喜欢用寒凉药，专门使用攻伐的方法，使元气平和的患者变得虚弱，虚弱的患者逐渐虚脱，等到三焦之气无法正常运行，神气不再照常运行，气机的出入背离常道，不再进行升降，此时还认为是邪气未除、内有火热所致，不分昼夜用寒凉之药进行攻伐，病人不死就不肯罢休，真是让人悲痛！）

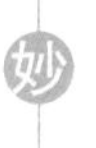

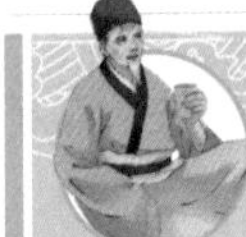

卷中

伤寒

伤寒六脉浮紧，呻吟不绝，足指温者，阳也；忌服凉药，恐变为阴，害人性命。至六日，发烦躁，乃阴阳换气，欲作汗也。服当归茯苓散，汗出而愈。

六脉紧大，或弦细，不呻吟，多睡耳聋，足指冷，肢节痛，发黄，身生赤黑靥，时发噫气，皆阴也。灸关元三百壮，服金液丹、姜附汤，过十日半月，出汗而愈。若不早灸，反与凉药者，死。（辨别阴阳不止于此。然熟体此二条则治伤寒证误谬亦少。其灸法虽不能遍行，若贫家无力而遇难起之病，不能备参药，勉告

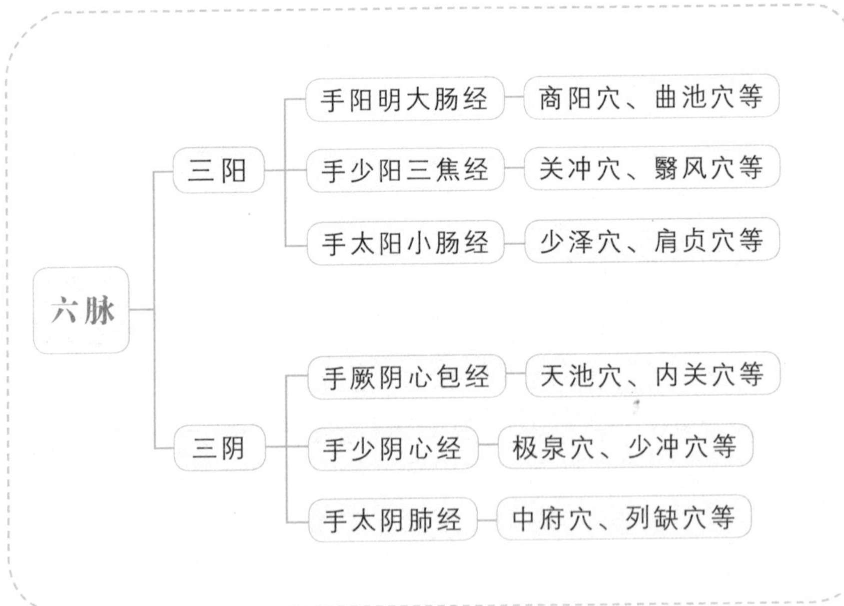

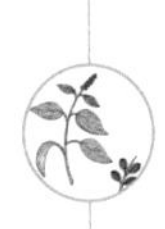

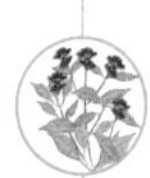

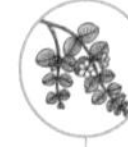

以灸能活命。倘肯依从，未必非仁术之一端。予每见时疫盛行之际，乡陬死者比户，心切怜之。倘尽心力并合丹药以济之，不特己身蒙福，子孙亦必昌大。）**若吐逆而心下痞，灸中脘五十壮。若微微发颤者，欲作汗，服姜附汤而愈。若少年壮实之人，伤寒至五六日，发狂逾垣上屋，胃中有积热也，服大通散，轻者，知母散亦愈。**

•白话解析•

有伤寒病的人，六部经脉脉象浮、紧，呻吟不止，脚趾温暖的患者，为阳证。禁止服用凉性药物，担心转变为阴寒之证，危及患者的生命。到了第六天出现烦躁的症状，为阴阳交接，将要发汗的预兆，这时可以口服当归茯苓散，发汗后就会痊愈。

六部经脉脉象大、紧，或脉弦细，不呻吟，多眠，失聪，脚趾发凉，四肢疼痛，眼巩膜发黄，皮肤长出红黑色相间的斑，偶尔发出嗳气，都是阴寒之证的症状。可以灸关元穴三百壮，并口服金液丹、姜附汤，经过十天半月，发汗后就自然痊愈了。如不早施以针灸，反而给患者施以凉性药物，就会导致死亡。（分清阴阳两种病证不仅仅有这些症状，然而熟悉这两个辨明原则，在治疗伤寒病时，谬误也会减少。治疗此病的灸法虽然没能普及，如果患者贫弱无法承担所遭遇的危难病证，也无力准备人参这种贵重的药物，尽力告诉他可以使用灸法治疗来保住生命。如果他能够答应，未尝不是一种仁术的方法。

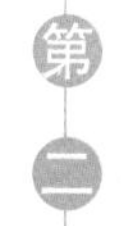

我每每见到一时流行的传染病盛行之时，穷乡僻壤，家家户户都有很多死者，心里十分怜悯他们，若尽心尽力并给予他们丹药进行救济，不但自己得了福气，子孙后

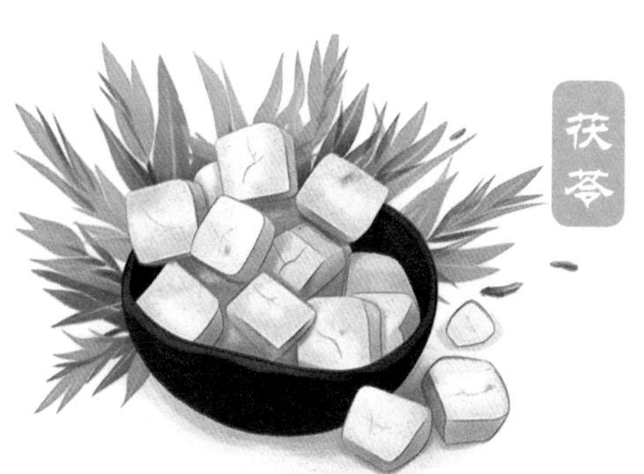

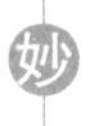

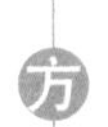

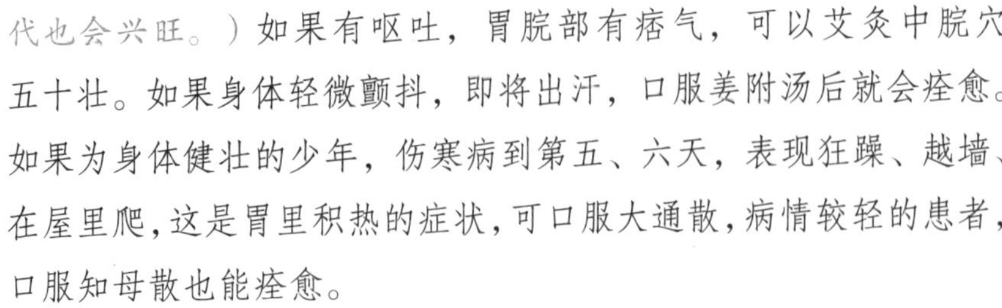

代也会兴旺。）如果有呕吐，胃脘部有痞气，可以艾灸中脘穴五十壮。如果身体轻微颤抖，即将出汗，口服姜附汤后就会痊愈。如果为身体健壮的少年，伤寒病到第五、六天，表现狂躁、越墙、在屋里爬，这是胃里积热的症状，可口服大通散，病情较轻的患者，口服知母散也能痊愈。

太阳见证

太阳寒水，内属膀胱，故脉来浮紧，外证头疼发热，腰脊强，惟服平胃散，至六七日，出汗而愈。盖胃气不虚，传遍经络自愈也。仲景以为阳证，乃与凉药随经而解，反攻出他病，甚者变为阴证，六脉沉细，发厥而死。急灸关元，乃可复生。如本经至六七日发战者，欲作解而阳气少也，服姜附汤出汗而愈。（仲景圆机活法，论中救误者甚多，何尝能误人哉！其误人者，乃后人误用仲景法而误之耳，于仲景何尤。）

白话解析

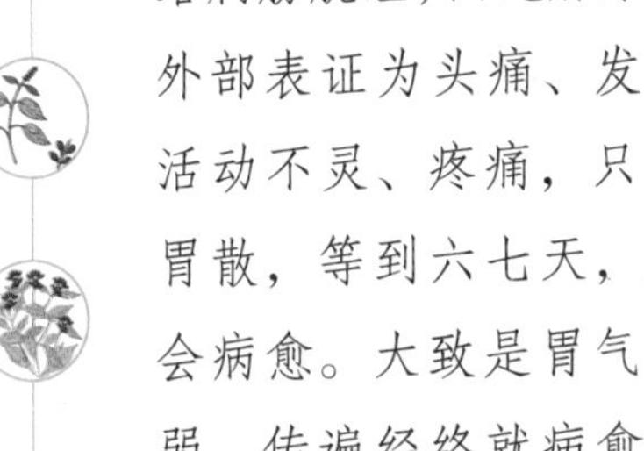

太阳经性属寒水，内部经络属膀胱经，因此脉象上浮、紧，外部表证为头痛、发热、腰脊活动不灵、疼痛，只需口服平胃散，等到六七天，发汗后就会病愈。大致是胃气不是很虚弱，传遍经络就病愈了。张仲景认为是阳证，于是开凉性药让疾病随着经脉解除，反而生出其他病症，严重的患者由阳

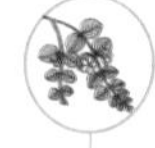

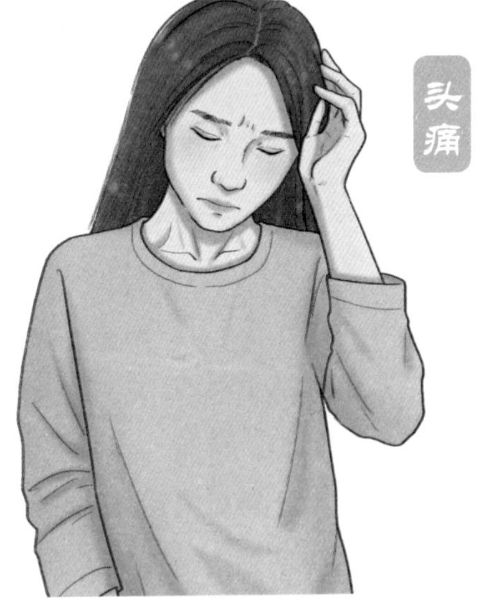

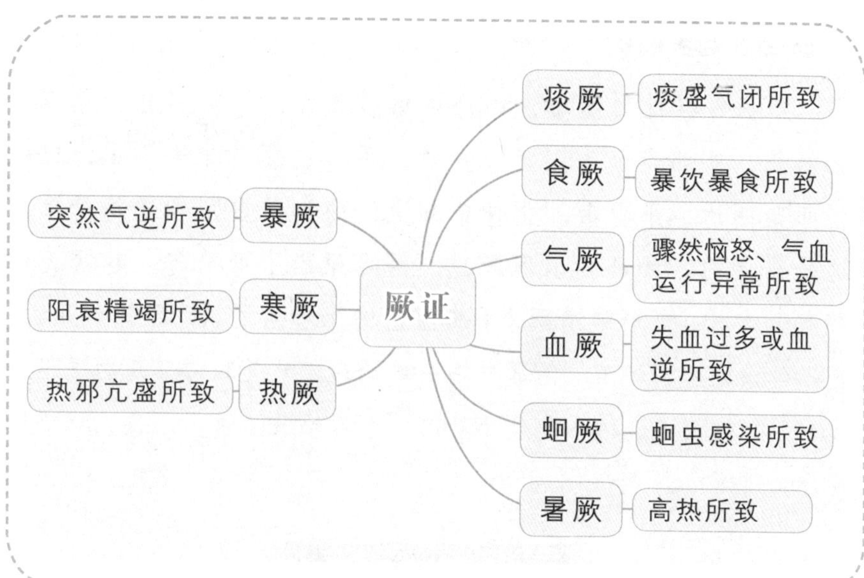

证转变成了阴证，六部经脉脉象沉、细，引发厥逆而死亡，赶快艾灸关元穴，才能恢复生气。若本经脉病证，第六、七天还发抖、战栗的患者，是将要解除疾病但阳气较少，口服姜附汤助阳，出汗后就自然病愈。（张仲景治疗的方法变通灵活，《伤寒论》中救治误诊后的患者十分多，怎么会误治病人呢！那些误治病人的人，是后人误用张仲景的方法而导致的，和张仲景有什么关系呢！）

阳明见证

阳明燥金，内属于胃，六脉浮紧而长，外证目痛发热，手足温，呻吟不绝，服当归柴胡汤、平胃散。仲景反言热深厥亦深，此误也。若果发昏厥，两目枯陷不能升者，急灸中脘五十壮，渐渐省人事，手足温者生，否则死。（仲景厥阴证中，有厥热多寡之论，不过验邪正之进退，察阴阳之消长，示人为治之活法，无偏无倚，何误之有。）

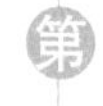
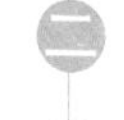

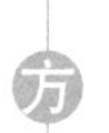

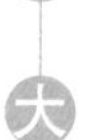

白话解析

阳明胃经性属燥金，内部经络属胃经，六部经脉脉象浮、紧而长，外部表证为眼疼、发热、手脚温热、呻吟不止，口服当归柴胡汤、平胃散。张仲景却说，内热严重则厥逆越严重，这是错误的。如真的出现厥逆，两眼深陷不可抬起，赶紧灸中脘穴五十壮，渐渐地清醒，手脚温热的患者生还，反之就会死亡。（张仲景的厥阴病里，有冷热多少的论说，就是验证邪正的进退，观察阴阳的消长，给人们展示能够使人存活的活法，态度公正，能有什么错呢？）

伤风伤寒

脉浮为风，脉紧为寒，仲景分为两途，故有麻黄、桂枝之说，此误也。然伤寒乃太阳本气受伤，不可大汗，但服姜附汤自愈，不必穿凿他求，以为精也。（浮风紧寒，古人通论，解肌发表，定法难磨，仲景不可訾也。至若紧而劲急，或微，或沉，神志稍失其常，形气不能振作，则先生之法，断不可缓。伤风轻浅之证，初起咽疼喉痛，鼻中火出，此风邪外伤毛腠，抑遏阳气，故现此耳。医者不明，误用寒凉，驯致重大。）

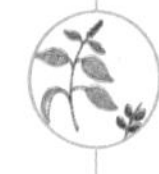

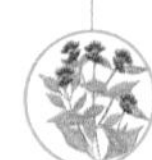

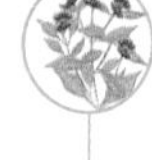

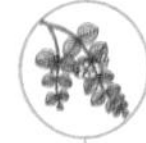

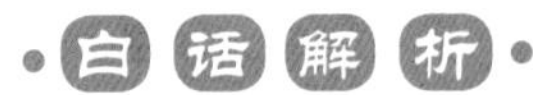

脉象浮为风邪，脉象紧为寒邪，张仲景分成这两种疾病，因此有麻黄汤、桂枝汤的治法，这种说法是错误的。

麻 黄

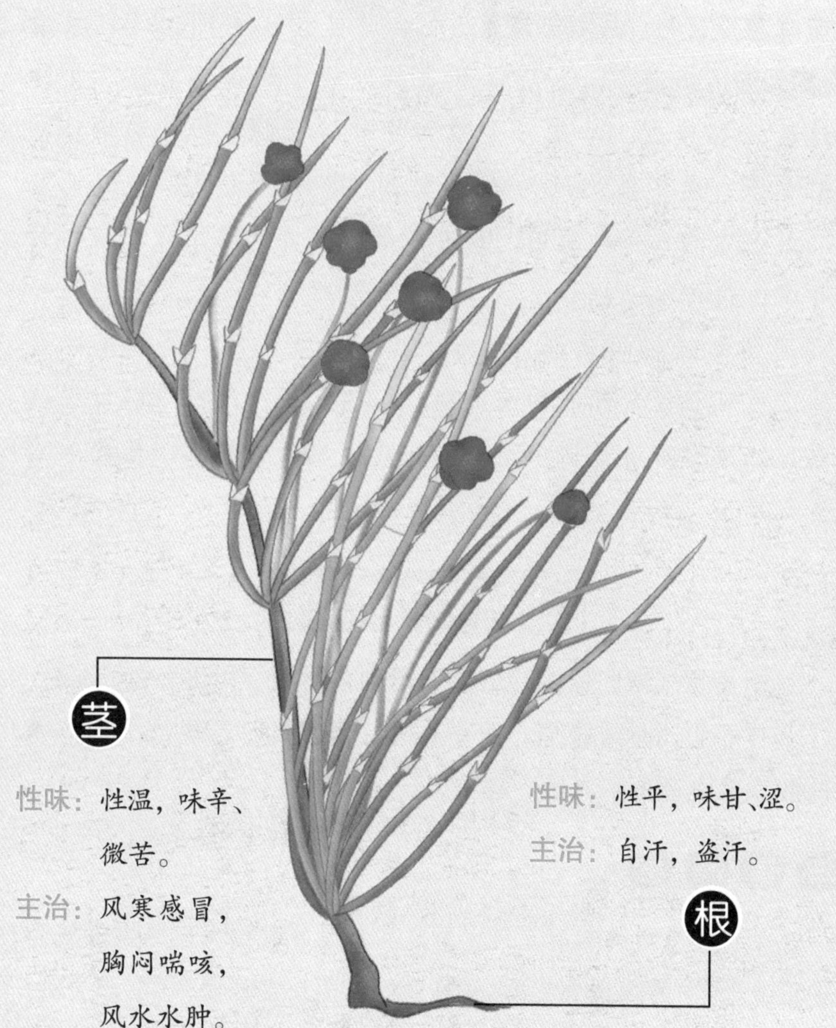

茎

性味：性温，味辛、微苦。

主治：风寒感冒，胸闷喘咳，风水水肿。

根

性味：性平，味甘、涩。

主治：自汗，盗汗。

产地分布：分布于辽宁、吉林、内蒙古、宁夏、山西、河北、河南等地。

形态特征：为小灌木，根茎常卧于地。小枝圆形，对生或轮生，干后截面髓部呈棕红色。叶对生，叶片退化成膜质鞘状。雄球花多呈复穗状。肉质红色，卵圆形或半圆形。

功　　效：发汗解表，宣肺平喘，利水消肿。

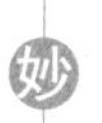
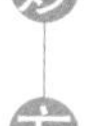
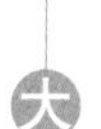

然而伤寒病是太阳本气受到损伤，不能过于发汗，只口服姜附汤就自然病愈，没必要非寻求其他所谓精确的方法。（脉象浮受风邪侵袭，脉象紧受寒邪侵袭，是古人的普遍论述，解肌发表，是不能更改的治疗方法，张仲景是不应该被诋毁的。至于脉紧且强劲急迫，或者微弱，或者低沉，意识渐渐趋于异常，精神难以振作，那么先生的治疗方法一定不能拖延。风邪所伤的较轻的病证，开始为咽痛、喉咙痛、鼻腔里像有火，这是风邪侵袭外表的皮毛腠理，抑制了阳气，所以出现这种表现。医生不清楚这个道理，误用凉性药物治疗，就会加重病情。）

挟食冷物

脉沉为胃气寒，紧为冷气盛，滑则食不消。其证头痛、发热、呕吐、心下痞，时或腹痛，服丁香丸、来复丹。若冷物不消，荜澄茄散。胃虚者，平胃散、理中丸。

白话解析

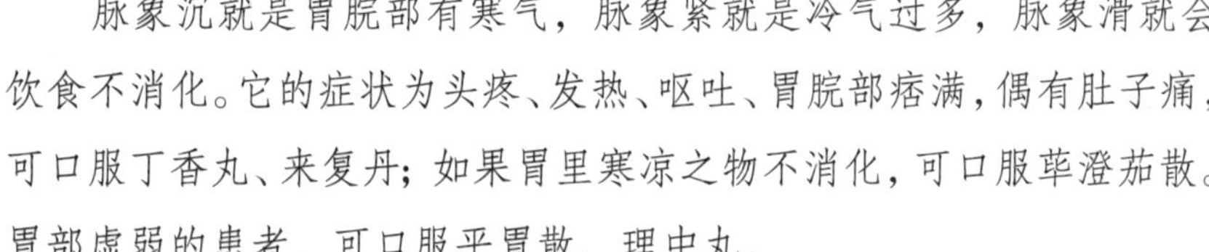

脉象沉就是胃脘部有寒气，脉象紧就是冷气过多，脉象滑就会饮食不消化。它的症状为头疼、发热、呕吐、胃脘部痞满，偶有肚子痛，可口服丁香丸、来复丹；如果胃里寒凉之物不消化，可口服荜澄茄散。胃部虚弱的患者，可口服平胃散、理中丸。

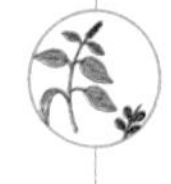
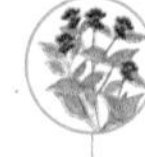
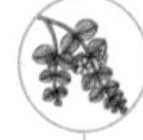

中湿

三四月间，人感潮湿之气，名曰湿病。或六七月，大雨时行，恣饮冰水冷物，亦名中湿，则令人寒热自汗。阳则脉紧，肢节痛，足指温，服术附汤。阴则脉沉而紧，肢节不痛，身凉自利，足指冷，服姜附汤。不可发汗，汗则必发烦躁，虚汗不止，或发黄肿。若服凉药，则泄泻而死。（先生于此证虽分阴阳，而用附子则一。今人于六七月之交，不辨是寒、是湿，或阴、或阳，动辄云暑，专用寒凉，及至发肿泄泻，而犹云暑毒未清，又行攻下，不至医杀不止，实可痛心。）

乌头

别　　名：川乌、乌喙、奚毒等。

性味归经：性热、味辛、苦。归心、肝、脾、肾经。

功能主治：祛风除湿、温经止痛。主治风湿痹痛、头痛、心腹痛、脚气等。

成熟周期：种下后第二年7月收获，母根为乌头，子根（侧根）为附子。

使用禁忌：孕妇忌服。

白话解析

三、四月间，身体感受潮湿气息生的病，名为湿病。或六、七月，大雨正盛行的时候，畅饮冰冷的水，吃寒凉的食物，就会令人出现寒热往来、自汗的病证，也称为中湿。阳证就会脉象紧、四肢疼痛、脚趾温，可口服术附汤。阴证就会脉象沉而紧、四肢不疼、身体冰凉、腹泻、脚趾发冷，可口服姜附汤。不可使用发汗法，发汗就会导致烦躁、虚汗不停，或者出现黄肿病。如服用凉性药，就会腹泻而死。（先生将此病证虽然分为阴、阳两种，但都是使用附子治疗。现在的医者在六、七月之间，不分清是寒证还是湿证，是阴证还是阳证，就在诊断时说是暑邪，只使用凉性的药物治疗，等到患者身体发肿及腹泻时，还说是暑毒没有清除，

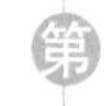

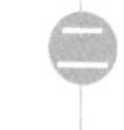

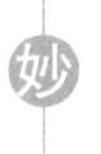
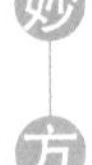
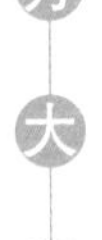

又使用攻下法治疗，不到患者死亡不停止，实在令人心痛。）

汗后大便下赤水或脓血

此乃胃中积热未除，或服丹附而致，宜服黄连当归芍药汤。下脓者，如圣饼化积而愈。《经》云：热虽甚，不死。若阴气盛，则杀人于顷刻，戒之。（热药之过，一凉可解。凉药之误，十热难瘳。又积热易解而易治，沉阴难愈而难明，临证之工大宜体认。）

白话解析

这是因为胃脘部积热还没有消除，或者服用丹药、附子所导致的，应该口服黄连当归芍药汤。流脓血的患者，如果服用圣饼后积热化解就会病愈。《黄帝内经》说：“积热即使严重也不会导致死亡，如果阴气盛行，就会在极短时间内取人性命，应警惕它。”（热性药物用错，一剂凉性药就可以解除。凉性药物用错，十倍的热性药物也难以病愈。积热容易解除也容易治疗，沉重的寒气难以治疗也难以辨明，临床验证的工作很重要，应该体察认识，身体力行。）

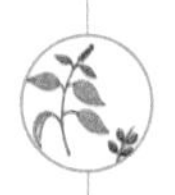

汗后发噫

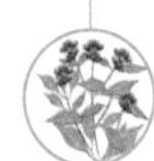

由于脾肾虚弱，冷气上奔也，服姜附汤、来复丹。（此症当是发呃，若噫证无死人之理，观后二案可见。）

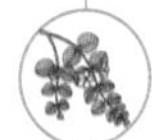

— 治验 —

一人伤寒至八日，脉大而紧，发黄，生紫斑，噫气，足指冷至脚面，此太阴证也，最重难治。为灸命关五十壮、关元二百壮，

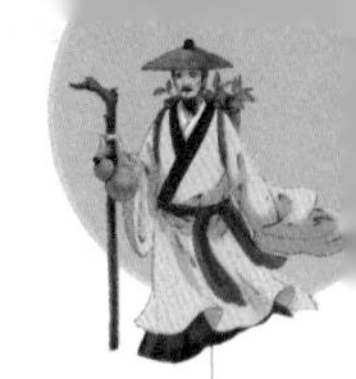

服金液丹、钟乳粉，四日汗出而愈。

一人患伤寒至六日，脉弦紧，身发黄，自汗，亦太阴证也。先服金液丹，点命关穴。病人不肯灸，伤寒唯太阴、少阴二证死人最速。若不早灸，虽服药无效。不信，至九日泻血而死。（不听良言，往往至此。及至证变而下血，俗医犹谓硫黄热迫，痛为排挤，反用寒凉，以下石，至死众口呶呶，总咎热药之害，婆心遭谤，不一而足。然有天道，何恤人言。）

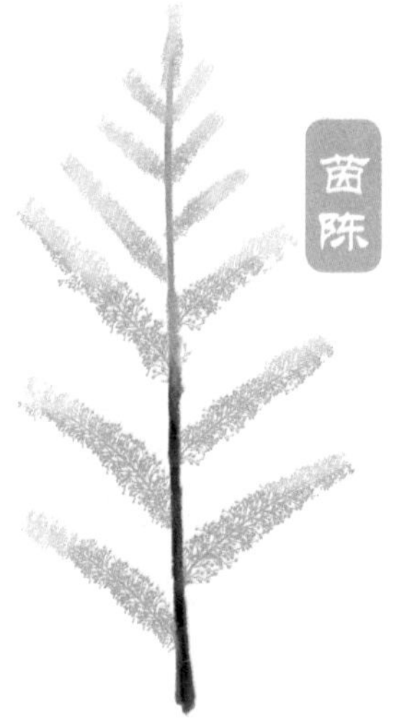

一人病伤寒至六日，微发黄，一医与茵陈汤。次日，更深黄色，遍身如栀子，此太阴证误服凉药而致肝木侮脾。余为灸命关五十壮，服金液丹而愈。（伤寒发黄，虽有阴阳之异，然脾家阴湿而为阴黄者多，不可不知。）

中医小课堂

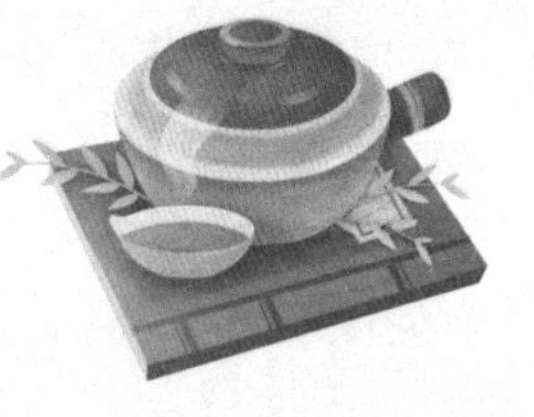

在古代，大规模流行的疾病被称为“大疫”，例如瘴气（疟疾）、传尸（肺结核）、疠风（麻风病）等。此外，伤寒也是一种被称为“大疫”的流行病。东汉末年，一场史无前例的大瘟疫席卷中国，当时几乎一半的人口死于这场瘟疫。据推测，这场瘟疫就是伤寒，是由伤寒沙门菌引起的急性传染病。“医圣”张仲景的家族原本有二百多口人，不到十年竟然有三分之二的人死于伤寒，促使他认真研究伤寒，创作了著名的《伤寒杂病论》。

一人患伤寒，初起即厥逆，脉一息八九至，诸医以为必死。余曰：乃阴毒也，与姜附汤一盏，至半夜，汗出而愈。若以脉数为热，下凉药，必死无疑。（俗医视此，必以为痧证，禁服官料药，专行焠刺，纵饮冷水，不致冰脱不已。）

·白话解析·

该病症是脾胃虚弱、冷气上逆导致的，可口服姜附汤、来复丹。（该病症表现应为呃逆，如果只是单纯的嗳气就没有使人死亡的道理，可以从下面两则案例中理解。）

— 治验 —

一患者为伤寒病，到了第八天，脉象大而紧，全身发黄，生出紫色斑，嗳气，从脚趾冷到脚面，这是太阴病症，最严重且难以治疗。为他灸命关穴五十壮、关元穴二百壮，口服金液丹、钟乳粉，四天后出汗病愈。

一人患上了伤寒病，到第六天，脉弦紧，肤色发黄，自汗，也是太阴病证。先口服金液丹，点按命关穴。患者不愿意使用灸法，伤寒病里只有太阴、少阴两种病证致死最快，如果不尽快施灸，即便服药也没有效果。患者不信，到第九天，泻血而死。（不听从善意的话语，常常会到这种地步。等到病证转变而泻血，医术平庸的医生还说是硫黄的热性强迫，疼痛是被其排挤所导致，反而使用凉性药物加重病情，等到死亡，议论纷纷，全部归咎于热性药物所害，恳切耐心地再三劝告却遭受毁谤，同类的事情很多，不可尽举。然而自有天道，何必忧虑众人的话语。）

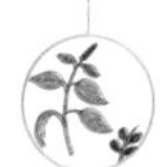

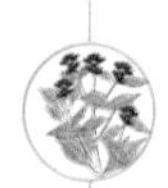

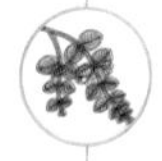

一人患伤寒病，到第六天，肤色稍微发黄，一名医生给开了茵陈蒿汤，第二天，皮肤黄色变深，浑身像黄栀子的颜色，这是

太阴病误用凉性药物所致的肝木侮脾。我为他灸命关穴五十壮，口服金液丹而病愈。（伤寒病皮肤发黄，即使有阴、阳的差别，然而脾部阴湿所致的阴黄患者有许多，不可以不知道。）

一人患伤寒病，最开始就是四肢厥逆的症状，一次呼吸的时间脉搏就跳动八九次，很多医生认为他一定会死亡，我说：是阴毒。给一盏姜附汤，到了半夜，出汗后病愈。如果脉搏快就是热证，误下凉性药物，一定会导致死亡。（医术平庸的医生看到这种症状，一定认为是痧证，禁止患者服用官料药，只使用火针刺，大量喝冷水，不到冰脱不停止。）

肺伤寒

肺伤寒一证，方书多不载，误人甚多。与少阴证同，但不出汗而愈。每发于正二腊月间，亦头疼，肢节痛，发热恶寒，咳嗽脉紧，与伤寒略同，但多咳嗽耳。不宜汗，服姜附汤，三日而愈。若素虚之人，邪气深入，则昏睡谵语，足指冷，脉浮紧，乃死证也。急灸关元三百壮，可生，不灸必死，服凉药亦死，盖非药可疗也。（肺伤寒之证，今人多认为重伤风，非温平误事，即寒凉杀人。予于此证略有分晓，然不免因人检点。苟遇知己用之无疑，应酬通治，不过姜甘桂辛而已。设概用姜附，往往遭人谤毁。）

— 治验 —

一人患肺伤寒，头痛发热，恶寒咳嗽，肢节疼，脉沉紧，服华盖散、黄芪建中汤，略解。至五日，昏睡谵语，四肢微厥，乃肾气虚也。灸关元百壮，服姜附汤，始汗出愈。（此证与雍正六年自春徂夏时气大同。时俗皆禁服药，药则有误，不知非药误人，乃庸人不明此理，妄投凉药之误耳。苟具只眼，焉得有误。）

黄芪

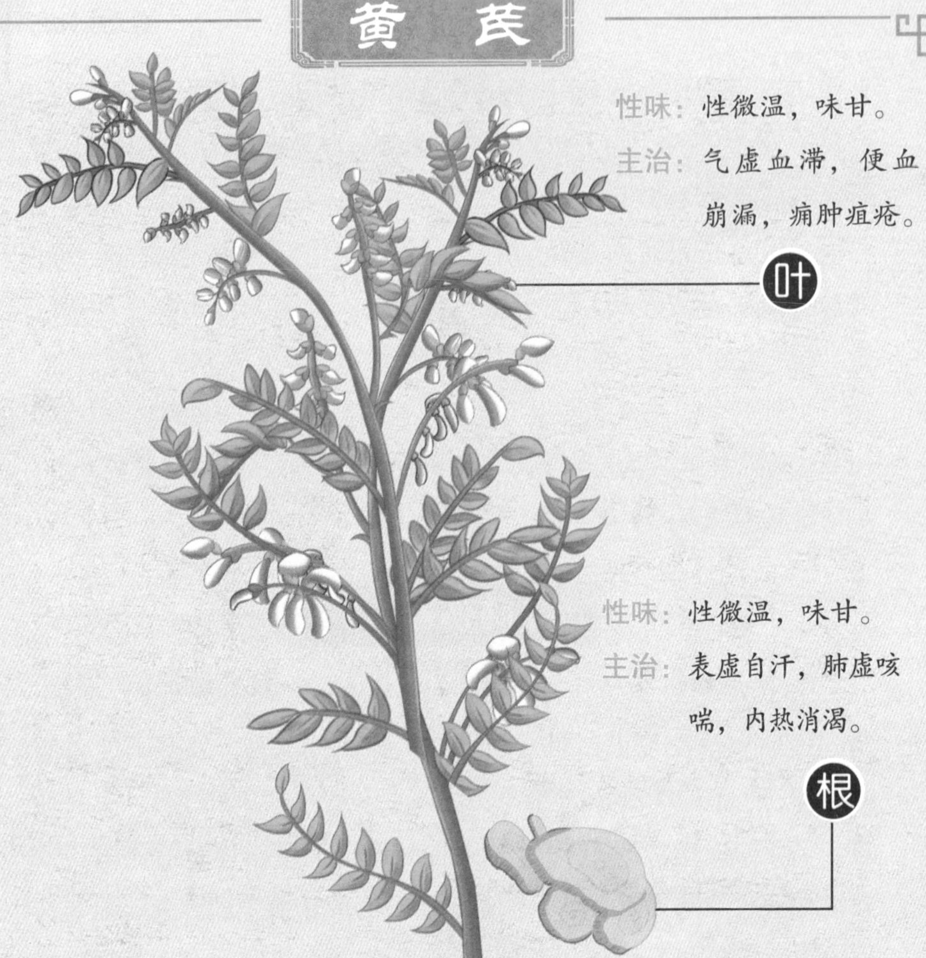

产地分布：多生长于干燥的荒山坡、田野、路旁，分布于甘肃、山西、黑龙江、内蒙古等地。

形态特征：主根粗壮，长圆锥形或圆柱形，呈黑褐色或棕褐色，质坚硬；茎直立，单生或丛生，实心，表面有细纵棱；单叶互生，叶片倒披针形或条状宽披针形，茎顶部叶较小；花鲜黄色；双悬果，长圆形或长圆形卵状，有果棱。

功　　效：补气升阳，益卫固表，利水消肿，生津养血，行滞通痹，托毒排脓，敛疮生肌。

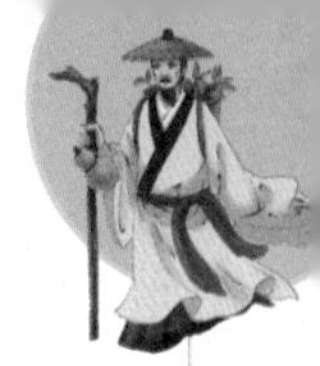

白话解析

肺部伤寒这一病症，方书大多不会记载，耽误的患者十分多，和少阴病证相同，但不出汗就会病愈。每每在正二腊月间发病，也有头痛、四肢痛、发热、恶寒、咳嗽、脉象紧的表现，和伤寒病相似，只是咳嗽较多罢了。不应用发汗法，可口服姜附汤，三天就会痊愈。如果是向来虚弱的患者，病邪较深就会嗜睡、胡言乱语、脚趾冰冷、脉象浮紧，是将死的症状。立刻灸关元穴三百壮，可以保住生命，不灸一定会死亡，服用凉性药物也会死亡，大概没有药能够治疗了。（肺部伤寒的病症，今人大多认为是重伤风，不是温平药物耽误了疾病，就是凉性药物导致患者死亡。我对于这种病证稍稍有些了解，然而不免会因为人们的言论约束自己的言语行为。若遇到了解自己的人会大胆使用，灵活运用变通治疗，不过是干姜、甘草、桂枝、细辛几味药物罢了。若一味使用干姜、附子，常常会遭受人们的诽谤、诋毁。）

— 治验 —

一患者得了肺部伤寒病，头疼发热、恶寒咳嗽、四肢疼痛、脉象沉紧，口服华盖散、黄芪建中汤，稍微有所缓解。到了第五天，嗜睡、胡言乱语、四肢微微厥冷，是肾气虚弱的缘故。灸关元穴一百壮，口服姜附汤，开始出汗好转。（该病证和雍正六年从春季到夏季流行的伤寒病的病候大致类似。当时平庸的医生都要求禁止服用药物，认为服药就会有差错，却不知并不是药物妨害病人，是医

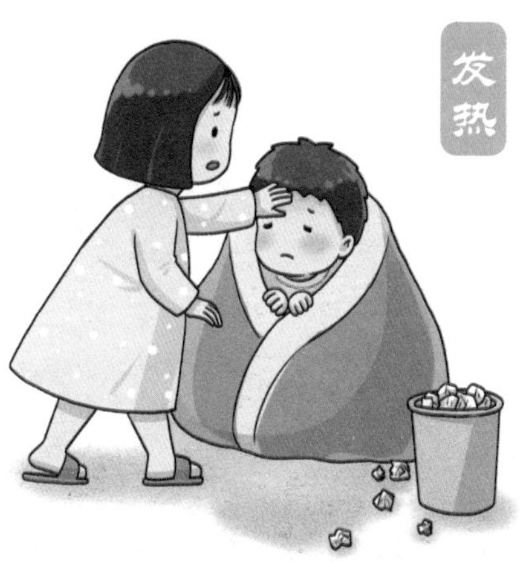

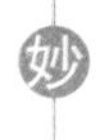
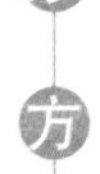

术平庸的医生不了解这个道理，肆意投用凉性药物的治疗不当罢了。若具有独到的眼光和见解，又怎么能有错呢？）

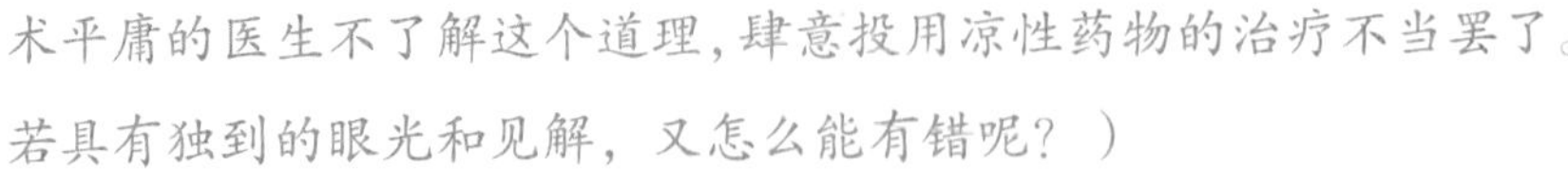

疽疮

有腰疽、背疽、脑疽、腿疽，虽因处以立名，而其根则同。方书多用苦寒败毒之药，多致剥削元气，变为阴疽，侵肌蚀骨，溃烂而亡。不知《内经》云：脾肾气虚，寒气客于经络，血气不通，着而成疾。若真气不甚虚，邪气不得内陷，则成痈。盖痈者，壅也。血气壅滞，故大而高起，属阳易治。若真气虚甚，则毒邪内攻，附贴筋骨，则成疽。盖疽者，阻也。邪气深而内烂，阻人筋骨，属阴难治。其始发也，必憎寒、壮热，急服救生汤五钱，再服全好。甚者，即于痛处，灸三五壮。（阴疽即三五十壮，亦不为过。）如痛者属阳，易治。若不痛，乃疽疮也，急服保元丹，以固肾气。若用凉转药，则阳变为阴，或不进饮食而死，急灸关元可生。

（近世疡医，只记一十三味方，不问邪之深浅，感之重轻，顶之起不起，色之红不红，不辨五美，不审七恶，概用此方，更加凉解。即见纯阴冷毒，而犹云半阴半阳，总以发散解毒为良法，及至寒凉冰伏，尚云毒盛内攻。或见神情躁扰，终认火热未清。小证变大，浅证变深。若遇大证，未有不受其害者。世谓外科拉折腿，医亦不尽然。人之无良，亦或有之，其余实由学问未精，识证不确，阴阳错乱，虚实混淆，变证之来，全然不晓，有似故意害人，其实非本心也。）

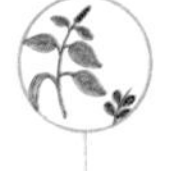
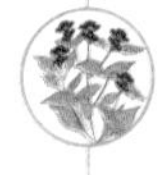
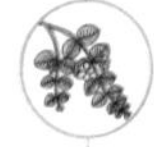

— 治验 —

一人病脑疽六日，危笃不进饮食，余曰：年高肾虚，邪气滞经也。令服救生汤，即刻减半，夜间再进一服全安。

一人忽患遍身拘急，来日阴囊连茎肿大如斗，六脉沉紧。余曰：此阴疽也，幸未服解毒凉药。若服之，则茎与睾丸必皆烂去而死。急令服救生汤五钱，又一服全安。

一老妇脑后作痛，憎寒拘急。余曰：此欲发脑疽也。急服救生汤，三服全愈。（余治一妇，新产深居密室，头面遍体生札马疔，外科与清火败毒药二剂，立时消去，其家甚喜。次日胸中气闷，渴燥不已，神气异常。至晚腹痛泄泻，身热体倦，呕恶不食。庸医云，暑毒内攻，更与连、栀凉剂，煎讫将进。适余至，诊其脉空散无根，一息七八至，乃里虚毒陷也，即以异功加姜附饮之。次日，泻止，神清，食粥不呕。又一剂，而札马疔仍复发出，亦不如前之痛苦矣。夫札马疔小疾耳，凉解一误，尚变脱陷，况大毒乎！记此以为庸医寒凉之戒。精方脉者，亦不可不明此理。）

凡一切痈疽发背，疔疮乳痈疖毒，无非寒邪滞经，只以救生汤服之，重者减半，轻者全安，百发百中。

白话解析

疽疮分为腰疽、背疽、脑疽、腿疽，虽然是以部位来命名，但它们的病机大致相同。方书中大部分方剂使用性味苦寒、败毒的药物，多导致元气受损，转为阴疽，从而侵入肌肉、腐蚀骨头、溃烂而死；却不记得《黄帝内经》中说的：脾肾气虚，寒邪侵袭经脉，气血不通畅，寒邪滞留生成疾病。如果真气没有特别虚弱，病邪不会内陷，就会形成痈。痈，就是壅的意思。气血壅塞，因此大而突起，为阳病，容易医治。如果真气过于虚弱，就会导致毒邪攻入身体内部，附着于筋骨，形成疽病。疽就是阻的意思。病邪深入筋骨所以内部腐烂，筋骨营养受到阻拦，这是阴病，难以治疗。疽疮最初发病时，一定憎寒、高热，应尽快口服五钱救生汤，服两次就会病愈。严重的患者，就在疼痛处灸三到五壮。（阴疽灸三十到五十壮，也不为过。）如果疼痛性质属阳，容易治疗。如果不痛，就是疽疮，尽快口服保元丹，用来牢固肾气。如果应用凉性药物，就会由阳转阴，或者不吃不喝而死，尽快灸关元穴可以保住生命。

（如今治疗疮疡的医者，仅牢记十三味方药，无论病邪深浅，症状轻重，顶起与否，色红与否，不分辨五善，不审查七恶，一律应用这个方药，甚至添加凉性药物加以缓解。即使发现阴毒的病症，却还说半阴半阳，一直认为散毒是好的方法，等到寒邪遏制于内，还说热毒盛行攻入体内。或者发现神情躁动不安的病人，一直认为是热毒没有清除。小病转变为大病，浅证转变为深证。如果遇到严重的病症，没有不遭受其害的。世人说外科医生能拉折病人的腿，并不是所有的医生都会这样。有的人没有良心，其实也有的人有良心，很多实例是因为医术不精，辨证不准确，混淆阴、阳，虚、实，以致变证出现也全然不知道，好像故意害人，其实并不是本意。）

— 治验 —

一位患者患脑疽有六天，病情危险严重，不吃不喝，我说：“年龄大肾气虚，邪气滞留于经脉。”让病人口服救生汤，立刻减缓了病情，夜晚再服用一剂，病愈。

一位患者突然身体痉挛、抽搐。第二天阴囊和阴茎肿胀得像斗一样，六部脉象沉、紧。我说：“这是阴疽，幸亏没有服用解毒的凉性药，如果服用了，阴茎和睾丸一定都会溃烂而死。”尽快让患者口服五钱救生汤，第二次服用病愈。

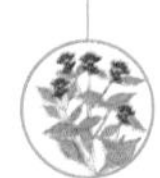

一位老妇人后脑疼痛，憎寒，身体痉挛、抽搐。我说：“这是即将发作脑疽的预兆。”赶快口服救生汤，服用三服后病愈。（我曾治疗一位妇女，新产后居住在密不透风的房间，头、面颊和全身长札马疔，疡科医生给病人开二剂清热解毒的药物，服后札马疔立

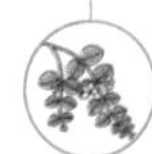

黄 连

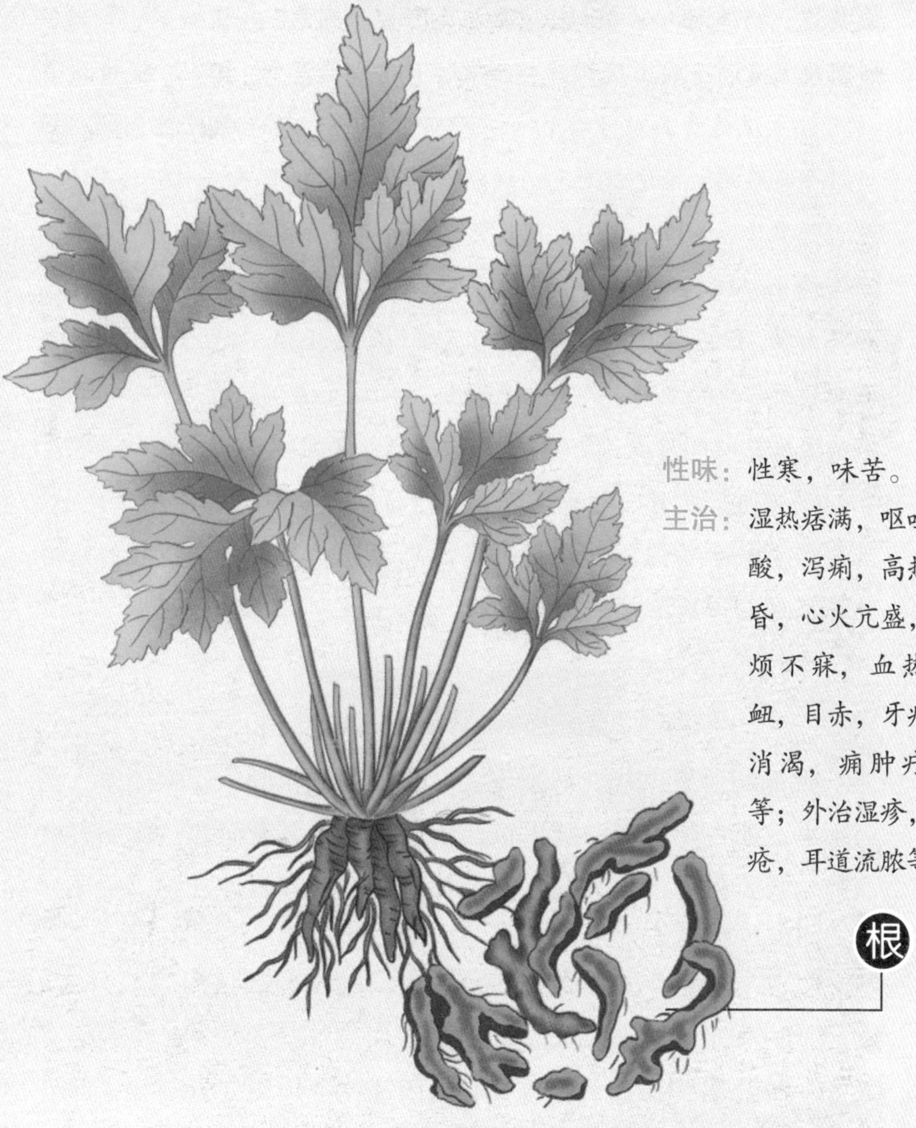

性味：性寒，味苦。

主治：湿热痞满，呕吐吞酸，泻痢，高热神昏，心火亢盛，心烦不寐，血热吐衄，目赤，牙痛，消渴，痈肿疔疮等；外治湿疹，湿疮，耳道流脓等。

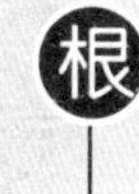

产地分布：主要分布在四川、贵州、湖南、湖北、陕西等地。

形态特征：根茎黄色，常有分枝，密生须根；叶基生，无毛，叶片稍带革质，卵状三角形，边缘具针刺状锯齿；二歧或多歧聚伞花序；种子长椭圆形，褐色。

功　　效：清热燥湿，泻火解毒。

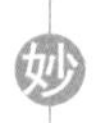
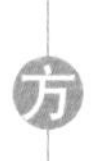
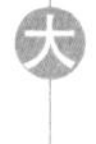

刻消退，病患家人十分高兴。第二天，妇女胸闷，一直口渴、烦躁，神志反常。到了晚上腹部疼痛泄泻，身体发热倦怠，呕吐，无食欲。疮疡医生说是暑毒攻于体内，又给开了黄连、栀子等凉性药物，煎好后即将服用。恰逢我赶到，诊断她的脉象空散无根，一息七八次，是正气里虚、毒邪内陷的表现，就给她异功散合姜附汤服用。第二天，泄泻停止，神志清晰，吃粥没有呕吐。再服一剂，然而札马疔仍然再次出现，但不像以前那样痛苦了。札马疔为小病，凉性药物一误用，还会转变为脱陷病症，何况大毒呢！牢记这个案例，慎用寒凉药物。疮疡医生要以此为戒。精通诊脉处方的医生不可以不明白这个道理。）

一切痈疽发背、疔疮、乳痈、疖毒，无非是寒邪滞留于经脉，只需给予救生汤服用，病情严重的患者症状减半，病情轻的患者能够痊愈，每次治疗一定见效。

喉痹

此病由肺肾气虚，风寒客之，令人颐颔粗肿，咽喉闭塞，汤药不下，死在须臾者，急灌黄药子散，吐出恶涎而愈。此病轻者治肺，服姜附汤，灸天突穴五十壮亦好；重者服钟乳粉，灸关元穴，亦服姜附汤。

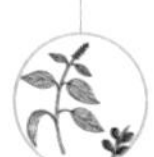
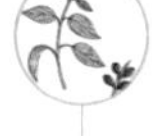

一治验一

一人患喉痹，痰气上攻，咽喉闭塞，灸天突穴五十壮，即可进粥，服姜附汤，一剂即愈，此治肺也。

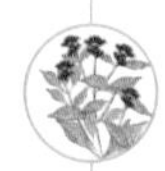

一人患喉痹，颐颔粗肿，粥药不下，四肢逆冷，六脉沉细。急灸关元穴二百壮，四肢方暖，六脉渐生，但咽喉尚肿，仍令服黄药子散，吐出稠痰一合乃愈，此治肾也。

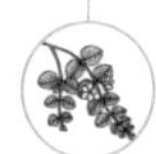

一人患喉痹，六脉细，余为灸关元二百壮，六脉渐生。一医曰：此乃热证，复以火攻，是抱薪救火也。遂进凉药一剂，六

脉复沉，咽中更肿。医计穷，用尖刀于肿处刺之，出血一升而愈。盖此证忌用凉药，痰见寒则凝，故用刀出其肺血，而肿亦随消也。

（先生治肺治肾之法，千古卓见。况咽喉之证，风火为患，十有二三，肺肾虚寒，十有八九。喉科不明此理，一味寒凉，即有外邪，亦致冰伏，若元本亏损，未有不闭闷致死者。所以咽喉妙法，第一开豁痰涎，痰涎既涌，自然通快，然后审轻重以施治，姜附、灼艾，诚为治本之法，但人多畏之，而不肯用耳。然当危急时，亦不可避忌，强为救治，亦可得生也。至于刺法，亦须知之。雍正四年，咽喉证甚行。友人之子沈礼庭亦患喉痹，次日即烂。予诊其两寸无力，两尺空散，乃阴虚火动，以七味丸作汤与服一剂，证虽未减而痛势少缓。邻家强其延喉科视之，彼医笑予动辄用热药，不知此乃阳明热甚证，火性急速，故一日而喉即腐溃，岂可用温补剂耶！乃投白虎二剂，服未半，而神气改常，语言错乱，甚至颠倒不眠。其家惶急，复延予。予诊其脉，乱而八九至。予曰：果病阳明燥火，石膏实为良剂。今系无根之焰，而妄用白虎，使胃络陷下，而不能上通，故心神失守。以归脾汤加桂饮之，甫一剂而神恬脉静矣。噫！彼喉科一无学之人，妄为评品大方，乱投汤药，几至杀人，亦愚矣。）

·白话解析·

喉痹是因为肺肾两脏气虚，风邪侵入造成的，使人面部和下巴粗大肿胀，喉部闭塞不通，汤药难以下咽，死亡就在顷刻间，尽快灌服黄药子散，吐出痰液后病愈。该病症状轻者治疗肺部，口服姜附汤，灸天突穴五十壮也会病愈；症状重的患者口服钟乳粉，灸关元穴，也服用姜附汤。

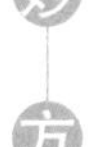
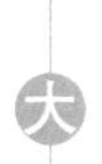
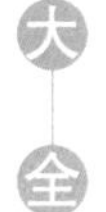

黄药子

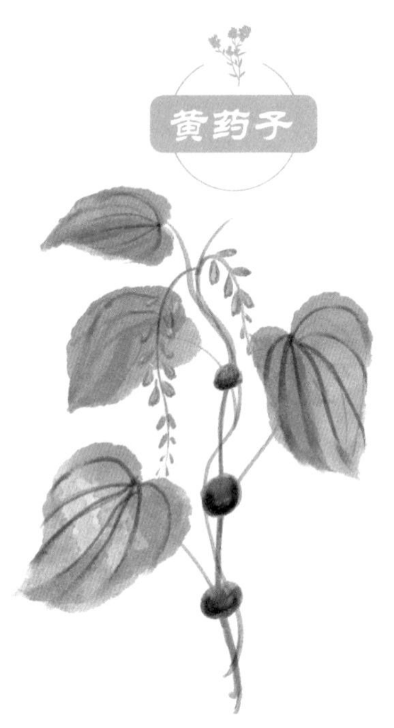

别　　名：黄独、零余子、薯蓣、零余薯。

性味归经：性寒，味苦。归肝、心、肺经。

功能主治：清热解毒、凉血止血、止咳平喘、化痰散结消瘿。主治吐血、咯血、肺热咳喘等。

成熟周期：秋冬二季采挖块茎。

使用禁忌：本品有毒，不宜过量、久服。

— 治验 —

一位病人患喉痹病症，痰气上攻，咽部闭塞不通，灸天突穴五十壮，就能够进食粥，口服姜附汤，一剂药就能病愈，这是治疗肺部的效果。

一位病人患喉痹，面部下巴粗大肿胀，粥和药都难以咽下，肢体厥冷，六部脉象沉细。尽快灸关元穴二百壮，肢体才暖和，六部脉象渐渐恢复生机，但咽喉还是肿胀，让他服用黄药子散，口吐黏稠痰液一合后才病愈，这是治疗肾部的效果。

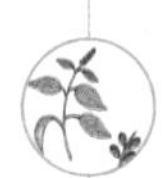
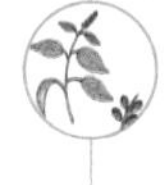
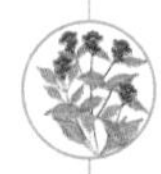
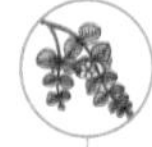

一位病人患喉痹，六部经脉脉象弦细，我为他灸关元穴二百壮，六部经脉渐渐焕发生机。一名医者说："这是热证，再用火攻，就好比抱着柴木去救火。"于是进服一剂凉性药物，六部经脉脉象再次沉了下来，咽喉肿胀更加严重了。医生计策穷尽，用尖刀刺向肿胀的地方，出血一升就病愈了。原来该病症禁用凉性药物，

痰液遇到寒邪就凝结了，因此用刀刺使肺血出，肿胀也随之消除了。

（先生从肺从肾论治的方法，是自古以来没有的精深见解。况且咽喉的疾病，风火之邪为患，十分中占据二三分，肺、肾之虚寒，十分中占据八九分。咽喉科的医者不明白这个道理，一味应用凉性药物，即便有外邪，也会导致外邪受到寒气凝结，如果身体元气亏损，没有不因为邪气凝结郁闭导致死亡的患者。因此治疗咽喉的巧妙方法，一是开豁痰涎，痰涎已经排出，咽喉就自然地通畅了，然后审察病情的轻重来施以治疗，干姜、附子、艾灸一类的温热之法，实在是治本的法则，但是人们大都害怕，所以不敢使用罢了。但当疾病危急时，也不可以避讳忌用，尽力为病人治疗，也可以保住生命。关于针刺的方法，也需要知道。雍正四年间，咽喉病症十分盛行。朋友的儿子沈礼庭也得了喉痹，第二天咽喉就溃烂了。我诊脉发现他两手寸部无力，两尺部空散，是阴虚火动的表现，用七味丸做成汤剂给他口服一剂，症状虽然没有减轻，但是疼痛稍稍缓解。邻居强迫他去找喉科医生看病，那医生笑我动不动就用热药，却不明白这是阳明热甚证，火性急速，因此一天咽喉就腐败溃烂了，怎么可以使用温补药剂呢！于是投用白虎汤两剂，还没有服完一半，就神气异常，胡言乱语，甚至黑白颠倒，难以入眠。他的家人惶恐着急，再次让我去治疗。我发现他的脉象散乱并达到了八九次。我说：如果是阳明燥火导致的病症，石膏确实是好的药剂。如今是无根之火，却乱用白虎汤，让胃部经络陷下难以上通，因此心神失守。给他归脾汤加肉桂服用，一剂就能神定脉静。唉！那是咽喉科一个没有才学的医生，随意批评别人的药方，胡乱投用汤药，差点儿害死病人，也是愚蠢啊。）

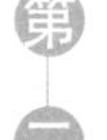

干　姜

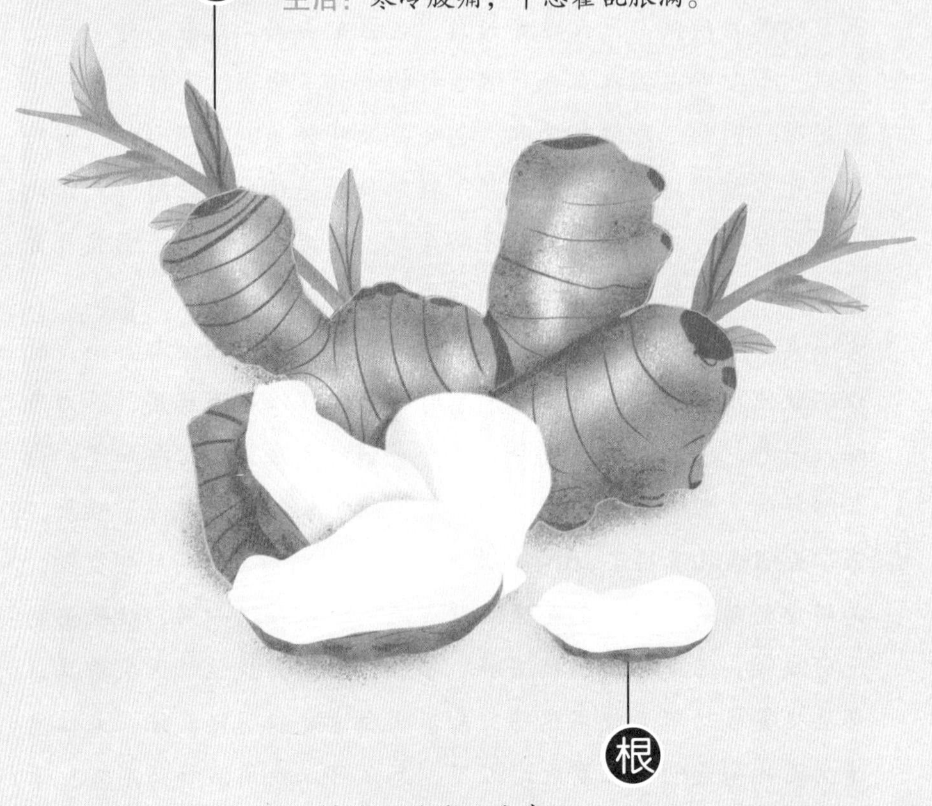

性味：性热，味辛。

主治：寒冷腹痛，中恶霍乱胀满。

性味：性热，味辛。

主治：胸满咳逆上气，脘腹冷痛。

产地分布：为栽培，生长于温暖、湿润的环境中，分布于四川、广东、广西、湖北、福建等地。

形态特征：姜的叶呈线状披针形，光滑无毛。花茎自根茎生出；穗状花序卵形至椭圆形；苞片淡绿色，卵圆形；花冠黄绿色，裂片披针形；根茎肥厚，有辛辣味。

功　　效：温中散寒，回阳通脉，温肺化饮。

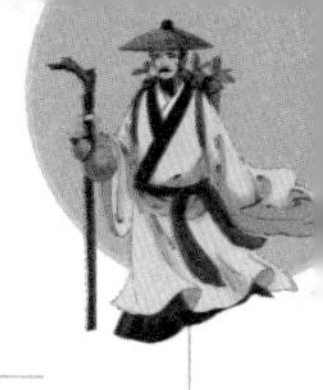

中风

此病皆因房事、六欲、七情所伤。真气虚，为风邪所乘，客于五脏之俞，则为中风偏枯等证。若中脾胃之俞，则右手足不用；中心肝之俞，则左手足不用。大抵能任用，但少力麻痹者为轻，能举而不能用者稍轻，全不能举动者最重。邪气入脏则废九窍，甚者卒中而死。入腑则坏四肢，或有可愈者。

治法：先灸关元五百壮，五日便安。次服保元丹一二斤，以壮元气；再服八仙丹、八风汤则终身不发。若不灸脐下，不服丹药，虽愈不过三五年，再作必死。然此证最忌汗、吐、下，损其元气必死。大凡风脉，浮而迟缓者生，急疾者重，一息八九至者死。（中风之证，古方书虽有中脏、中腑、中经脉之别，然其要不过闭证与脱证而已。闭证虽属实，而虚者不少，或可用开关、通窍、行痰、疏气之剂。关窍一开，痰气稍顺，急当审其形藏，察其气血，而调治之。更视其兼证之有无，虚实之孰胜，或补或泻；再佐以先生之法，庶几为效速，而无痿废难起之患矣。至若脱证，唯一于虚，重剂参附或可保全，然不若先生之丹艾为万全也。予见近时医家，脱证已具三四，而犹云有风有痰，虽用参附而必佐以秦艽、天麻、胆星、竹沥冰陷疏散。是诚不知缓急者也，乌足与论医道哉。）

治验

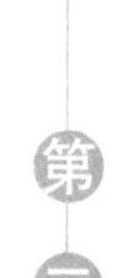

一人病半身不遂，先灸关元五百壮，一日二服八仙丹，五日一服换骨丹，其夜觉患处汗出，来日病减四分，一月全愈。再服延寿丹半斤，保元丹一斤，五十年病不作。千金等方，不灸关元，不服丹药，惟以寻常药治之，虽愈难久。

一人患左半身不遂，六脉沉细无力。余曰：此必服峻利之药，

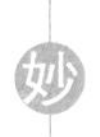
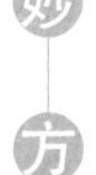
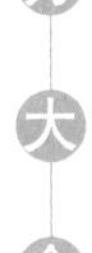

损其真气，故脉沉细。病者云：前月服捉虎丹，吐涎二升，此后稍轻，但未全愈耳。余叹曰：中风本因元气虚损，今服吐剂，反伤元气，目下虽减，不数日再作，不复救矣。不十日，果大反复，求治于余，虽服丹药，竟不能起。

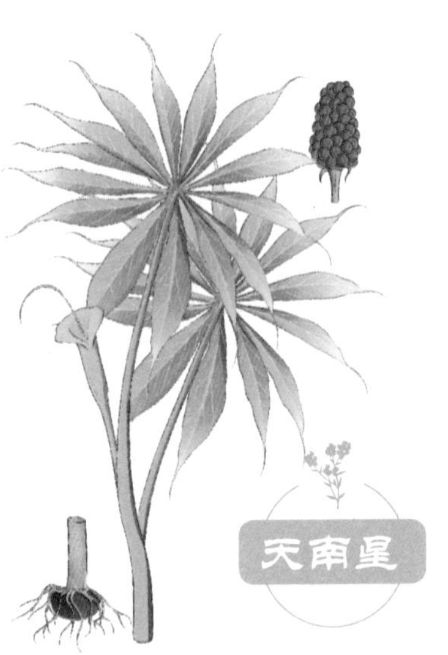

别　　名：南星、虎膏、蛇芋、虎掌等。

性味归经：性温，味辛、苦。归肺、脾、肝经。

功能主治：燥湿化痰、祛风止痉、散结消肿。主治痰热咳嗽、中风痰迷、癫痫、瘰疬痰核等。

成熟周期：秋季、冬季挖取块茎。

使用禁忌：孕妇慎用。

白话解析

中风病大都是因为房事过度、七情六欲损伤导致的。真元之气虚弱，使风邪得以入侵，当侵袭到五脏的腧穴时，就会引发中风偏枯等症状。如果侵袭到脾、胃的腧穴，就会导致右手和右脚活动不利；如果心、肝的腧穴受影响，就会导致左手和左脚活动不利。通常情况下，患者仍然能够控制这些肢体，但肌肉力量减弱，或出现麻痹症状，病情为轻；病情稍轻者仍然能够举起肢体但无法发挥功能；严重者则完全无法移动。如果邪气侵入五脏，可能导致九窍失灵，甚至卒中致死。如果侵入六腑，会对四肢造成损害，一些情况可能可以治愈。

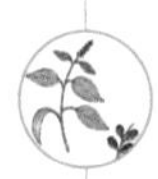
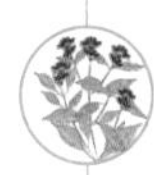
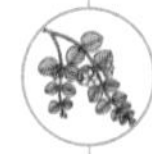

治疗方法：首先通过灸治关元穴五百壮，连续五天，可以

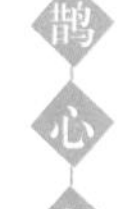

获得病情的好转。接下来服用保元丹一二斤，以增强元气；然后再服用八仙丹和八风汤，可以避免病情再次发作。如果不采用灸治和服药的方法，即便痊愈，不超过三五年也会再次发作招致死亡。需要注意的是，这种病最忌汗、吐、下的治疗方法，因为这会削弱元气，导致死亡。通常情况下，如果脉浮而迟缓，患者有望存活，如果急促，则病情严重，如果一息八九次就会死亡。（至于中风的治疗，虽然古代医书提到中脏、中腑、中经脉等不同的区分，但最重要的仍然是闭证和脱证。闭证虽然属于实证，但也有虚证，可能需要通关、开窍、化痰和疏气。一旦窍道开通，痰气畅通，就需要仔细检查脏腑情况，观察气血状态，然后进行调治。同时需要考虑是否存在其他并发症，病情偏实偏虚，治疗用补用泻。再根据先生的治疗方法，以尽可能快地治愈，而不存在痿弱瘫痪的风险。至于脱证，属于虚证，可以尝试使用重剂的人参和附子，或许可保全性命，然而不如使用先生的丹药和艾灸，以最大限度地保护患者。然而，最近的一些医生，即使脱证已经明确三四分，却仍说有风、有痰，虽然使用参附药物，但又加入秦艽、天麻、胆南星、竹沥等凉性药物以影响疏散作用的发挥，这表明他们对病情缓重不够理解，哪里值得与他们去谈医论道呢？）

— 治验 —

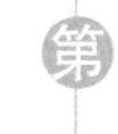

一位患者半身不遂。首先灸关元穴五百壮，每天服用八仙丹两次，五天服用一次换骨丹。夜晚，患者感觉患处出汗，第二天病情减轻了四分，一个月后完全康复。再继续服用延寿丹半斤和保元丹一斤，五十年内没有复发。《备急千金要方》等书中记载，如果不采用灸治关元穴和服用丹药，仅仅使用普通药物治疗，虽然可能会康复，但难以保证不再发作。

天　麻

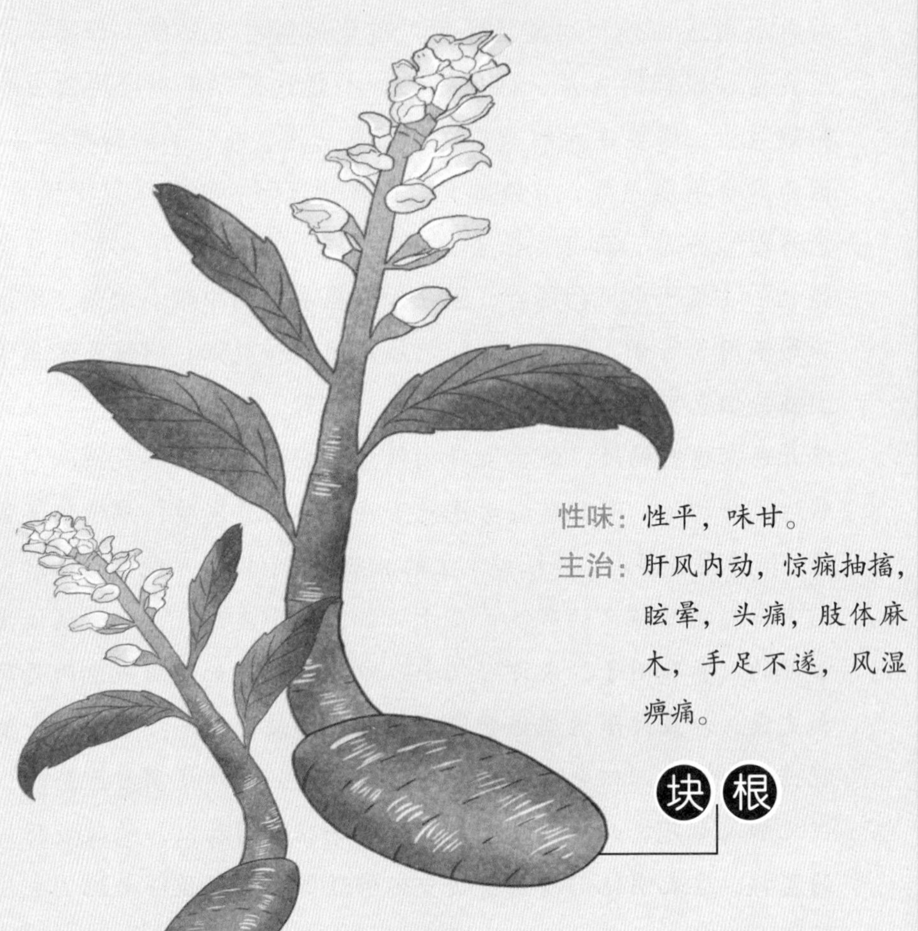

性味：性平，味甘。

主治：肝风内动，惊痫抽搐，眩晕，头痛，肢体麻木，手足不遂，风湿痹痛。

产地分布：分布于云南、四川、贵州等地。

形态特征：块茎肥厚，肉质长圆形；茎圆柱形，黄赤色；叶呈鳞片状，膜质；总状花序顶生，花黄赤色；蒴果长圆形至长圆状倒卵形，种子多而细小，呈粉尘状。

功　　效：息风止痉，平抑肝阳，祛风通络。

另一位患者左半身不遂，其六脉脉搏沉细无力。我说：“这一定是服用了强烈的泻下药物，因为脉搏沉细无力通常暗示着元气的损害。”患者说：“前一个月服用了捉虎丹，导致呕吐涎沫二升，虽然病情稍微缓解，但尚未完全康复。”我感叹道：“中风本来就是由于元气虚弱而引起的，而现在服用呕吐剂反而伤害了元气。尽管病情暂时有所减轻，但不出数日必然反复，将无法挽救。”果然，不到十天，病情出现大的反复，患者求助于我，尽管后来服用丹药，但最终还是死亡。

疠风

此证皆因暑月仰卧湿地，或房劳后入水冒风而中其气。令人两目壅肿，云头斑起，或肉中如针刺，或麻痹不仁，肿则如痈疽，溃烂筋骨而死。若中肺俞、心俞，名曰肺癞，易治。若中脾、肝、肾俞，名曰脾肝肾癞，难治。世传医法，皆无效验。黄帝正法：先灸肺俞二穴各五十壮，次灸心俞，次脾俞，次肝俞，次肾俞。如此周而复始，全愈为度。内服胡麻散，换骨丹各一料。然平人只灸亦愈，若烂见筋骨者难治。（《经》云：脉风成为疠。盖风之中人，善行而数变。今风邪留于脉中，淹缠不去，而疠风成矣。其间有伤营、伤卫之别。伤营者，营气热胕，其气不清，故使鼻柱坏而色败，皮肤疡溃。伤卫者，风气与太阳俱入行于脉俞，散于分肉之间，与卫气相犯，其道不利，故使肌肉膹䐜而有疡。证感天地毒疠浊恶之气，或大醉房劳，或山岚瘴气而成。毒在气分则上体先见，毒在血分则下体先见，气血俱受则上下齐见。更须分五脏之毒，肺则皮生白屑、眉毛先落，肝则面发紫泡，肾则脚底先痛，或穿脾则遍身如癣，心则双目受损。此五脏之毒，病之重者也。又当知五死

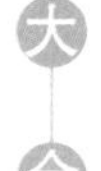

之证，皮死麻木不仁，肉死割刺不痛，血死溃烂目癕，筋死指甲脱落，骨死鼻柱崩坏。此五脏之伤，病之至重者，难治。若至音哑目盲更无及矣。）

— 治验 —

一人面上黑肿，左耳下起云紫如盘蛇，肌肉中如刀刺，手足不知痛。询其所以，因同僚邀游醉卧三日，觉左臂黑肿如蛇形，服风药渐减，今又发。余曰：非风也，乃湿气客五脏之俞穴。前服风药，乃风胜湿，故当暂好，然毒根未去。令灸肾俞二穴各百壮，服换骨丹一料，全愈，面色光润如故。

一人遍身赤肿如锥刺，余曰：汝病易治。令灸心俞、肺俞四穴各一百壮，服胡麻散二料而愈。但手足微不随，复灸前穴五十壮，又服胡麻散二料全愈。

一人病疠证，须眉尽落，面目赤肿，手足悉成疮痍。令灸肺俞、心俞四穴各十壮，服换骨丹一料，二月全愈，须眉更生。

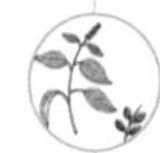

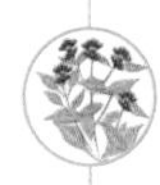

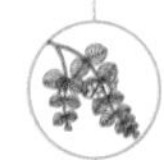

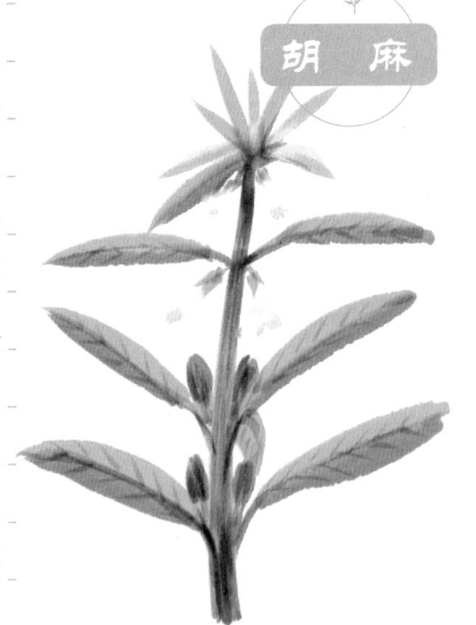

别　　名：黑脂麻、黑芝麻、油麻等。

性味归经：性平，味甘。归肝、肾、大肠经。

功能主治：润肠生津、滋养肝肾。主治身体虚弱、眩晕乏力、津枯血燥、大便燥结等症。

成熟周期：秋季果实成熟时打下种子。

使用禁忌：大便溏薄、腹泻者不宜服用。

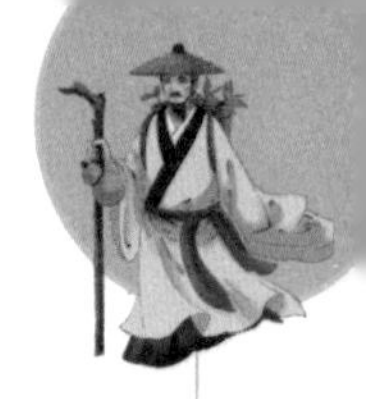

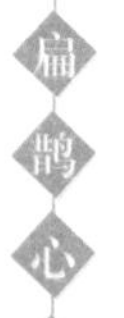

•白话解析•

这种症状通常由于在暑月仰卧于湿地，或者在性行为后入水、受风寒所致。它表现为双眼肿胀，皮肤出现斑点，或者肌肉中感觉像被刺一样，或者出现麻木无知觉，有时伴随肿胀，类似痈疽，严重时会导致筋骨溃烂而死亡。如果邪气侵袭肺俞、心俞，就称作肺癞，较易治疗。但如果侵袭脾俞、肝俞、肾俞，这被称为脾肝肾癞，较难治疗。世间流传的医疗方法对这种病症都束手无策。《黄帝内经》治疗本病的正确方法：首先灸治双侧肺俞穴五十壮，然后依次灸心俞、脾俞、肝俞、肾俞，如此循环，直到康复。同时内服胡麻散和换骨丹各一料。然而，一般的患者即使只进行灸治，也可以康复，但如果出现筋骨溃烂，治疗较为困难。（《黄帝内经》记载：风邪滞留在经脉中，疠风就会产生。风邪进入人体，流转迅速且善于变化。风邪留在脉中，滞留不去，就患上疠风了。疠风可以分为伤营和伤卫两种类型。伤营类型表现为营气升发过热，充斥皮肤，其气不清，导致鼻柱破坏，面色失去光泽，皮肤溃疡。伤卫类型则是风邪和太阳卫表之气同时侵入脉俞，流经皮肤肌肉之间，与卫气相互冲突，导致肌肉肿胀和出现疮疡。这种症状通常是受到了来自天地间毒疠浊恶的气的侵袭，可能是因大醉、过度性行为，或者在山区受到湿气或瘴气的感染而引起。如果毒气滞留在气分中，病症首先在上半身出现；如果毒气滞留在血分中，病症首先在下半身出现；如果气分和血分都受到侵害，那么全身都会出现症状。此外，还需要进一步区分五脏受邪毒侵袭的情况，肺受损可能表现为皮肤出现白屑和眉毛脱落，肝受损可能导致面部出现紫色水泡，肾受损可能导致脚底疼痛，如果脾脏受伤，可能会导致全身长癣的症状，心脏受伤则可能导致双眼视力下降。这五

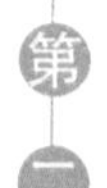

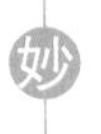
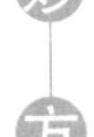
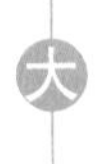

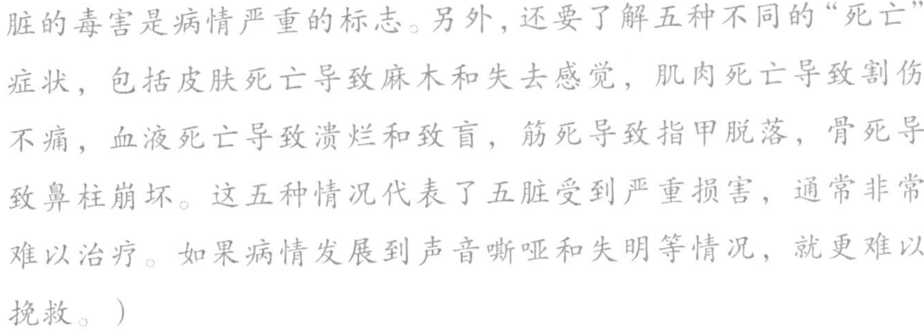
脏的毒害是病情严重的标志。另外，还要了解五种不同的“死亡”症状，包括皮肤死亡导致麻木和失去感觉，肌肉死亡导致割伤不痛，血液死亡导致溃烂和致盲，筋死导致指甲脱落，骨死导致鼻柱崩坏。这五种情况代表了五脏受到严重损害，通常非常难以治疗。如果病情发展到声音嘶哑和失明等情况，就更难以挽救。）

—治验—

一位患者面部黑肿。左耳下方出现云状疮，颜色发紫像盘曲的蛇，肌肉中感觉像被刀刺一样，手足失去痛觉。询问他原因，是因为同伴邀请游玩，大醉不醒三天。醒来时发现左臂已经出现黑色肿胀，形状像蛇。他之前服用了祛风药物，病情曾暂时缓解，但现在再次发作。我说：“这不是风邪，而是湿气侵袭了五脏的腧穴。”之前口服祛风药，是因为风能胜湿，因此短暂好转，然而毒邪的根本没能祛除。艾灸治疗两侧肾俞穴百壮，同时服用一剂换骨丹，最终康复，面色恢复，光润如常。

一个人全身出现红肿，感觉像被刺一样。我说：“这种情况相对容易治疗。”让他艾灸两侧心俞、肺俞穴各一百壮，并口服两剂胡麻散，最终病愈，但手足活动不利，又继续对之前的穴位进行灸疗，再次服用两剂胡麻散，全面康复。

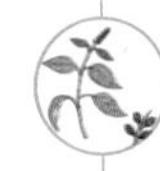

一位患者得了疠证，胡须和眉毛全都脱落，面目红肿，手脚都是疮疡。医生建议对肺俞和心俞穴进行灸疗，每个穴位十壮，同时服用一剂换骨丹。经过两个月的治疗，身体得以全面康复，胡须和眉毛也重新长出。

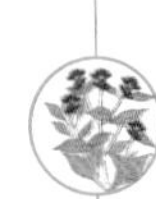
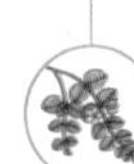

水　肿

此证由脾胃素弱，为饮食冷物所伤，或因病服攻克凉药，损伤脾气，致不能通行水道，故流入四肢百骸，令人遍身浮肿，小便反涩，大便反泄，此病最重，世医皆用利水消肿之药，乃速其毙也。

治法：先灸命关二百壮，服延寿丹、金液丹，或草神丹，甚者姜附汤，五七日病减，小便长，大便实或润，能饮食为效。唯吃白粥，一月后，吃饼面无妨，须常服金液丹，来复丹，永瘥。若曾服芫花、大戟通利之药，损其元气或元气已脱则不可治，虽灸亦无用矣。若灸后疮中出水或虽服丹药而小便不通，皆真元已脱，不可治也。脉弦大者易治，沉细者难痊。

– 治验 –

一人四肢皆肿，气促，食则胀闷，只吃稀粥。余令日服金液丹百粒，至四日觉大便滑。再二日，乃令吃面食亦不妨，盖治之早也。

一妇人病，面脚皆肿，饮食减少，世医皆作血虚治之，不效。余曰非血病，乃脾胃虚也，令日服延寿丹十粒、全真丹五十粒，至十日觉大便滑，病愈。

（俞翰林母七旬余，平日患咳喘痰红，常服滋阴凉润之剂。秋月忽患水肿，喘急难卧，日渐肿胀，饮食少进，进则气急欲死。诸医用药无效，乃延予治。六脉弦大而急，按之益劲而空。予曰：此三焦火气虚惫，不能归根，而浮于外，水随气奔，致充郛郭而溢皮膝，必须重温以化，否则不救。彼云：吾素内热，不服温补，片姜入口，痰即带红，先生所论故是，第恐热药不相宜也。予曰：有是病，服是药，成见难执。且六脉紧大，阳已无根，无根即脱矣。此皆平日久服寒凉所致，若再舍温补不用，恐无生理，请辞。

彼云：但不迫动血证，敢不从命。予以附桂姜萸十味，人参三钱，不三剂而腹有皱纹。八剂全消，饮食如故。又二剂，而全愈，痰喘吐红旧证竟不发矣。）

（一妇因子远出，瓮飧不给，忧愁成病，变为水肿喘急，粥食不入者月余矣。友人见余，谈及此妇，乃谓予曰：肯做一好事否？予曰：既云好事焉敢违命。遂偕往。诊见其六脉欲绝，脐突腰圆，喘难着席，脾肾之败不可为矣。因处十味方，命服四剂，喘微定而肿渐消，觉思饮食。复诊其脉，微有起色，又四剂而肿消食进矣。嗟！嗟！若弃而不治，虽不由我而死，而实我杀之也。友人亦大快。）

白话解析

水肿是因为脾胃一向虚弱，受到冷食伤害，或者由于病时口服祛邪的凉性药物，导致损伤了脾气，从而使脾不能正常行使通调水道的功能，结果导致水分积聚在四肢和全身，使全身出现浮肿，小便量少且排尿变得困难，大便溏泄，这种病是最严重的，大多数医生都使用利水消肿的药物，但这实际上可能会加速病情的恶化。

治法：首先灸治命关穴，每次两百壮，同时口服延寿丹、金液丹或草神丹，严重的患者口服姜附汤，五到七天病情就会减轻，小便变得顺畅，大便不再溏泄，可以进食就说明见效。最初只能吃白粥，一个月后可以逐渐开始食用饼面等其他食物，但需要继续服用金液丹和来复丹，可痊愈。如果之前服用芫花、大戟等通利的药物，损伤元气或者元气已经虚脱，就不能治愈，即使灸治也没用了。如果针灸后疮面出现水液，或者即使服用丹药也无法使小便正常排泄，可能是因为真元已经流失，治疗可能无效。脉象弦大的病情相对容易治疗，而脉象沉细的病情可能很难痊愈。

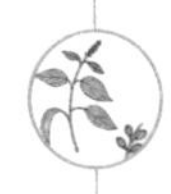
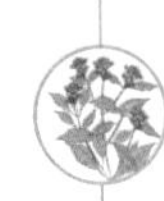
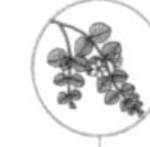

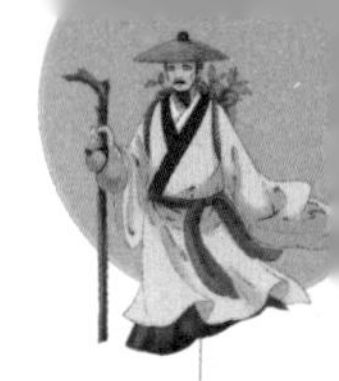

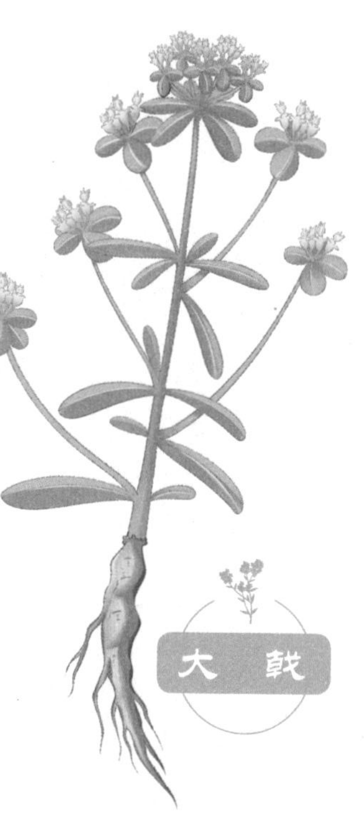

别　　名：京大戟、龙虎草、天平一枝香。

性味归经：性寒，味苦。归肺、脾、肾经。

功能主治：消肿散结，泻水逐饮。主治水肿胀满，胸腹积水，气逆咳喘，痰饮积聚，二便不利，痈肿疮毒，瘰疬痰核。

分布区域：主产于江苏、河北、山西、甘肃、山东等地。

使用禁忌：不宜与甘草同用。另外，孕妇及虚弱者禁用。

— 治验 —

一位患者肢体肿胀，呼吸急促，进食会感到胀闷，只能吃稀粥。我让他每天口服金液丹一百粒，四天后患者感到大便通畅。再过两天，患者可以逐渐开始食用面食，大概是及时治疗的原因。

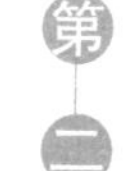

一位妇人面部和双脚全部肿胀，食欲减退，医生都当作血虚证来治疗，没有见效。我说：“不是血虚，是脾胃虚弱。”让他每天口服延寿丹十粒、全真丹五十粒，到第十天便感觉大便通畅，病愈。

（俞翰林的母亲七十多岁了，平日里咳喘、吐痰色红，常常服用滋阴凉润的药物。秋天的时候突发水肿，喘促气急难以平卧，肿胀逐渐加重，饮食减少，而且一旦进食就感到喘急，似乎快要

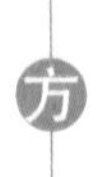
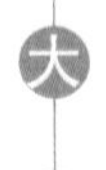

死亡。医生们用药后没有见效，于是让我医治。我发现患者的脉象是六脉弦大而急，按后更加强劲、空虚。我说："这是三焦火气虚弱疲惫，无法回归根元，浮在外部，导致水液跟随真气进入皮肤下的腔隙，使其肿胀。必须重新使用温性药物，否则不能治愈。"她说："我体内原本有内热，不适合服用温补药物，因为一旦服用辛辣的姜，痰液中就会带血，先生的话虽然有理，但温热药物不适合我。"我说："这种病，就得服用这样的药物，不能秉持固有观念。况且六脉紧大，阳气已经无根可依，无根就是脱证。这都是平时长期服用凉性药物导致的，如果再不用温补药物，恐怕难以生还，我只好告辞。"她说："只要不加重出血，怎敢不听从命令。"我给予附子、肉桂、干姜、吴茱萸等十味药和三钱人参，服用不到三剂，肚皮上有皱纹，八剂药后水肿完全消去，食欲也恢复如常。再加两剂以确保康复。她的老毛病咳喘和咳红痰也不再发作。）

（一位妇人因为她的孩子远走他乡，吃不上正常的饭食，导致她陷入忧愁，最终生病，出现了水肿和呼吸急促的症状。粥食难以咽下一个多月了。朋友看见我，谈起这位妇人，于是对我说："愿意做一件好事吗？"我说："既然说好事怎敢违抗命令。"于是，一同前往。我在诊断时注意到患者的六脉即将绝迹，脐部突出，腰部圆润，同时出现呼吸困难、很难躺下，说明患者的脾肾功能已经受到了严重损害。于是，我开了十味方药，让她服用四剂，在服用了这些药物后，患者的呼吸困难得到了改善，肿胀也逐渐减轻，她开始感到有食欲。我再次为她诊脉，脉象略有好转，又服用四剂后，水肿完全消退，可以饮食了。我感叹道，如果放弃治疗，虽然不是因为我而死，其实也是我杀了患者。朋友也十分高兴。）

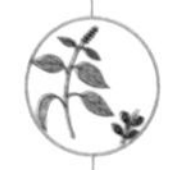
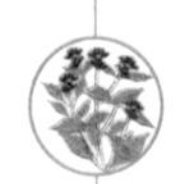
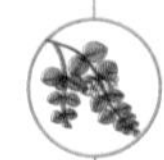

人参

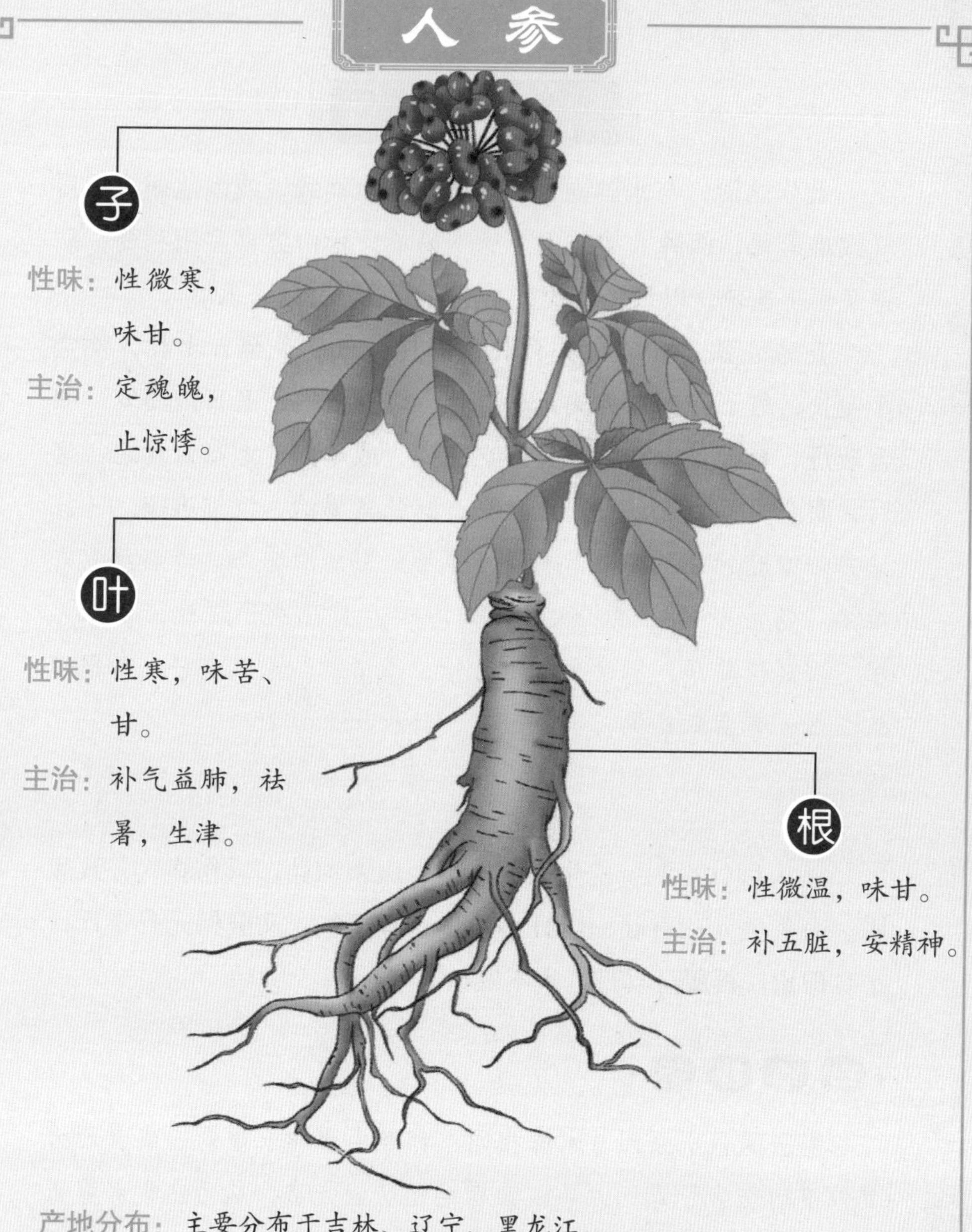

产地分布：主要分布于吉林、辽宁、黑龙江。

形态特征：主根肥壮、肉质，圆柱形或纺锤形，外皮淡黄色或淡黄白色，下端常分叉；茎直立，单生，圆柱形，无毛；叶轮生，小叶片卵圆形、倒卵圆形或椭圆形；花淡黄绿色；果实扁肾形，鲜红色。种子肾形，乳白色。

功　　效：大补元气，复脉固脱，补脾益肺，生津养血，安神益智。

臌胀

此病之源，与水肿同，皆因脾气虚衰而致，或因他病攻损胃气致难运化，而肿大如鼓也。病本易治，皆由方书多用利药，病患又喜于速效，以致轻者变重，重者变危，甚致害人。

黄帝正法：先灸命关百壮，固住脾气，灸至五十壮，便觉小便长，气下降。再灸关元三百壮，以保肾气，五日内便安。服金液丹、草神丹，减后，只许吃白粥，或羊肉汁泡蒸饼食之。瘥后常服全真丹、来复丹。凡臌胀，脉弦紧易治，沉细难痊。（此病若带四肢肿者，温之于早尚可奏功。若单腹胀而更青筋浮露者难治。苟能看破一切，视世事如浮云，置此身于度外，方保无虞。次则慎起居，节饮食，远房帏，戒情性，重温急补，十中可救二三。先生之丹艾，用之得宜，其庶几乎。）

—治验—

一人因饮冷酒、吃生菜成泄泻，服寒凉药，反伤脾气，致腹胀。命灸关元三百壮，当日小便长，有下气。又服保元丹半斤，十日即愈。再服全真丹，永不发矣。

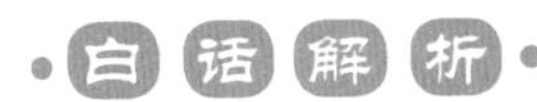

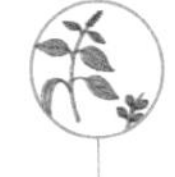

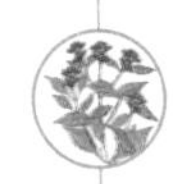

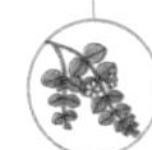

臌胀的根本原因与水肿相同，都是由于脾气虚弱，或者因为其他疾病伤害了胃气，导致脾胃运化功能失常，从而使腹部膨胀如鼓。疾病本来容易治疗，但由于古代医书中使用了许多利水的药物，患者又想要迅速见效，致轻症恶化为重症，重症变得危急，甚至危及生命。

《黄帝内经》中记载的正确的治疗方法：先艾灸命关穴百壮，稳固住脾中元气，灸到五十壮之后，就会觉得小便时间变长，元气向下沉。接着灸治关元穴三百壮，以保护肾气，五天内病情将会稳定。口服金液丹、草神丹，一旦病情减轻，只可以吃白粥，或羊肉汤泡蒸饼。病愈后，经常口服全真丹、来复丹。得了臌胀，脉搏弦紧，疗效会较好，而脉搏沉细的情况则更难治愈。（这种病如果出现四肢肿，趁早使用温补法治疗才可见效。但如果只有腹部胀满，而且呈现青筋浮露，治疗会更为困难。如果患者能够摒弃一切杂念，将世间事物视为浮云，将自身置之度外，才能性命无忧。其次，注意良好的生活习惯，饮食有节制，房事有节制，克制情绪，使用温补药物，治疗尽早，十人中也能挽救二三人。先生的丹药和艾灸，使用适宜，几乎都能治疗。）

— 治验 —

一患者因为饮用冷酒和凉菜引起了腹泻，随后服用了寒凉的药物，却伤害了脾气，导致了腹胀。于是针灸关元穴三百壮，当天患者的小便增多，也有了排气的感觉。然后，患者服用了半斤的保元丹，十天后得以痊愈。接着，患者继续服用全真丹，之后再也没有出现这种病症。

暑月伤食泄泻

凡暑月饮食生冷太过，伤人六腑。伤胃则注下暴泄；伤脾则滑泄，米谷不化；伤大肠则泻白，肠中痛，皆宜服金液丹、霹雳汤，三日而愈。不愈则成脾泄，急灸神阙百壮。（神阙恐是命关之误。）《难经》虽言五泄，不传治法。凡一应泄泻，皆依此法治之。

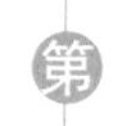

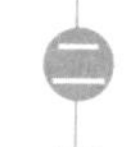

— 治验 —

一女人因泄泻发狂言，六脉紧数，乃胃中积热也。询其丈夫，因吃胡椒、生姜太多，以致泄泻，五日后发狂言，令服黄

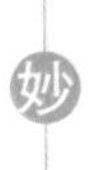
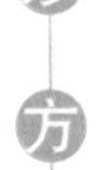
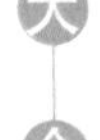
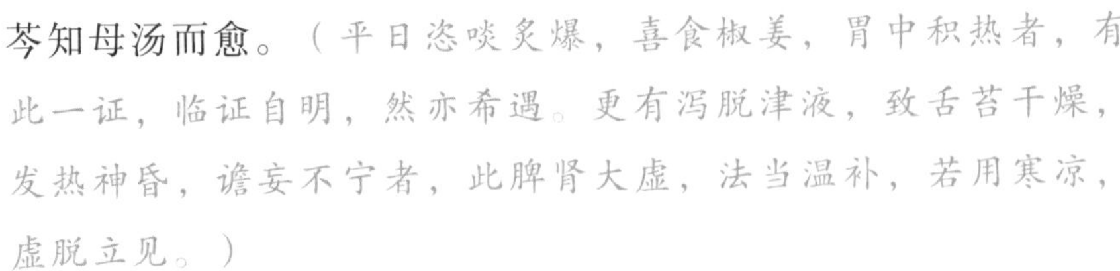

芩知母汤而愈。（平日恣啖炙爆，喜食椒姜，胃中积热者，有此一证，临证自明，然亦希遇。更有泻脱津液，致舌苔干燥，发热神昏，谵妄不宁者，此脾肾大虚，法当温补，若用寒凉，虚脱立见。）

·白话解析·

人们在炎热时节吃过于生冷的食物，就会损伤六腑。损伤到胃的话，就会引起急性腹痛、腹泻；损伤到脾的话，就会导致滑泄，消化不良，大便中混有未消化的食物；损伤到大肠的话，就会导致泄泻白浊，肠部疼痛。这些疾病都可以服用金液丹、霹雳汤来治疗，三天就能康复。如果没有康复，就会向脾泄的方向发展，应立即对神阙穴施灸一百壮。（这里也许是错误地将命关穴写成了神阙穴。）五泄虽然在《难经》中有提及，相应的治法却没有记载。这种方法适用于一切泄泻的情况。

—治验—

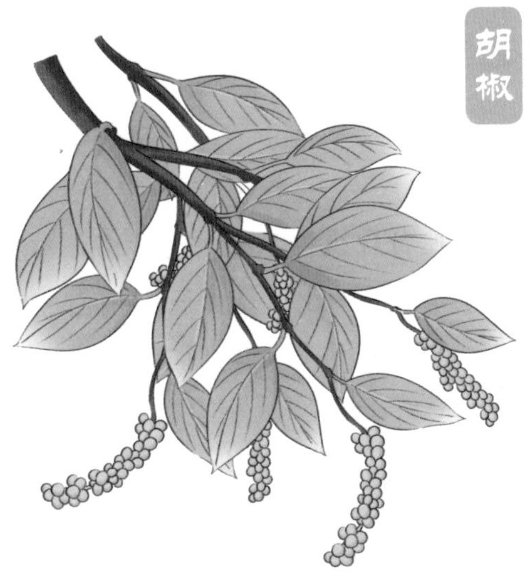

有一妇女患上了泄泻，开始胡言乱语，六脉紧数，这是因为积热充满于胃。大夫向她的丈夫询问病因，说：“她在日常饮食中，吃了太多胡椒、生姜，所以引发泄泻，过了五天，便开始胡言乱语。”大夫让她服用黄芩知母汤，很快便康复了。（如果在日常生活中饮食过于辛辣，尤其喜欢吃胡椒、生姜等，就会导致胃中充满积热，确实会引起泄泻，临床诊断和治疗都是十分明确的，

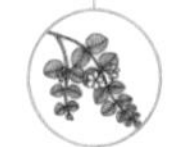

不过这样的情况很少遇到。还有一些患者的情况十分严重，因为泄泻会损耗津液，所以还会出现口舌干燥、发热、神志模糊、精神错乱、烦躁不安等症状，这种情况属于脾胃虚弱，治疗时应采用温补的方法，如果让患者服用凉性药物，患者就会虚脱。）

痢疾

凡人多食生冷，湿热伤其脾胃，致成痢疾。初起服如圣饼子，下积而愈；若无大便，只下赤脓者，乃胃有大热伤血也，宜当归芍药汤、阿胶汤；若下白脓者，乃饮食冷物伤大肠也，服桃花汤、全真丹而愈；若腹痛发热昏睡，六脉洪数，纯泄赤脓，乃热气滞于肠胃也，名痞蛊痢，亦有错服热药而得者，服黄连丸，甚者大通散。（痢疾固当化积清热，香连、承气等方，用果得宜，何尝不应手而愈？若涉脾胃虚寒，经脉内陷，三焦失运而致者，又不可不以温补为要也。盖热药之误，易于转手；凉药之误，救治殊难。虚衷以应，临证误人自少。）

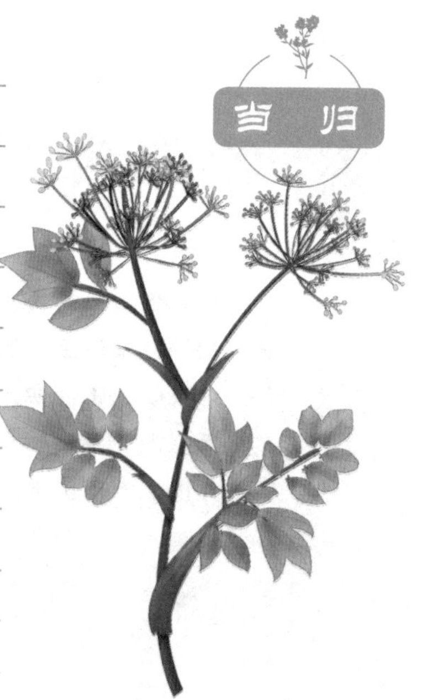

别　　名：干归、云归、秦归等。

性味归经：性温，味辛、甘。归心、脾、肝经。

功能主治：补血活血、调经止痛、润肠通便。主治血虚、月经不调、痛经、风湿痹痛、跌扑损伤、痈疽等症。

成熟周期：秋末采挖根。

使用禁忌：湿盛中满、大便溏泄者忌服。

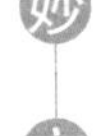
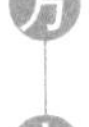

白话解析

人们吃过于生冷的食物，就会导致湿热伤及脾胃，从而引发痢疾。病变初期，患者可以服用圣饼子，泻下积滞后，很快就能痊愈；如果没有大便，只是排出脓血，这是因为胃热旺盛损伤了血脉，可以服用当归阿胶汤、芍药汤；如果排出的是白色脓液，这是因为患者平时吃生冷的饮食损伤了大肠，服用桃花汤、全真丹就能康复；如果患者腹痛，还伴随着昏睡、发热的症状，六脉洪数，单纯排泄脓血，这是因为肠胃积滞很多热气，这就是疳蛊痢，也有一些患者因为误服了热性药物，从而引发该病，可以服用黄连丸，严重的情况下，可以服用大通散，有利于康复。（在治疗痢疾时，行医之人应以清热化积为原则，可以使用香连丸、承气汤等方剂，使用得当的话，怎么不能药到病除呢？如果患者脾胃虚寒，经脉内陷，三焦不能正常运作，从而导致痢疾，行医之人应以温补为治疗原则。如果因为误用热药，从而引起痢疾，治疗难度较小；如果误用凉药的话，治疗难度就很大。行医之人能够全身心地对患者进行治疗，临床治疗时就可以减少犯错。）

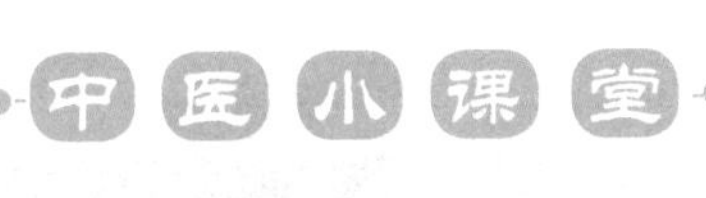

中医小课堂

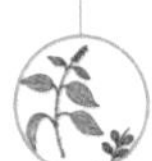
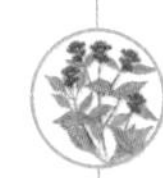
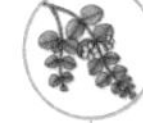

中焦主要指上腹部，包括脾、胃及肝、胆等内脏。胃将食物消化为食糜，脾将食物精微运至五脏六腑，肝胆主代谢，分泌助消化的胆汁。可见，中焦具有消化、吸收并转输水谷精微（营养物质）并化生气血的功能，中医称“中焦如沤”。

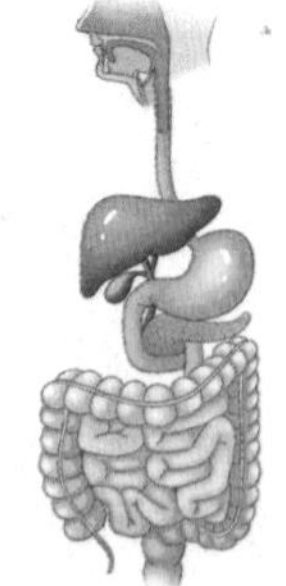

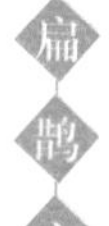
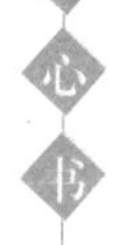

痞闷

凡饮食冷物太过，脾胃被伤，则心下作痞。此为易治，宜全真丹一服全好。大抵伤胃则胸满，伤脾则腹胀。腹胀者易治，宜草神丹、金液、全真、来复等皆可服，寒甚者姜附汤。此证庸医多用下药，致一时变生，腹大水肿，急灸命关二百壮，以保性命，迟则难救。（此证乃《内经》所谓阳蓄积病死之证，不可以误治也。若腹胀，所谓脏寒生满病是也，苟不重温，危亡立至。）

— 治验 —

一人因暑月食冷物，以致胸腹胀闷欲死，服金液丹百丸，少顷加全真丹百丸，即有气下降而愈。（夏月伏阴在内，一切冷物在所禁食。若不慎，而致伤者，不重剂温化，恶得不变。）

一小儿食生杏致伤脾，胀闷欲死，灸左命关二十壮即愈，又服全真丹五十丸。（生杏在大人尚不可食，况小儿乎！温中药内入些少麝香为妙。）

一人每饭后饮酒，伤其肺气，致胸膈作胀，气促欲死，服钟乳粉、五膈散而愈。若重者，灸中府穴亦好。服凉药则成中满难治矣。（酒后吃饭，中气不伤。若饭后饮酒，清气浊乱，所以致胀。）

一人慵懒，饮食即卧，致宿食结于中焦，不能饮食，四肢倦怠，令灸中脘五十壮，服分气丸、丁香丸即愈。（修养书云：饭后徐徐行百步，自然食毒自消磨。食后即卧，食填中宫，升降有乖，焉得不病。）

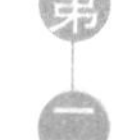

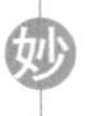
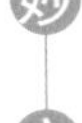
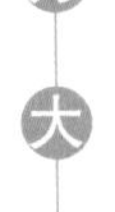
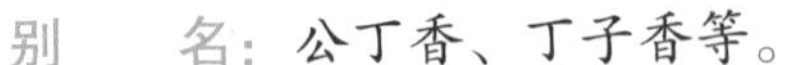

别　　名：公丁香、丁子香等。

性味归经：性温，味辛。归胃、脾、肾经。

功能主治：温胃降逆，散寒止痛，温肾助阳。主治胃寒呃逆、脘腹冷痛等症。

成熟周期：通常在9月至次年3月间，花蕾由绿转为红色时采收。

使用禁忌：热病及阴虚内热者忌食，不宜与郁金同用。

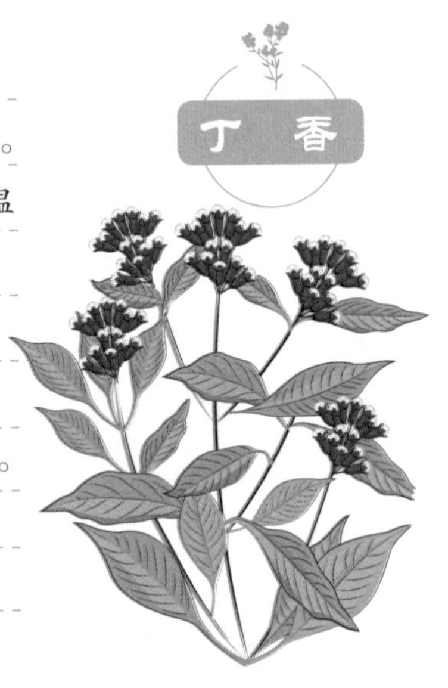

白话解析

人们在日常生活中食用过多的寒性食物，就会损伤脾胃之气，容易出现心下痞闷的症状。此病容易治疗，服用一剂全真丹，就可以恢复健康。一般情况下，如果胃气受到损伤，就会感到胸部胀满，如果脾气受到损伤，就会感到腹胀。腹胀容易治疗，可以服用草神丹、金液丹、全真丹、来复丹等药物，缓解病情，对于寒证较重的情况，可以服用姜附汤。庸医遇见这种病证，大多会使用泻下药物，导致病情恶化，腹部增大，水肿也可能加重，如果感到情况紧急，应立即对命关穴灸二百壮，这样可以保住患者的性命，如果耽误了治疗的最佳时间，就很难治愈了。（《黄帝内经》提到的“阳蓄积病死”之证就是这种病，千万不可以误治。《黄帝内经》提到的“脏寒生满病”就是腹胀。针对此病，行医之人如果不多加温补药物，患者会面临死亡的风险。）

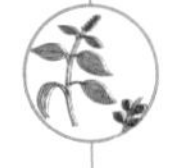
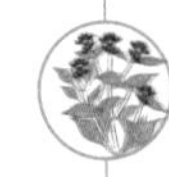
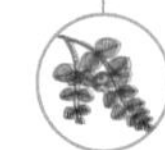

治验

有一位患者在夏天吃了寒凉的食物，导致胸部和腹部胀闷，十分不舒服，他听从医嘱服用金液丹一百丸，然后再服用全真丹一百丸，马上就感觉气机畅通了，病也好了。（夏天阴气潜藏在内，一定要避免食用凉性食物。如果不小心食用凉性食物，就会损伤脾胃，如果不及时使用温化的方法，病情可能会变得更加严重。）

有一个小孩因为吃了生杏导致脾胃损伤，腹部胀闷非常难受，医生为他进行艾灸，对其左侧命关穴灸二十壮，很快就好了，又服用了全真丹五十丸。（无论是大人还是小孩子，都不能吃生杏。在温补中焦药物中，加入少量的麝香，可以起到更好的效果。）

有一位患者有在饭后饮酒的习惯，此举损伤了肺气，导致胸膈胀闷，呼吸急促，非常不舒服，他听从医嘱，服用钟乳粉、五膈散，很快便痊愈了。如果病情较为严重，灸患者的中府穴，治疗效果也不错。如果患者服用凉性药物，便会引发中焦痞满，很难治愈。（饮酒后吃饭，是不会损伤中焦之气的。而吃饭后再饮酒，清气、浊气就会混杂在一起，导致腹胀。）

有一位患者十分懒惰，他吃完饭后立即上床躺着，时间久了便导致食物积滞在中焦，无法消化，四肢也感到疲倦无力，医生在他的中脘穴施灸五十壮，并让他服用分气丸、丁香丸，很快便康复了。（有一本养生书曾提到：吃完饭后应缓慢步行一百步，这样可以消化食物中的毒素。吃完饭后立即躺下，食物就会堵塞中焦脾胃，气机无法顺畅升降，容易引发疾病。）

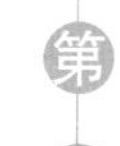
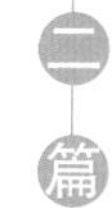

暑月脾燥病

凡夏月冷物伤脾，又兼暑气客之，则成燥病，令人发热作渴不止，六脉弦大，乃火热伤肺而津液不能上输也，有脾胃之分。若发燥热而能食者，热在胃也，易治，服全真丹、荜澄茄散而愈。若发燥热不进饮食，四肢倦怠，热在脾也，为重，服金液、草神或来复等丹，五日而愈。如作暑治，下以凉药，热虽暂退，必变为中满、洞泄诸证。暑月发热，务分虚实，六脉沉数，饮食如常者，为实热，服薄荷煎而愈；若六脉弦紧，减食倦怠者，为虚热，大忌寒凉，宜全真、来复等丹而愈。（夏月发热作渴，脉弦而大，谁肯不作暑治而不用寒凉者，不知暑热熏蒸，耗人元气，元气既伤，未有不渴。冷物伤脾，有乖输灌；三焦失运，腠理不和，发热作渴，自所不免。且六脉弦大，弦则为减，大则为虚，体验果真，一温可解。今之医家，专尚香薷、青蒿、黄连、滑石等剂，变为泻泄，犹云协热。及至虚脱，全然不觉。此由脉理未明，误主作贼之误也。）

凡夏月阴气在腹，又暑能伤人元气，更兼冰水冷物损其脾胃，皆不足证也。《局方》俱用香薷饮、白虎、益元、黄连解毒等剂，重伤元气。轻则变疟痢、霍乱、泄泻等证，重则成虚劳、中满、注泻等证。余常以保元、来复、全真、金液、延寿、姜附汤等类治暑，百发百中，好生之士请尝试之。

别　　名：蕃荷菜、升阳菜、鱼香草等。

性味归经：性凉，味辛。归肺、肝经。

功能主治：疏散风热，清利头目，利咽，透疹，疏肝行气。主治外感发热、头痛、咽喉肿痛、皮肤瘾疹等症。

成熟周期：夏季、秋季割取全草，一般一年可收割2次，温暖地区可收割3次。

使用禁忌：表虚汗多者忌服。

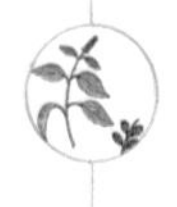

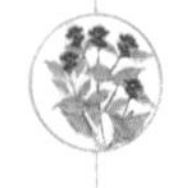

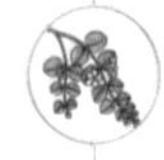

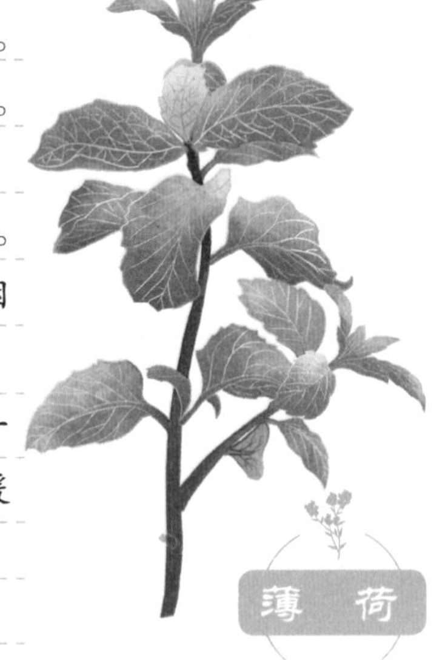

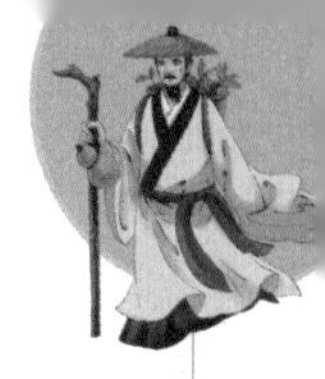

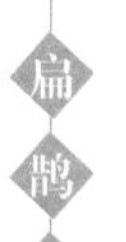
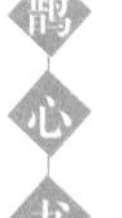

白话解析

夏季，人们吃了过多的凉性食物，就会对脾造成伤害，再加上暑邪的侵袭，人们容易患燥病，出现发热口渴、六脉弦大的症状，究其原因，主要是体内的火热之气给肺脏带来了损伤，津液不能正常输布，此病需要区分是脾还是胃的问题。如果患者有燥热的症状，并且能够进食，这是胃热的缘故，治疗起来比较容易，只需服用全真丹、荜澄茄散，就可以恢复健康。如果患者出现燥热，不能进食，还感到四肢疲倦无力，这是脾热的缘故，病情严重者，可以服用草神丹、金液丹或来复丹等，五天左右就能康复。如果行医之人将此病误认为是暑病，让患者服用寒性药物，虽然可以暂时消除热气，但也会有副作用，会导致中满、洞泄等多种病症。因此，在治疗夏季发热时，行医之人一定要明确病情的虚实，如果患者六脉沉数，饮食正常，这属于实热证，只需让患者服用薄荷煎，就能恢复健康；如果患者六脉弦紧，饮食有所减少，并且感到四肢疲倦无力，这属于虚热证，千万不能使用寒凉药物，只需让患者服用全真丹、来复丹等，就可以康复。（夏天人们容易出现发热口渴，脉弦而大的情况，很容易被误认为是暑热所致，从而使用寒凉药物进行治疗，然而，人们并不了解暑热熏蒸会对人体的元气造成损伤，当元气已经损伤时，口渴是不可避免的。寒凉的食物会给脾带来损伤，也会影响血液循环；三焦不能正常运转，腠理之气不平衡，从而引发发热、口渴等症状。况且六脉弦大，弦是元气衰减的表现，大是气血虚弱的表现，如果诊断正确，使用一剂温药即可治愈。当世的医生们，他们推崇为患者开香薷、青蒿、黄连、滑石等寒凉药物，导致病情越来越严重，引发泄泻，还将原因归结为兼夹热邪。等到患者身体虚脱时，这些医生也没有意识到问题所在。这是因为他们对脉象的理解不够，错误地把正气当作邪气，从而用药不当。)

夏天阴气容易聚积在人们的腹部，加上暑邪会对人体的元气造成损伤，再加上人们喝凉水、吃凉性食物会损伤脾胃，这些都是虚损病的表现。《太平惠民和剂局方》里记载了白虎汤、香薷饮、益元散、黄连解毒汤等寒凉方剂，人们要是使用这些方剂，就会损害体内的元气。轻则导致痁痢、霍乱、泄泻等疾病，重则导致虚劳、中满、注泻等疾病。我为患者诊治时，经常使用全真丹、保元丹、金液丹、延寿丹、来复丹、姜附汤等，每次治疗都取得了良好的效果，对于想要救人性命的医生来说，也不失为一个好方法。

两胁连心痛

此证由忧思恼怒，饮食生冷，醉饱入房，损其脾气，又伤肝气，故两胁作痛。庸医再用寒凉药，重伤其脾，致变大病，成中满、番胃而死。或因恼怒伤肝，又加青陈皮、枳壳实等重削其肝，致令四肢羸瘦，不进饮食而死。治之正法，若重者，六脉微弱，羸瘦，少饮食，此脾气将脱，急灸左命关二百壮，固住脾气则不死，后服金液、全真、来复等丹及荜澄茄散随证用之，自愈。(此证古法，在左为肝木为病，瘀血不消，恼怒所伤；在右则为痰，为饮，为食积气滞，此皆标病易于治疗。若宗气有乖，虚里作楚，荣气失调，脾络作痛，此非积渐温养不愈。至若两胁连心，痛如刀刺，此三阴受殒，逆于膈肓之间，非重用温补不可。又肥气、息贲，此积在藏之募原。若泥古方，专于剥削，未有不死者也。)

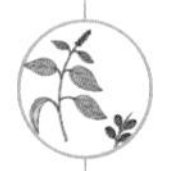

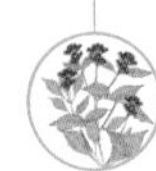

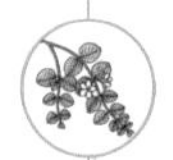

白话解析

引发此病的原因是多方面的，包括忧思恼怒，饮食生冷，醉饱后行房事等，这些行为都会伤害脾气和肝气，导致两胁疼痛。庸医为患者诊治时，常采用凉性药物，反而更加伤害脾气，导致病情恶化，引起中满、反胃等疾病，最终会有死亡的风险。或者患者因为恼怒伤肝，引起此病，在治疗过程中，庸医会让患者服用青皮、陈皮、枳壳、枳实等药物，这些药会削减肝气，出现四肢瘦弱无力、无法进食的症状，最终死亡。正确的治疗方法如下：如果患者的病情严重，六脉十分微弱，消瘦，饮食很少，这些现象说明患者的脾气即将虚脱，应立即在患者左侧命关穴施灸二百壮，以巩固、稳住患者体内的脾气，这样做就不会有死亡的风险，再让患者服用金液丹、来复丹、全真丹等丹药，再配合荜澄茄散一起治疗，患者自然会康复。（以前治疗这种疾病的方法是这样的，根据病发的位置，如果左侧疼痛可以判断是肝木为病，其病因是瘀血无法消除，或忧思恼怒；如果是右侧疼痛，其病因是食积气滞或者痰、饮等因素，这些都是表证，治疗难度并不大。然而，如果患者体内宗气无法运行畅通，虚里处便会出现酸痛、脾络疼痛、荣气失调等症状，行医之人为患者诊治时，必须采用温补调养的方法，才能恢复健康。如果患者两胁疼痛并且牵连了心胸，疼痛像刀刺一样，这说明患者的三阴经受损，体内的邪气充斥于膈肓之间，行医之人必须重用温补之法，为患者进行诊治，才能痊愈。此外，像肥气、息贲这样的病证，都藏在了人体脏腑募原的地方。如果只坚持使用传统方剂，专门使用寒凉药物为患者进行治疗，这样就会削弱患者体内的元气，死亡是不可避免的。）

着恼病

此证方书多不载，人莫能辨。或先富后贫，先贵后贱，及暴忧暴怒，皆伤人五脏。多思则伤脾，多忧则伤肺，多怒则伤肝，多欲则伤心，至于忧时加食则伤胃。方书虽载内因，不立方法，后人遇此皆如虚证治之，损人性命。其证若伤肝脾则泄泻不止，伤胃则昏不省人事，伤肾则成痨瘵，伤肝则失血筋挛，伤肺则咯

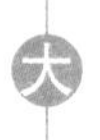
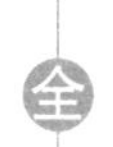

血吐痰，伤心则颠冒，当先服姜附汤以散邪，后服金液丹以保脾胃，再详其证而灸之。若脾虚，灸中府穴各二百壮，肾虚灸关元穴三百壮，二经若实，自然不死。后服延寿丹，或多服金液丹而愈。凉药服多，重损元气则死。（此证皆因七情所伤，五志之过，审其所因而调治之，庶无失误。）

- 治验 -

一人年十五，因大忧大恼，却转脾虚。庸医用五苓散及青皮、枳壳等药，遂致饮食不进，胸中作闷。余令灸命关二百壮，饮食渐进。灸关元五百壮，服姜附汤一二剂，金液丹二斤方愈。方书混作劳损，用温平小药误人不少，悲夫！（大忧恼而得脾泄，医用五苓、青皮、枳壳，变尚如此。近有六脉虚脱，脾肾败坏，犹云不妨而用此药者，又庸医中之厮隶也。）

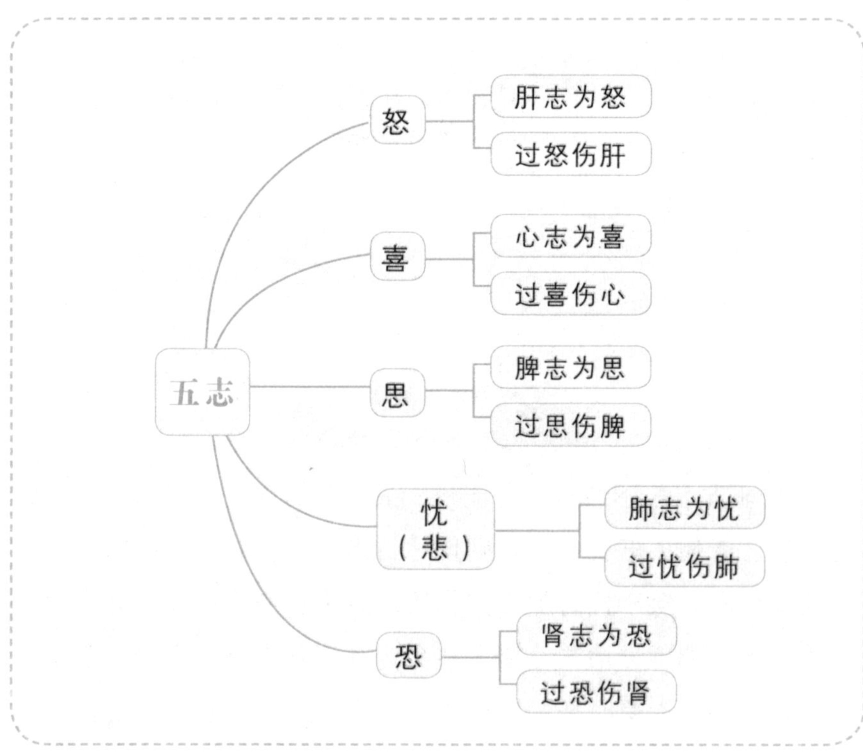

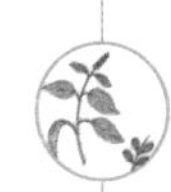
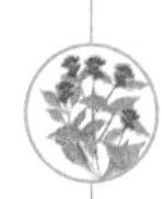
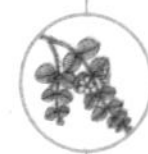

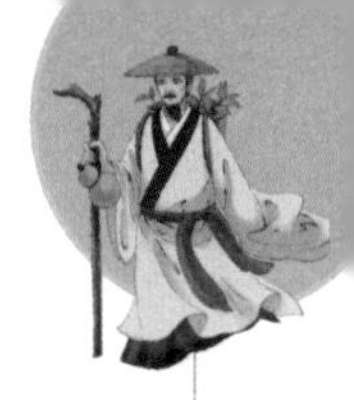

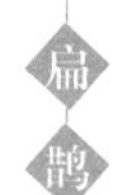

白话解析

这种病证方书中的记载十分有限，人们很难辨识它。此病的病因较为复杂，有的人曾经十分富有，后来却变得一贫如洗，有的人曾经地位崇高，后来变得十分卑微，还有一些人突然间大悲或大怒，这些都会对人体的五脏造成损害。过多思虑容易伤害脾脏，过多悲忧容易损伤肺脏，过多恼怒容易损伤肝脏，过多欲望容易损伤心脏，当人处在忧虑的同时大量饮食容易损伤胃腑。尽管文献典籍中记载了病因，但没有提供有效的治疗方法和药方，后人面对这种病症时总会按照虚证进行治疗，这样反而会危及患者的生命。这种病症影响到了肝脾，就会导致持续泄泻，如果影响到了胃腑，就会导致昏迷，失去知觉，如果影响到了肾脏，就会导致肺痨，如果影响到了肝脏，就会导致血液亏损，失去了血液的滋养，筋脉就会发生拘挛，如果影响到了肺脏，就会导致咯血吐痰，如果影响到了心脏，就会导致头部眩晕，治疗时应先服用姜附汤，来排除体内的邪气，然后服用金液丹，可以保护脾胃，并进一步根据具体病情施灸治疗。如果脾虚的话，可以对患者的双侧中府穴进行施灸各二百壮，如果肾虚，则对关元穴施灸三百壮，只要这两条经脉气血充实，患者不会有死亡的风险。接下来服用延寿丹，或者多服用金液丹，患者就能康复。如果患者服用过量的寒性药物，会严重损伤元气，将会面临死亡的风险。（此病的病因是七情所伤，五志过极，行医之人只有仔细审视病因后再进行调理诊治，才不会犯错误。）

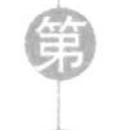

— 治验 —

一位十五岁的患者，因为过度忧愁和恼怒，最终引发脾虚证。他去求医时，遇到了一个庸医，庸医让他服用五苓散及青皮、枳

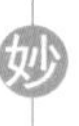
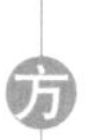

壳等药物，结果出现了不想吃饭、胸中憋闷等症状。我在他命关穴施灸二百壮，饮食开始恢复。对关元穴施灸五百壮，并让他服用姜附汤一至二剂、金液丹二斤，最后他痊愈了。有一些方书将此病与劳损混为一谈，使用温平类药物治疗，殊不知害了多少人，真可悲啊！（过度忧愁和恼怒，就会导致脾泄，医生只让患者服用五苓散、青皮、枳壳，患者的病情尚且变得如此严重，近来又出现了六脉虚脱，脾肾败坏的症状，医生却说没有大碍，仍然使用这些药物，可见这类医生的医术真是差劲。）

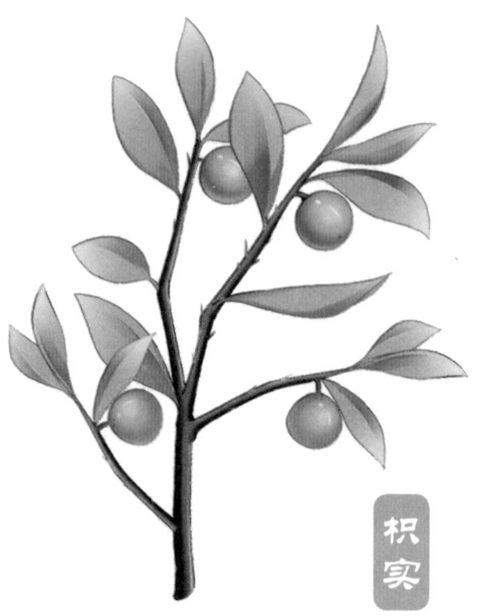

头晕

此证因冷痰聚于脑，又感风寒，故积而不散，令人头旋眼晕，呕吐痰涎，老年人宜服附子半夏汤，少壮人宜服半夏生姜汤。若用凉剂则临时有效，痰愈凝而愈固，难以速效矣。（此即所谓头风证，故有冷痰聚脑，又感风寒之说。若头晕则纯属于虚，盖肝虚则血不上荣，肺虚则清阳不运，肾虚则厥成颠疾，心虚则火炎浮越。夫风虚痰火，间或有之。至于头风，虚证不少，不可不知。）

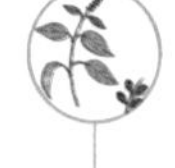
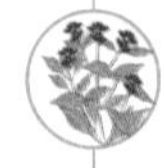
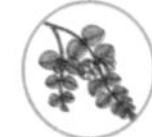

– 治验 –

一人头风，发则旋晕呕吐，数日不食。余为针风府穴，向左耳入三寸，去来留十三呼。病患头内觉麻热，方令吸气出针，服附子半夏汤永不发。华佗针曹操头风，亦针此穴立愈。但此穴入针，人即昏倒。其法向左耳横下针，则不伤大筋，而无晕，乃《千金》妙法也。（此针法奇妙，须与高手针家议之，方得无误。）

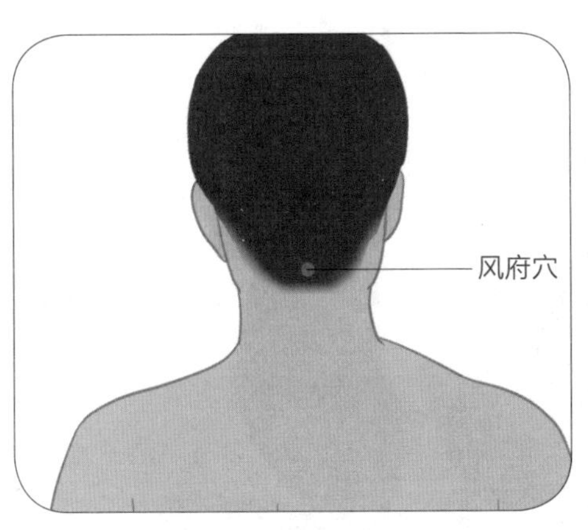

一人起居如常，但时发头痛。此宿食在胃脘也，服丁香丸十粒而愈。

中医小课堂

在中国医学史上有一桩著名的“公案”，就是号称“神医”的华佗与权臣曹操之间的纠葛。当时，曹操在朝中一手遮天，却患上了头风的毛病，这是一种缠绵难愈的慢性阵发性头痛。不堪其苦的曹操遍请天下名医，却医药罔效。这时，有人向他推荐了曾救活重伤濒死的江东名将周泰的名医华佗，曹操就请来华佗。华佗能够帮他减轻痛苦，但却无力根治头风。后来，华佗不愿久在曹操身边，就撒谎回到家乡，曹操屡次派人叫他他都不肯回去。曹操大怒，将华佗关进监狱，一代名医就这样死于狱中。

半夏

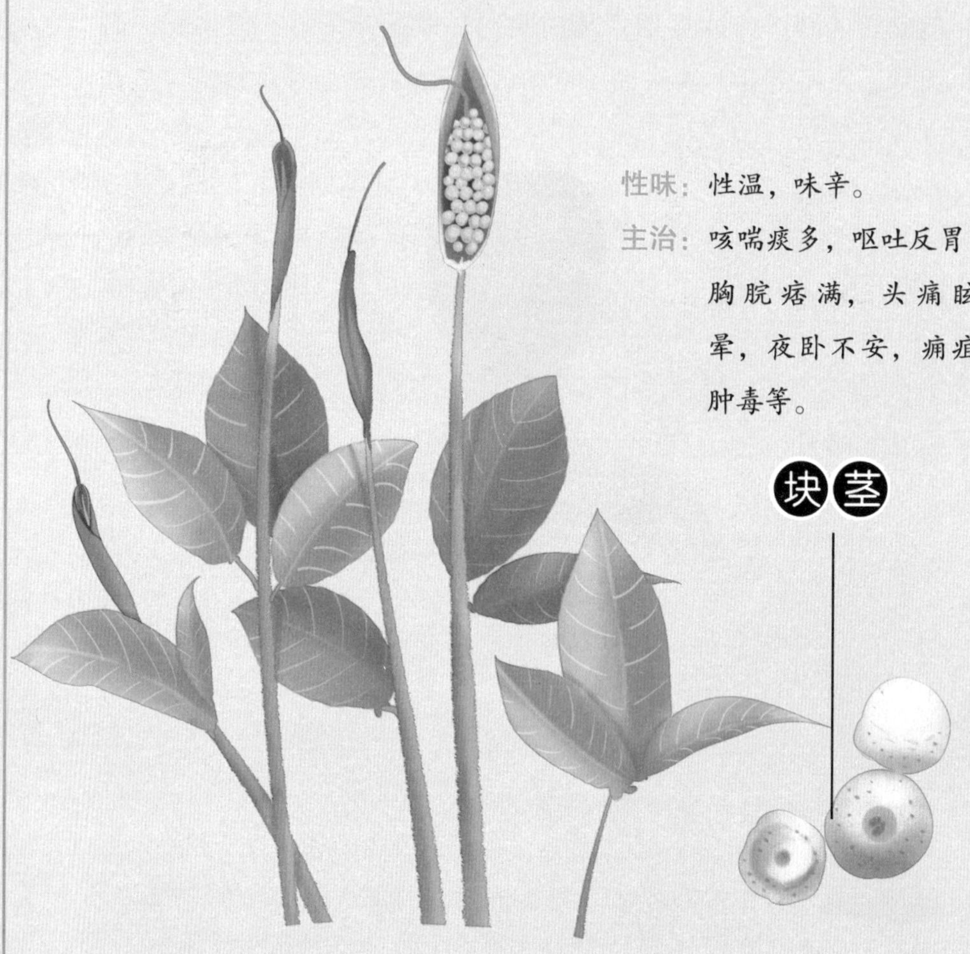

性味：性温，味辛。

主治：咳喘痰多，呕吐反胃，胸脘痞满，头痛眩晕，夜卧不安，痈疽肿毒等。

产地分布：主产四川、湖北、河南、贵州、安徽。

形态特征：块茎圆球形，有须根；幼苗常为单叶，卵状心形，老株生3小叶的复叶，叶柄较长；花单性同株，花序柄长于叶柄，佛焰苞绿色，下部细管状，花序顶端附属器青紫色，伸于佛焰苞外；浆果卵状椭圆形，绿色。

功　　效：燥湿化痰，降逆止呕，消痞散结。

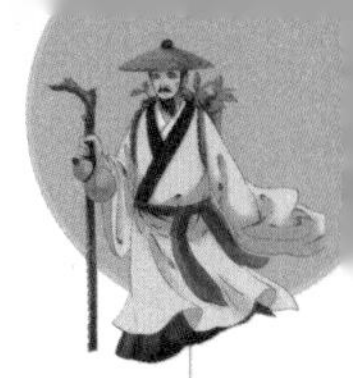

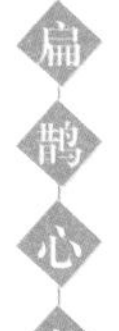

白话解析

头晕是因为寒痰在脑部积聚，再加上受到风寒侵袭，导致寒痰在体内滞留、聚集，无法驱散，患者就会出现头晕目眩、眼睛昏花、呕吐痰涎的症状，老年人患此病可以服用附子半夏汤，年轻人患此病可以服用半夏生姜汤。行医之人如果让患者服用寒凉药物，短期内会有好效果，渐渐地痰会变得越来越凝固，很难迅速治愈。（这就是人们所说的头风证，所以会有冷痰在脑部聚积，又有受风寒侵袭的说法。如果头晕仅仅是虚证，病因较为复杂，可能是肝脏虚弱导致血液无法上升到头部，或者肺脏衰弱导致清气无法上升，或者肾脏虚弱导致厥证，最终朝着癫病的方向发展，或者心气虚弱导致虚火上升到头部。风、虚、痰、火这些都会导致发病，有时可能同时发作。至于头风病，虚证倒是很常见，必须了解。）

– 治验 –

一个人患有头风病，发作时感到眩晕、呕吐，数天不进食。我在治疗过程中，对风府穴进行针刺，从左耳方向进针三寸，针刺后，我会为患者留出大约十三次呼吸的时间。当患者感觉头部麻木发热时，我会让患者保持吸气状态以便于拔出针，然后让他服用附子半夏汤，这样可以确保头风病不再发作。曹操患有头风病，华佗曾为他进行针灸治疗，也是针刺风府穴，很快就止痛了。如果手法不熟练，患者会出现昏倒的情况。正确的方法如下，从左耳方向横向进针，这样既不会伤到头颈部肌肉，也不会头晕，这种巧妙的方法来源于《备急千金要方》。（此针法非常奇妙，需要向有经验的针灸医生学习才能掌握。）

有一个人平时的生活习惯和普通人一样，但也经常头痛。经

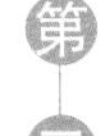

过仔细诊断，我发现这是宿食积滞于胃脘部导致的，我让他服用十粒丁香丸，他的头痛症状很快就消失了。

厥证

《素问》云：五络俱绝，形无所知，其状若尸，名为尸厥。由忧思惊恐，致胃气虚闭于中焦，不得上升下降，故昏冒强直，当灸中脘五十壮即愈。此证妇人多有之，小儿急慢惊风亦是此证，用药无效，若用吐痰下痰药即死，惟灸此穴，可保无虞。令服来复丹、荜澄茄散而愈。（厥证《经》言详矣，尸厥不过厥证之一端。外有血厥、痰厥、煎厥、薄厥，总皆根气下虚之证，所谓少阴不至者厥也。又云内夺而厥，则为瘖痱，此肾虚也。）

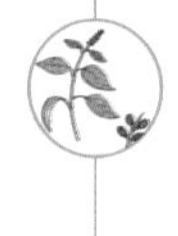
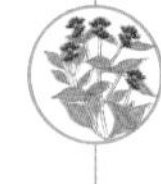
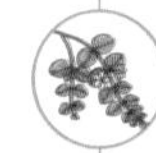

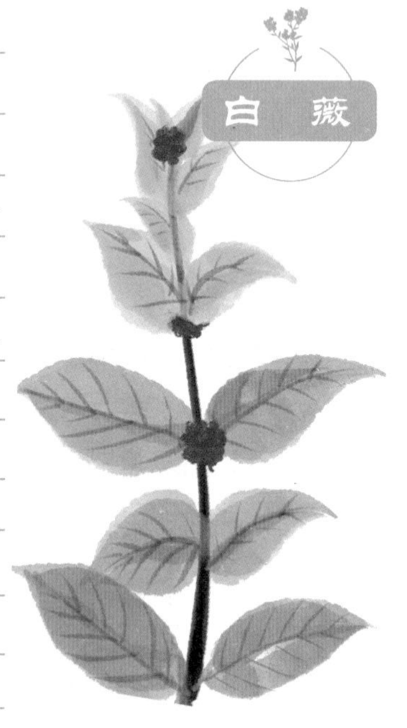

别　　名：白马尾、芒草、白幕。

性味归经：性寒，味苦、咸。归肺、肝、肾经。

功能主治：清热凉血，利尿通淋，解毒疗疮。主治阴虚发热，骨蒸劳热，产后血虚发热，热淋，血淋，痈疽肿毒，咽喉肿痛，阴虚外感。

成熟周期：花期5～7月，果期8～10月。

使用禁忌：脾胃虚寒、食少便溏者不宜服用。

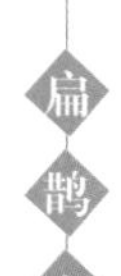

– 治验 –

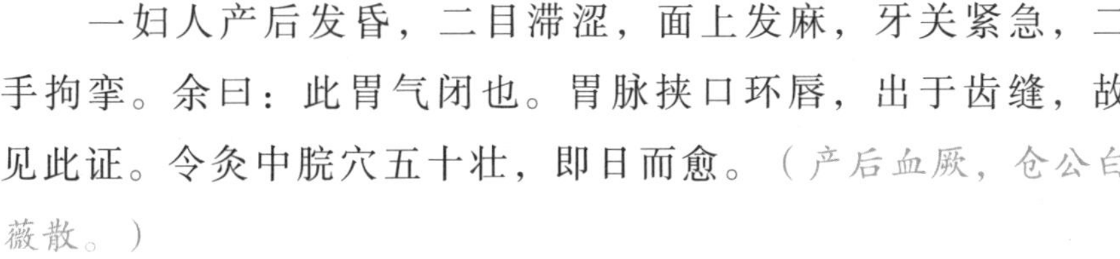

一妇人产后发昏，二目滞涩，面上发麻，牙关紧急，二手拘挛。余曰：此胃气闭也。胃脉挟口环唇，出于齿缝，故见此证。令灸中脘穴五十壮，即日而愈。（产后血厥，仓公白薇散。）

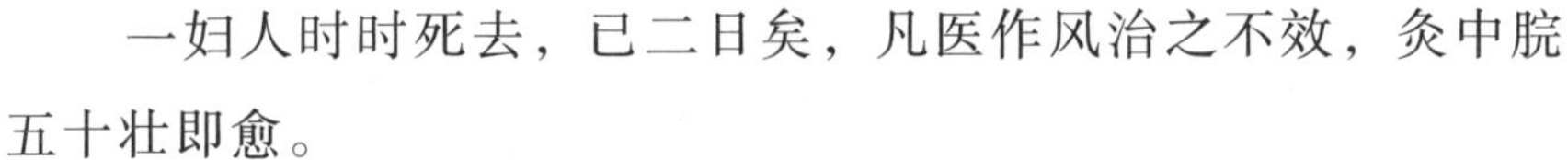

一妇人时时死去，已二日矣，凡医作风治之不效，灸中脘五十壮即愈。

·白话解析·

《素问》中记载：五络气血若是闭塞不通，身体就会失去知觉，犹如尸体一样，这就是尸厥。忧思惊恐过度就会导致胃气虚弱，并在中焦闭塞，使得气机无法正常升降，容易出现头昏、神志不清、四肢僵硬等症状，应采用艾灸治疗，在其中脘穴施灸五十壮，就能痊愈。这种病多见于妇女，小儿患有急慢惊风也属于此类情况，一般药物治疗效果较差。如果医生让患者服用吐痰下痰药，患者会面临死亡的风险，只有采用艾灸才能保住患者的性命。让患者服用来复丹、荜澄茄散也能痊愈。（《内经》中详细记载了厥证，尸厥属于厥证的一种。除此之外，厥证的类型还有血厥、痰厥、煎厥、薄厥，总的来说，厥证的发病机理都是下元虚弱，也就是少阴经脉气血虚弱的人容易引发厥证。也有人说，人体精气虚脱容易引发厥证，这其实是瘖痱证，其病因是肾虚。）

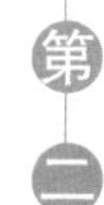

– 治验 –

有一位妇人分娩以后，出现了脸部麻木、牙关紧闭、头目昏沉、双眼呆滞且发涩、两手拘急疼痛的症状。我告诉她：“你这种情况属于胃气郁闭。胃经环绕在嘴唇周围，之后从牙齿间经过，才会出现以上症状。”我在她的中脘穴施灸五十壮，当天她就好了。

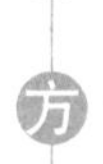

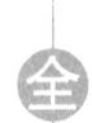

（对于因失血导致的产后血厥证，在为患者进行治疗时，我建议使用仓公白薇散。）

有一位妇人已经持续晕厥两天了，所有的医生都按照风证的治法为她治疗，但都没有效果，只要在她的中脘穴施灸五十壮，很快就能痊愈。

气 脱

少年酒色太过，脾肾气虚，忽然脱气而死，急灸关元五百壮，服霹雳汤、姜附汤、金液丹久久而愈。此证须早治，迟则元气亦脱，灸亦无及矣。（更有血脱、神脱、精脱、津脱、液脱。若汗脱即津液脱也。）

白话解析

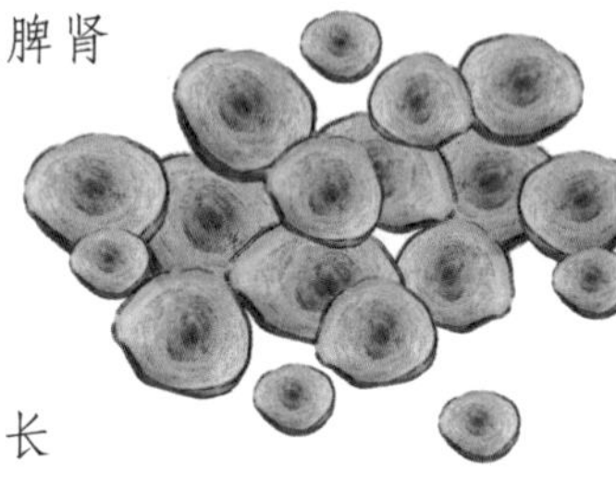
鹿茸

一少年过度沉溺于酒色，导致脾肾气血不足，突然出现精气虚脱的情况，将死。立即采取艾灸治疗，在患者的关元穴灸五百壮，并服用霹雳汤、姜附汤、金液丹等，过了很长一段时间，他才完全康复。这种病越早治疗效果越好，如果拖延时间长了，体内的元气就会渐渐虚脱，这时进行针灸治疗也无计可施了。（除气脱外，还有精脱、津脱、血脱、神脱、液脱等几种类型。汗脱指的就是津液虚脱。）

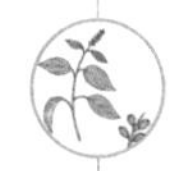
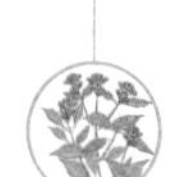
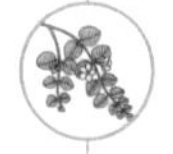

腰 痛

老年肾气衰，又兼风寒客之，腰髋髀作痛，医作风痹走痛，治用宣风散、趁痛丸，重竭真气，误人甚多。正法服姜附汤散寒邪，或全真丹，灸关元百壮，则肾自坚牢，永不作痛。须服金液丹，以壮元阳，至老年不发。（老年腰痛而作风气痹证治者，多致大害。即使风痹，重用温补亦能散去。）

白话解析

人到了老年后，肾气就会衰弱，再加上外感风寒邪气，导致腰、髋、股部位隐隐作痛，医生将这种情况称为风痹走痛，他们在治疗时，会让患者服用宣风散、趁痛丸，这些药物会给人体真元之气带来巨大的损害，耽误患者的治疗。正确的治疗方法如下，让患者服用姜附汤，驱散体内的寒气，或者服用全真丹，在患者的关元穴施灸一百壮，这样就会使肾脏越来越强壮，腰痛不再发作。也可以服用金液丹，加强体内的元阳之气，到了老年都不会复发。（老年人患了腰痛，如果按照风痹进行治疗，会导致病情恶化。即使真的患了风痹，重用温补的方法，也能祛除体内的邪气。）

中风人气虚中满

此由脾肾虚惫不能运化，故心腹胀满，又气不足，故行动则胸高而喘。切不可服利气及通快药，令人气愈虚，传为脾病，不可救矣。宜金液丹、全真丹，一月方愈。重者，灸命关、关元二百壮。（肾虚则生气之原乏，脾虚则健运之力微，气虚中满之证作矣。又《内经》谓脏寒生满病，医人知此不行剥削，重剂温补，为变者少矣。）

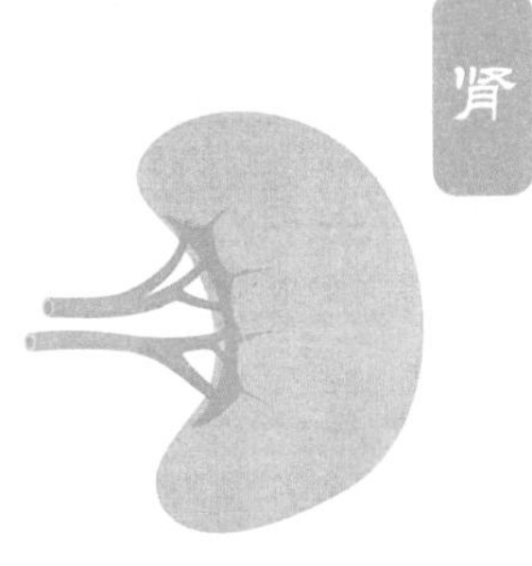

白话解析

此病的发病原因是脾肾虚弱，无法正常运作，所以才出现心腹部胀满的症状，又加上患者体内的中气不足，一旦运动就会出现胸闷憋喘的症状。切忌服用行气和通下的药物，否则人体内的中气会更加虚弱，引发脾病，要是发展到这种程度就无药可救了。应当服用金液丹、全真丹，坚持一个月，就能完全恢复。对于病情严重的患者，在其命关穴、关元穴施灸二百壮，也有疗效。（肾虚会导致体内生气来源不足，脾虚会导致健运之力越来越虚弱，就会引发中满之证。《黄帝内经》中提到，如果脏腑有寒气就容易引发中满病，医生如果明白这一点，就不会滥用通利攻下的药物，反而更加注重温补药物，那么因为医生失误而导致病人病情恶化的情况就会少很多。）

脾疟

凡疟病由于暑月多吃冰水冷物，伤其脾胃，久而生痰。古今议论皆差，或指暑邪，或分六经，或云邪祟，皆谬说也。但只有脾胃之分，胃疟易治，脾疟难调。或初起一日一发，或间日一发，乃阳明证也。清脾饮、截疟丹皆可。若二三日一发，或午后发，绵延不止者，乃脾疟也。此证若作寻常治之，误人不少。正法当服全真、草神、四神等丹。若困重日久，肌肤渐瘦，饮食减少，此为最重，可灸左命关百壮，自愈。穷人艰于服药，只灸命关亦可愈。凡久疟只灸命关，下火便愈，实秘法也。（脾疟原属正虚，治得其法，应手即愈。而世人竟尚柴胡，攻多补少，不知元气既虚，又拔其本，以致耽延时日，变端百出。先生灸法，实可宗主。）

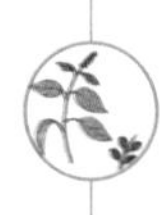

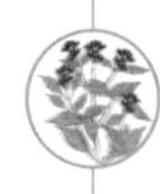

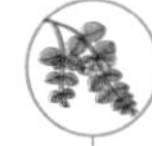

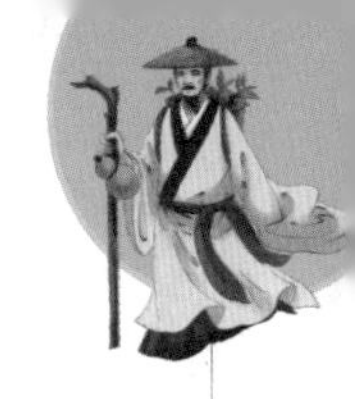

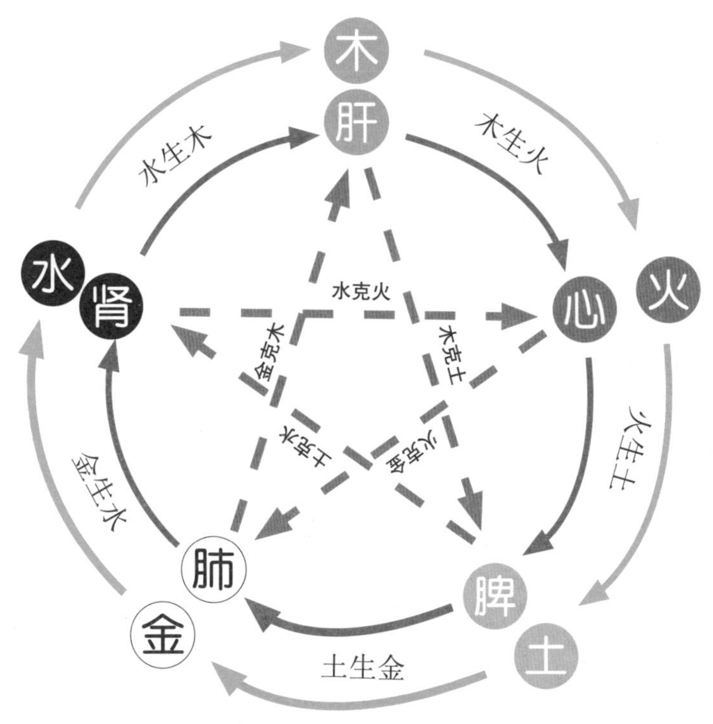

– 治验 –

一人病疟月余，发热未退。一医与白虎汤，热愈甚。余曰：公病脾气大虚，而服寒凉，恐伤脾胃。病患云：不服凉药，热何时得退。余曰：《内经》云，疟之始发，其寒也，烈火不能止；其热也，冰水不能遏。当是时，良工不能措其手，且扶元气，待其自衰。公元气大虚，服凉剂退火，吾恐热未去，而元气脱矣。因为之灸命关，才五七壮，胁中有气下降，三十壮全愈。（久疟而用白虎，真所谓盲人说瞎话也。缪仲淳一代名医，论多出此，窃所未解。予观《广笔记》，疑其所学，全无巴鼻。至于《本草经疏》，设立许多禁忌，令后人疑信相半，不敢轻用，为患匪细。）

白话解析

疟病大多是在夏季饮食过多的冰水和寒凉的食物，导致脾胃受到损伤，久而久之形成痰饮，引发该病。无论是古代还是现在，人们对此病的认识不一致，有的人认为是暑邪，有的人认为是六经，还有的认为是鬼邪作祟，这些说法都是荒谬的。疟病只有脾和胃的区别，如果是胃疟，治疗相对简单，脾疟的话，治疗难度较大。有的患者在发病初期，一天发作一次，有的患者隔一天发作一次，这是阳明胃经的证候。只要服用清脾饮、截疟丹，病情就有所好转。如果两三天发作一次，或者每到午后就发作，持续时间长且不见好转，这是脾疟的表现。对于这种病证，如果采用常规方法治疗，不会有任何效果，只会使病情恶化。正确的治疗方法应该让患者服用全真丹、草神丹、四神丹等丹药，病情很快就能好转。当患者长时间感觉四肢疲劳无力，肌肉逐渐萎缩，食欲减退，这意味着病情已经非常严重了，只需在患者左侧的命关穴艾灸一百壮，就能康复。由于经济原因，贫困的人无法坚持服用药物，但只在命关穴进行艾灸，也能康复。对于长时间患疟病者来说，只灸命关穴，点燃艾火后很快就能有所好转，这真是一剂神奇的药方！（脾疟病实际上是一种正气虚弱之证，如果治疗方

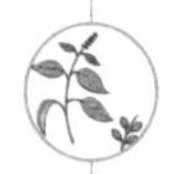

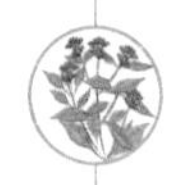

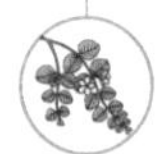

缪希雍，字仲淳，生活在明代中后期。他自幼体弱多病，于是对医学产生了浓厚兴趣，四处游历，与各地医生交流，获得了很多验方，编撰了《先醒斋医学广笔记》《神农本草经疏》等医学典籍，在治疗伤寒、吐血、脾胃病等方面都有独到的见解，对后世影响很大。

法正确，病情马上就能好转。令人惊讶的是，人们竟然推崇柴胡一类的药物，这些药物攻伐作用较多，温补作用较少，他们没有意识到元气已经虚弱，还继续攻伐体内的正气，会导致病情恶化并出现各种症状。先生所使用的灸法，实际上是一种治本之策。）

有一个患疟病的人，他发热已经持续一个多月了，一直没有消退。医生让他服用白虎汤，结果病情更严重了。我说：“你的脾气虚弱到一定程度了，还服用寒性的药物，再这样下去，你的脾胃就会受损。”患者说：“我要是不服用凉药，热怎么能消退呢？”我说：“《黄帝内经》中提到，疟病刚开始发作时，烈火无法缓解寒冷；冰水也无法退热。面对这种情况，医生不能采取很好的方法，只能扶助你的元气，等待病邪自行消散。你体内的元气本来就很虚弱，再服用寒性药物退火，我担心热还没有消退，元气就已经枯竭了。”为此我为他进行艾灸治疗，对其命关穴施灸，还不到五七壮，他就感觉胁部有气下行，施灸三十壮后，他的病便好了。（患疟疾很长时间却服用白虎汤，真是无知之人乱说一通。缪希雍是一位有名的医生，后世许多医学理论都是从他那里而来，有些理论，我到现在都没弄清楚。读完《先醒斋医学广笔记》这本书后，我对他的观点产生了怀疑。至于《神农本草经疏》这本书，里面记载了许多禁忌事项，使后人对其半信半疑，也不敢轻易使用，产生了很多坏作用。）

胃疟

《素问》论疟而无治法，《千金》虽传治法，试之无效。凡人暑月过啖冷物，轻则伤胃，重则伤脾。若初起先寒后热，一日一发，乃胃疟也，易治。或吐，或下，不过十日而愈。扁鹊正法，服四神丹，甚者灸中脘穴三十壮愈。（此证感浅病轻，人多忽略。雍正三年，秋冬之交，人皆病此，重剂温补，或可幸免，投药少瘥，立见冰脱。用清解小柴胡者，皆不能起。宁绍之人，死者比比。以其溺用寒凉，虽一误再误，而终不悟也。）

白话解析

《素问》虽然论述了疟病，但没有记载治疗方法，《备急千金要方》中记载了治疗方法，但是实际效果不理想。人们在炎热的夏天食用过多寒凉的食物，轻则会损伤胃腑，重则会损伤脾脏。如果患者开始发作时，先感觉冷，然后发热，每天发作一次，说明患者得了胃疟，此病治疗难度小。可以使用吐法或下法进行治疗，不出十天，就能康复。扁鹊采用的方法是，让患者服用四神丹，对于重症患者，在中脘穴施灸三十壮，就能痊愈。（此病受病邪侵袭的程度小，常被人们忽视。但在雍正三年，秋冬交替之际，人们都患上了胃疟病，使用大量的温补药物，就可以脱离危险，一旦使用药物有所偏差，患者的元气就会立即虚脱，这是因寒凉导致的。那些服用小柴胡汤之类寒凉药的患者，都不见好转。宁波、绍兴这一带遍布病死者，这是因为不停地让患者服用寒凉药物，虽然一再出现误治，却始终未能明白造成这些错误的原因。）

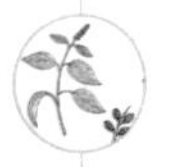

神疑病

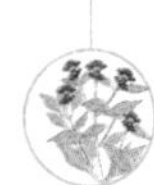

凡人至中年，天数自然虚衰，或加妄想忧思，或为功名失志，以致心血大耗，痴醉不治，渐至精气耗尽而死。当灸关元穴三百壮，服延寿丹一斤。此证寻常药饵皆不能治，惟灸艾及丹药可保无虞。（此乃失志之证，有似痴呆，或如神祟，自言自笑，神情若失，行步若听。非大遂其志不能愈，故愈者甚少。）

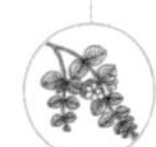

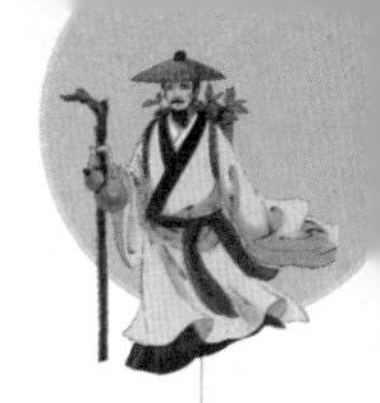

治验

一小儿因观神戏受惊，时时悲啼如醉，不食已九十日，危甚。令灸巨阙五十壮，即知人事，曰：适间心上有如火滚下，即好。服镇心丸而愈。（惊则神无所倚，痰涎入客包络，宫城受伤，心不安宁，故肺气来乘，而虚火上蒸。灸法之妙，愈于缓惊锭、抱龙丸多矣。）

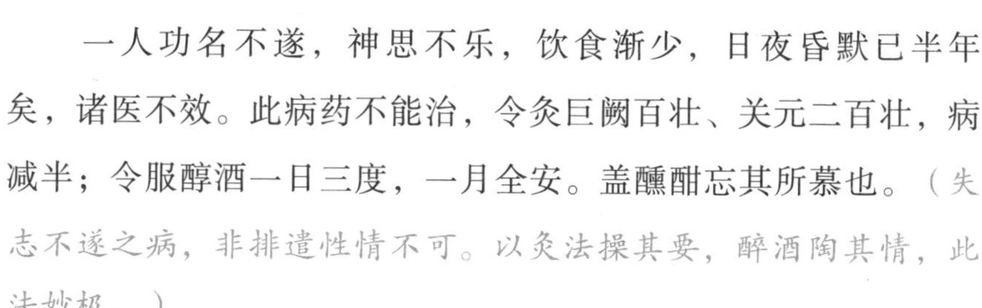

一人功名不遂，神思不乐，饮食渐少，日夜昏默已半年矣，诸医不效。此病药不能治，令灸巨阙百壮、关元二百壮，病减半；令服醇酒一日三度，一月全安。盖醺酣忘其所慕也。（失志不遂之病，非排遣性情不可。以灸法操其要，醉酒陶其情，此法妙极。）

白话解析

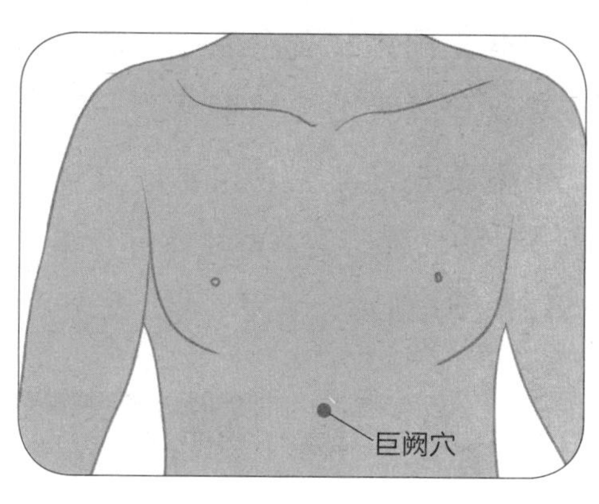

人一旦步入中年，身体变得越来越脆弱，再加上妄想、忧思等情志的伤害，或者因为功名难以实现而意志消沉，这些因素会损耗大量的心血，一旦病情发作，就会出现神志异常、痴呆的症状，已无药可救，直到精气逐渐耗尽，死亡就会降临。要想治疗，需要在患者的关元穴施灸三百壮，并服用一斤延寿丹。一般的药物难以治愈这种病症，只有艾灸和丹药才能有效对付神痴病。（此病主要是神志方面失常的疾病，有的像痴呆，有的像鬼神附体，患者时常自言自笑，神志不清，行走时还能听见异响。这种病证除非满足患者的期望，否则无法治愈，痊愈的例子十分少见。）

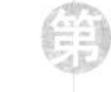

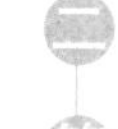

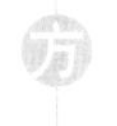

有一个小孩儿因观看了一场鬼神的戏剧受到惊吓，他常常悲伤地啼哭，几乎陷入了痴迷，三个月都没有进食了，病情十分严重。我在他的巨阙穴施灸五十壮后，他立刻变得清醒了，还说："刚才我心里的火气被扑灭了，瞬间就好了。"之后，他服用了镇心丸，很快就痊愈了。（在受到惊吓之后，人的神气容易失去依托，痰涎就会趁机入侵心包络，一旦心包络受到损伤，心志便无法安宁，紧随其后肺气也来入侵，就会导致虚火上蒸。使用艾灸疗法要比服用缓惊锭、抱龙丸更加有效。）

有一个事业功名未成的人，他经常神思恍惚，郁郁寡欢，不想进食，并且整日昏昏沉沉，这种情况已经持续半年多了，很多医生为他诊治都无济于事。这种病证用药不会有一丝效果，只在其巨阙穴施灸一百壮、关元穴二百壮，病就好了一半；我还建议他每天喝三次醇酒，一个月后，他的病就好了。也许是喝醉能使他忘记对功名的追求吧。（情志不顺引发的疾病，必须为患者排遣忧愁，病情才能有转机。通过灸疗法治其根本，用醉酒的方法陶冶情感，不得不说，这个方法妙极了。）

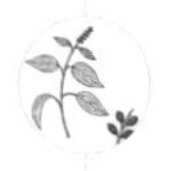

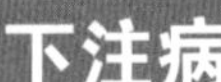

下注病

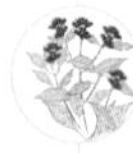

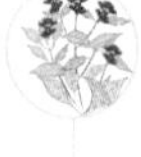

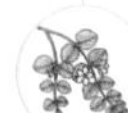

贫贱人久卧湿地，寒邪客于肾经，又兼下元虚损，寒湿下注，血脉凝滞，两腿粗肿，行步无力，渐至大如瓜瓠。方书皆以消湿利水治之，损人甚多，令灸涌泉、三里、承山各五十壮即愈。（俗名苏木腿，形状怪异可畏。终身之疾，鲜有愈者。先生灸法，未知验否。）

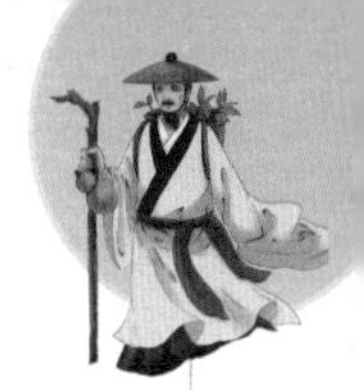

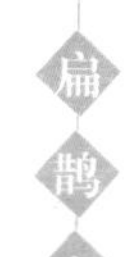

·白话解析·

那些贫穷、地位低下的人，长期生活在潮湿寒冷的环境中，导致他们的肾经被寒邪侵入，再加上患者本身元气虚弱，寒湿之气就会滞留在腿足，造成血脉凝滞，此病的症状为双腿肿胀，行走无力，逐渐肿得像瓠瓜那般粗大。许多方书中提到消湿利水的方法可治此病，此方法不但没有效果，还会危及许多人的生命，此病应该灸其涌泉穴、足三里穴、承山穴各五十壮，病情就能有所好转。（下注病也被称为苏木腿，此病造成的畸形让人感到害怕。一旦得了此病，就得终身医治，很少有完全康复的案例。先生的灸法，我无法确定是否真实有效。）

足痿病

凡腰以下肾气主之，肾虚则下部无力，筋骨不用，可服金液丹，再灸关元穴，则肾气复长，自然能行动矣。若肾气虚脱，虽灸无益。（此证《内经》皆言五脏虚热，故后人有补阴、虎潜、金刚、地黄等丸。东垣又作湿热，而以潜行散为治痿妙药，然不可泥也。虚寒之证亦颇不少，临证审详，自有分晓。）

一老人腰脚痛，不能行步，令灸关元三百壮，更服金液丹，强健如前。

·白话解析·

腰部以下是由肾气主管的，肾气虚容易导致下肢无力，无法正常活动，可以服用金液丹，再对关元穴进行艾灸，这样有利于肾气恢复，双腿也能正常活动了。如果肾气虚脱到一定程度，即

地　黄

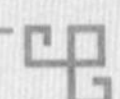

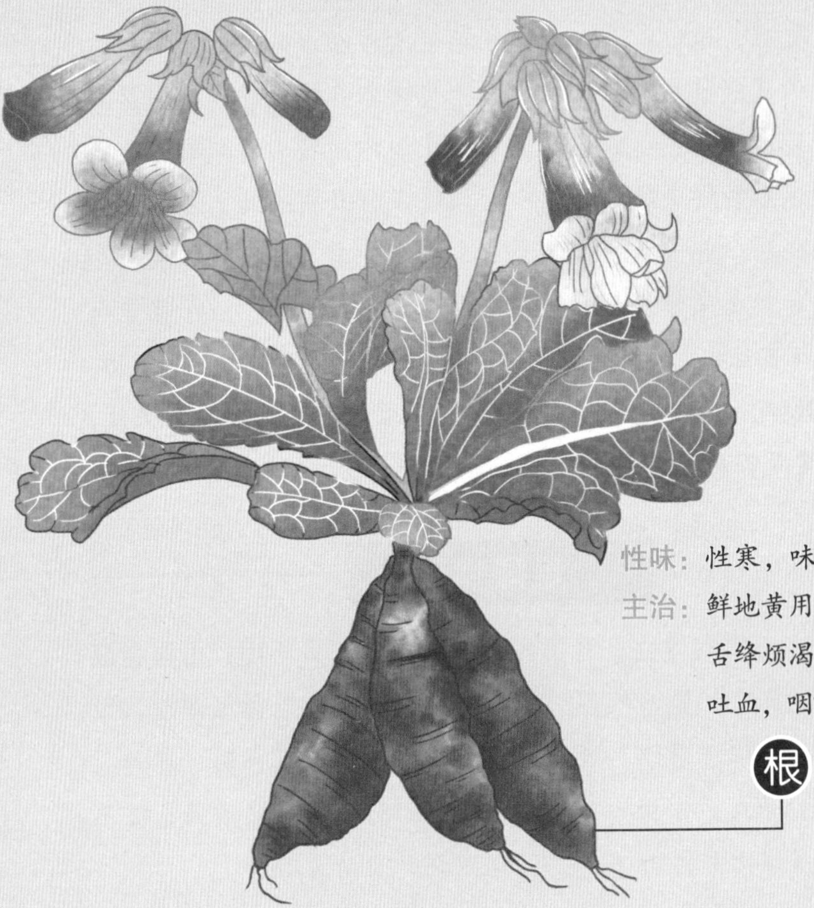

性味：性寒，味甘、苦。

主治：鲜地黄用于热病伤阴，舌绛烦渴，发斑发疹，吐血，咽喉肿痛等。

根

产地分布：主要分布于辽宁、河北、河南、山东、山西、陕西、甘肃、内蒙古、江苏、湖北等地。

形态特征：块根呈纺锤形或条状；茎紫红色；叶通常在茎基部集成莲座状，叶片卵形至长椭圆形；花具长梗，在茎顶部略排列成总状花序；蒴果卵形至长卵形。

功　　效：鲜地黄：清热生津，凉血，止血。

生地黄：清热凉血，养阴，生津。

便进行艾灸也无济于事。（《黄帝内经》中记载此病是五脏虚热的症状，所以后世创立了大补阴丸、虎潜丸、金刚丸、地黄丸等方剂。李东垣则认为此病是湿热引起的，并将潜行散视为妙药，然而临床中也不可拘泥于一种方法，虚寒证也是很常见的，所以在诊断时需要仔细审察病情，这样才能更好地治病。）

— 治验 —

一位老年患者腰痛脚痛，疼得无法行走，灸其关元穴三百壮，并让他服用金液丹，他就和从前一样强壮健康了。

便闭

老人气虚及妇人产后少血，致津液不行，不得通流，故大便常结。切忌行药，是重损其阴也。只服金液丹，久久自润，或润肠丸亦可。又大小便主肾，肾开窍于二阴，能营运津液，若肾气虚则二便皆不通，亦服金液丹，肾气壮则大小便自利矣。（有陈姓盐商，年七十六矣。春时患中风脱证，重剂参附二百余服，获痊。至十月，大便闭结不行，日登厕数十次，冷汗大出，面青肢厥。一马姓医，用滋补剂，入生大黄三钱。予深以为不可，戒之曰：老年脱后，幸参附救全，不能安养，过于思虑，以致津液枯竭，传送失宜。惟可助气滋津，佐以温化，自然流通，何事性急，以速其变。若一投大黄，往而不返，恐难于收功矣。姑忍二三日，势当自解。病者怪予迟缓，口出怨咎之辞。至次日，不得已，用人参二两、苁蓉一两、当归五钱、松柏仁各五钱、附子三钱、升麻四钱，煎服；外用绿矾一斤入圊桶，以滚水冲入，扶其坐上，一刻而通。）

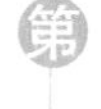
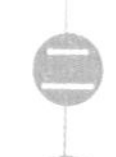

大黄

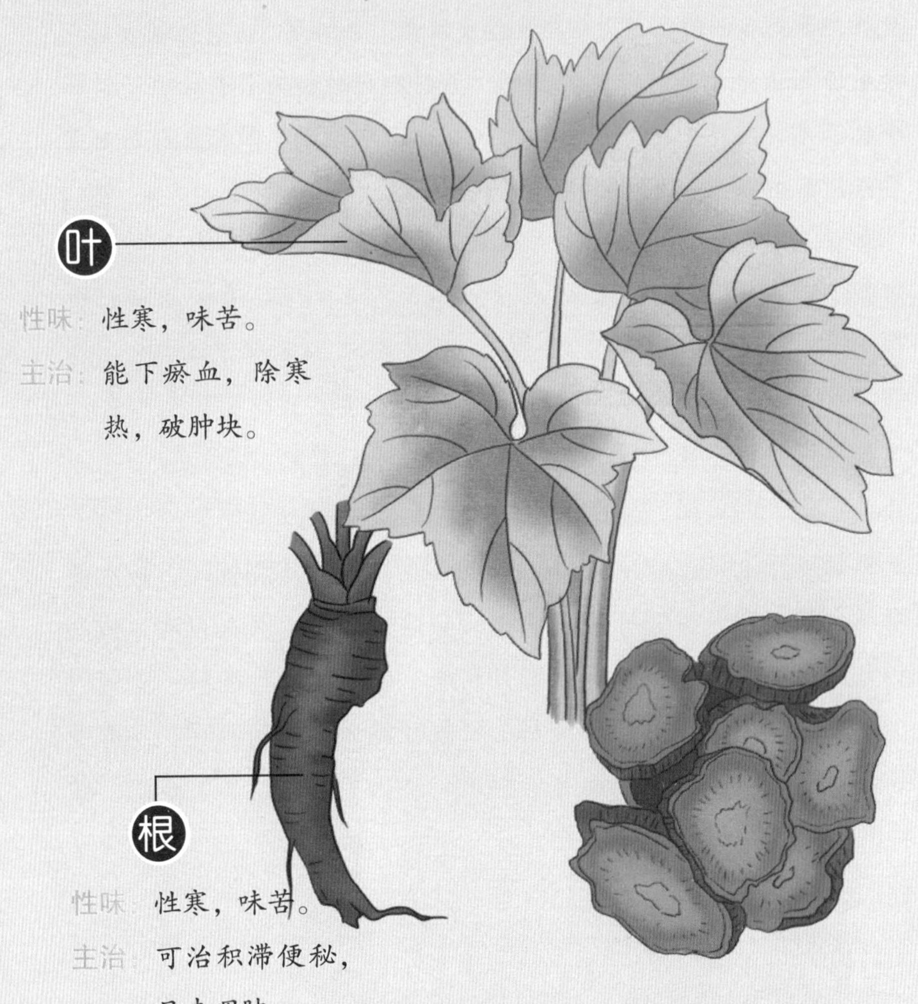

产地分布： 分布于西北、西南各地，南方高寒山区有栽培。

形态特征： 根及根状茎粗壮；茎中空，叶片长宽近相等，具粗壮长柄；花小，黄白色或紫红色，圆锥状花序；瘦果三角形。

功　　效： 泻下攻积，清热泻火，凉血解毒，止血，逐瘀通经，利湿退黄。

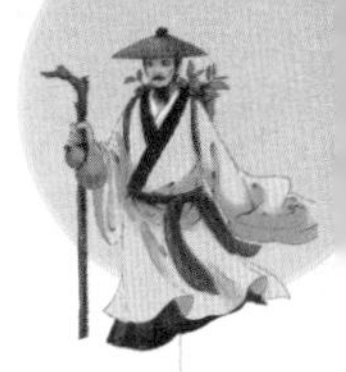

·白话解析·

老年人气血变得越来越虚弱，还有产后的妇女气血不足都会导致津液亏虚，无法滋润肠道，肠道就无法正常运行，因此经常发生便秘。切忌服用通利泻下的药物，这样会进一步损伤阴液。只要服用金液丹，慢慢滋养肠胃，就能好转，润肠的效果也不错。大小便由肾脏控制，肾脏在前后二阴开窍，具有运行津液的功能。如果肾气不足，就会导致二便不通，也可以服用金液丹，肾气强壮小便就能通畅。（我曾遇见一位姓陈的盐商，他已经七十六岁了。春天时突然患上了中风脱证，他服用了大量的人参、附子类药物，差不多有二百余剂，才康复。到了十月，他出现了便秘的症状，每天上厕所不下十次，还出冷汗，四肢冰凉，面色发青。有一位姓马的医生为他开了一些滋补的药物，其中加入生大黄三钱。我认为这样的做法不太妥当，就告诫他：“老年人突然发作中风脱证，多亏你用人参附子之类的药物挽救了他的性命，但是不能安心养病，再加上患者平日里过度思虑，容易导致津液不足，肠腑功能失调。最好的方法是滋养津液，再搭配一些温化药物，津液就能流通，何必这么急于加快病情的变化呢？如果使用大黄，病情可能恶化，来不及挽救。最好是等待两三天，病情就会缓解。”患者抱怨我的方法见效慢。到了第二天，无奈之下，只好使用人参二两、苁蓉一两、当归五钱、松仁五钱、柏子仁五钱、附子三钱、升麻四钱，将这些药物煎汤，让患者服用；同时在便桶里放入绿矾一斤，用热水冲开，扶患者坐在上面，没过多久，大便就通畅了。）

溺血

凡膏粱人，火热内积，又多房劳，真水既涸，致阴血不静，流入膀胱，从小便而出。可服延寿丹，甚者灸关元。若少壮人，只作火热治之，然在因病制宜。（火热内积，实证也，一剂寒凉可解。房劳传肾，虚证也，非温补不可。审证而治，大有分别。）

·白话解析·

那些喜欢吃油腻食物的人，多半体内有火热积聚，再加上房事无度损伤了身体，使得真阴之水已经消耗殆尽，导致阴血无法正常循环，最终流入膀胱随小便一起排出了。服用延寿丹就能见效，对于重症者，可以艾灸其关元穴。如果是年轻人，可以按照火热证的方法进行治疗，主要还是根据病情的变化而为患者诊治。（体内火热积滞属于实证，只需服用一剂寒凉药物就能恢复。过度房事损伤肾精，这属于虚证，应采用温补的方法进行治疗。行医之人应根据不同的病症进行治疗，每一个病症都有很大的区别。）

淋证

此由房事太过，肾气不足，致包络凝滞，不能通行水道则成淋也。服槟榔汤、鹿茸丸而愈。若包络闭涩，则精结成砂子，从茎中出，痛不可忍，可服保命丹，甚者灸关元。（淋浊之证，古人多用寒凉、分清、通利之品，然初起则可，久而虚寒，又当从温补一法。）

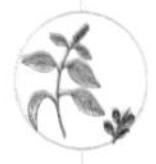

·白话解析·

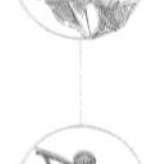

淋证是因为房事过度，严重损耗了肾气，肾脏周围的血气不通畅，肾脏功能无法正常运转引发的。只要服用槟榔汤、鹿茸丸就能恢复健康。如果周围血气不通畅，时间长了就会生成结晶，最终形成砂石，只能从阴茎中排出，患者疼痛难忍，服用保命丹就能见效，重症患者可以灸其关元穴，病情就能有所好转。（像

槟 榔

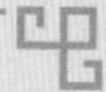

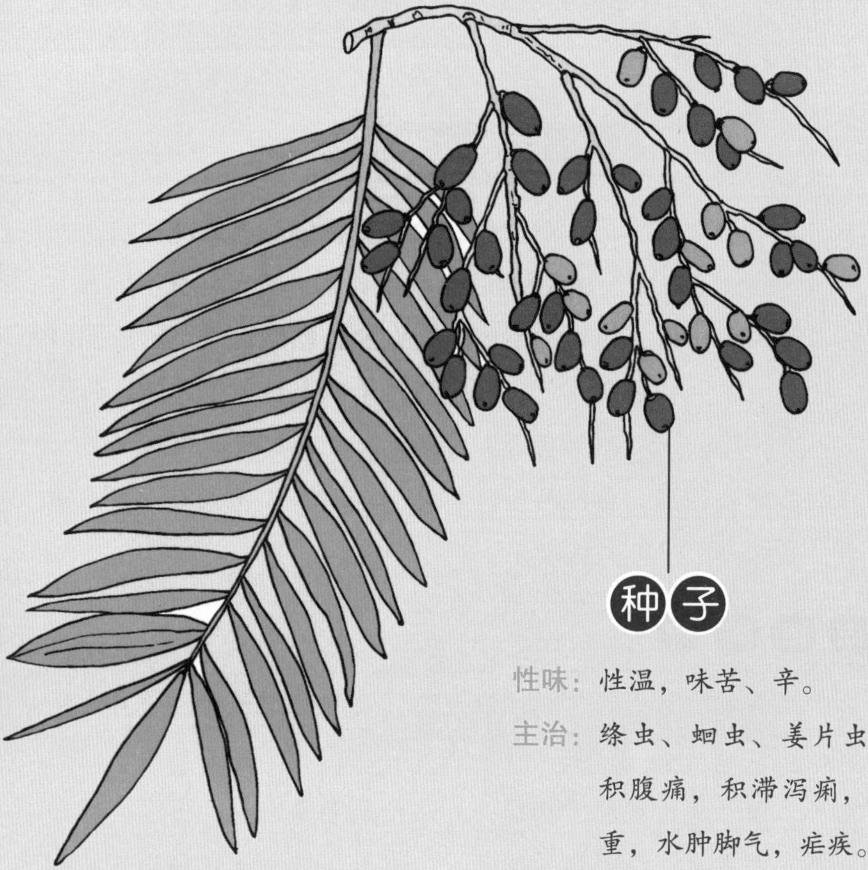

种子

性味：性温，味苦、辛。

主治：绦虫、蛔虫、姜片虫病，虫积腹痛，积滞泻痢，里急后重，水肿脚气，疟疾。

产地分布：分布在云南、广东等地。

形态特征：乔木，不分枝；羽状复叶在顶端丛生，小叶披针状线形或线形；花序着生于最下一叶的叶基部，有佛焰苞状大苞片，长倒卵形；坚果卵圆形或长圆形。

功　　效：杀虫，消积，降气，行水，利水，截疟。

淋浊这类病证，古人通常使用分清化浊、寒凉、通利小便的药物，发病初期可以使用这类药物，要是病情发展成虚寒证，必须使用温补的方法才能见效。）

肠澼下血

此由饮食失节，或大醉大饱，致肠胃横解。久之冷积结于大肠之间，致血不流通，随大便而出。病虽寻常，然有终身不愈者。庸医皆用凉药止血，故连绵不已。盖血愈止愈凝，非草木所能治也。正法：先灸神阙穴百壮，服金液丹十两，日久下白脓，乃病根除也。（《经》云：阴络伤则血内溢，血内溢则后血。治此之法，总在别其脉之强弱，色之鲜暗，该清、该温，愈亦不难。若不慎饮食，恣纵酒色，断不能愈矣。）

白话解析

此病的发生是因为饮食没有规律，或者暴饮暴食，肠胃运动逐渐弱化，时间长了，寒气就会在大肠间积滞，导致血液不能正常循环，最后随大便而排出体外。这个病十分常见，但也有疾病伴随终身的患者。面对出血的情况，庸医往往使用寒性药物，结果导致持续出血。越是采用止血的方法，血液就越容易凝滞，此病不是使用一些草药就能治愈的。正确的治疗方法如下：先对患者的神阙穴施灸一百壮，再让他服用金液丹十两，时间久了，白脓就能排出来，使用此方法就能药到病除。（《黄帝内经》指出：如果阴络受损，血液就会溢出体内，血液溢出后引发便血。治疗这种疾病的关键是辨别患者脉象的强弱，血液颜色是鲜红还是暗红，只要能够分清楚，对症使用清法和温法，痊愈也不难。如果不合理饮食，沉溺于酒色，要想痊愈是不可能的。）

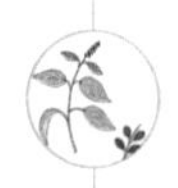
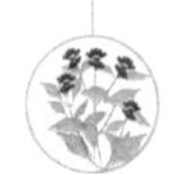
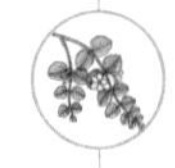

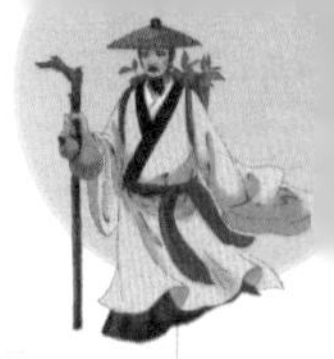

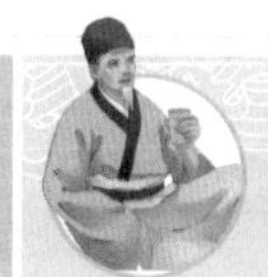

卷下

肠痈

此由膏粱饮酒太过，热积肠中，久则成痈，服当归建中汤自愈。若近肛门者，用针刺之，出脓血而愈。（此证身皮甲错，腹皮急胀如肿，甚者腹胀大，转有水声，或绕脐生疮，若脐间出脓者不治。大法以托补为主，若脓成破脐出而殒。）

·白话解析·

此病证是由于患者长期过度食用油腻食物、饮酒无度，导致肠道热邪蕴积。时间久了，热邪会侵入肌体，引发痈疮。患者可服用当归建中汤来治愈病情。如果痈疮出现在肛门附近，可以用针刺破患处，将脓血排出后病情即可痊愈。（该病会出现皮肤粗糙、干裂，如同鱼鳞状，腹部肿胀、肚皮紧绷等症状。严重者腹部会极度胀大，并伴有水声，或在肚脐周围出现疮痈。一旦肚脐有脓液流出，就很难治愈了。治疗此病证的原则以托补为主。如果痈疮在肚脐处破溃流脓，可能会导致患者死亡。）

肠痔

此由酒肉饮食太过，致经脉解而不收，故肠裂而为痔。服金液丹可愈，外取鼠腐（当是妇字）虫十枚，研烂摊纸上贴之，少刻痛止。若老人患此，须灸关元二百壮，不然肾气虚，毒气下注，则难用药也。（凡系咳嗽吐血后，大肠并肺虚极，

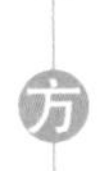

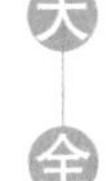

而热陷于大肠，多难收功，若专于治痔，而罔顾本原，未有不致毙者。）

白话解析

此病证是由于过量饮酒食肉，导致经脉失去对筋肉的约束，进而引发痔。服用金液丹可实现痊愈。将十只鼠妇虫研成粉末，然后摊铺于纸上并贴在患处，疼痛会迅速缓解。如果老年人得了这个病，应采用艾灸关元穴二百壮的方法进行治疗，否则年纪大了肾气虚弱，毒气侵入肠腑，便很难仅靠药物治愈了。（一旦咳嗽引发吐血，大肠和肺都会变得极其虚弱，同时大肠内热积滞，治疗效果难以显现。假如仅专注于治疗痔疮，而不探究疾病的根本原因，患者死亡难以避免。）

膏肓病

人因七情六欲，形寒饮冷，损伤肺气，令人咳嗽，胸膈不利，恶寒作热，可服全真丹。若服冷药，则重伤肺气，令人胸膈痞闷，昏迷上奔，口中吐冷水，如含冰雪，四肢困倦，饮食渐减，此乃冷气入于肺中，侵于膏肓，亦名冷劳。先服金液丹，除其寒气，再用姜附汤十日可愈，或服五膈散、撮气散，去肺中冷气，重者灸中府三百壮可愈。（形寒饮冷之伤，初起原不甚深重，医人不明此证，误与凉药，积渐冰坚，致成膏肓之疾。及至气奔吐冷，寒热无已，不思转手温补，仍与以滋阴退热等剂，以致不起，非是病杀，乃医杀也。）

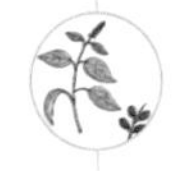

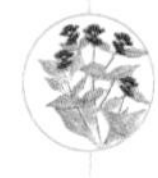

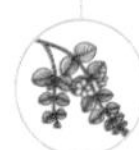

一人暑月饮食冷物，伤肺气，致咳嗽、胸膈不利，先服金液丹百粒，泄去一行，痛减三分，又服五膈散而安。但觉常发，后

五年复大发，灸中府穴五百壮，方有极臭下气难闻，自后永不再发。（世医不审病因，动云暑月热气伤肺，一派寒凉，致水气不消，变成大病。）

中医小课堂

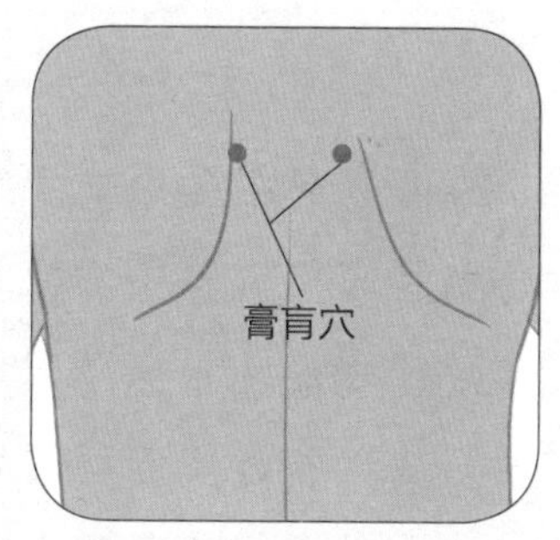

膏肓指人体心与膈间的部分，膏指心下的少量脂肪；肓是膈上的薄膜。古人认为，膏肓处得病，由于位置深且隐蔽，药物和针灸都无法起到作用，已经无法治疗了。因此，“病入膏肓”就是指“不治之症”或“难治之症”。

此外，人体还有一对膏肓穴，位于背部第四胸椎棘突下，左右旁开三寸，肩胛骨内侧。著名的《行针指要歌》中有“或针劳，须向膏肓及百劳”之句，认为膏肓穴是治疗虚劳和各类慢性疾患的要穴。

白话解析

人体由于情绪等的影响，加上寒气侵入和饮食寒凉，可能会导致肺气受损，引发咳嗽症状。患者感到胸闷不舒，怕冷发热，可服用全真丹。如果服用寒凉药物，可能会对肺气造成严重损伤，导致胸膈满闷，神志不清，腹部有气逆上冲，口中吐冷水，如同含了冰雪，四肢乏力，食欲减退。这是由于寒气侵入肺脏和膏肓所引起的疾病，也称为冷劳。在这种情况下，先服用金液丹祛除寒气，再服用姜附汤，十天即可痊愈。或者服用五膈散、撮气散，以除去肺中冷气，病情严重者艾灸中府穴三百壮即可痊愈。（寒气入侵和饮食寒凉对人体的伤害，初时可能并不严重，若医生不理

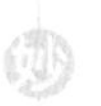
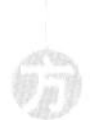

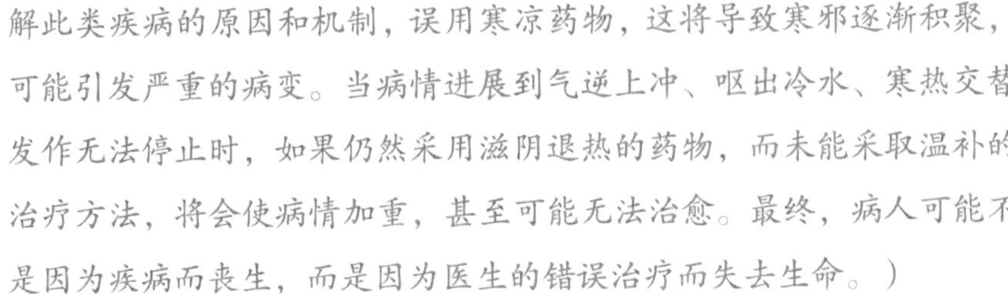

解此类疾病的原因和机制，误用寒凉药物，这将导致寒邪逐渐积聚，可能引发严重的病变。当病情进展到气逆上冲、呕出冷水、寒热交替发作无法停止时，如果仍然采用滋阴退热的药物，而未能采取温补的治疗方法，将会使病情加重，甚至可能无法治愈。最终，病人可能不是因为疾病而丧生，而是因为医生的错误治疗而失去生命。）

一名患者在夏天吃了寒凉食物，导致肺气受到损伤，出现咳嗽、胸膈间气机不畅的症状，先让他服用了百粒金液丹，他泻下一次后，疼痛就减少了三成，接着又让他服用了五膈散，病情就有所好转。不过他的病情还是经常出现反复，在五年之后又发作了，病得很重，艾灸了中府穴五百壮，立刻排出了臭味极强的肠胃之气，从那以后就没有再发作过。（如今的医生不去详查病因，动不动就说是因为暑月热气损伤肺气，一味运用寒凉药物治疗，使得寒水之气凝滞在体内，最终酿成严重的疾病。）

噎病

肺喜暖而恶寒，若寒气入肺或生冷所伤，又为庸医下凉药冰脱肺气，成膈噎病。觉喉中如物塞，汤水不能下，急灸命关二百壮，自然肺气下降而愈。（噎病之多死者，皆由咽中堵塞，饮食不进，医人畏用热药，多用寒凉润取其滋补，焉能得生。用先生灸法甚妙，奈人不能信用，何哉？）

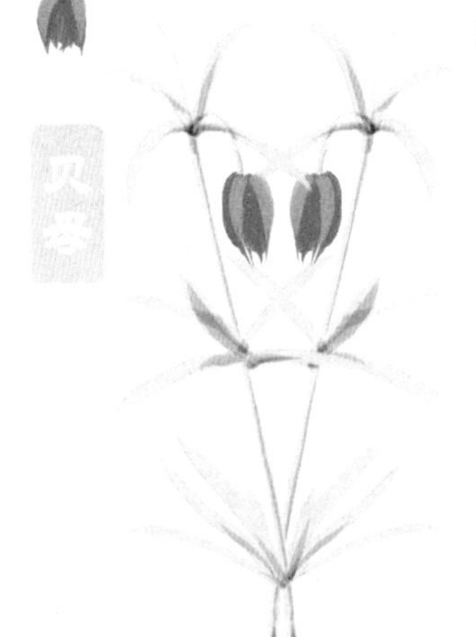

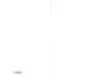

又有肺寒一证，令人头微痛，多清涕，声哑，恶寒，肩背拘挛，脉微浮

麦 冬

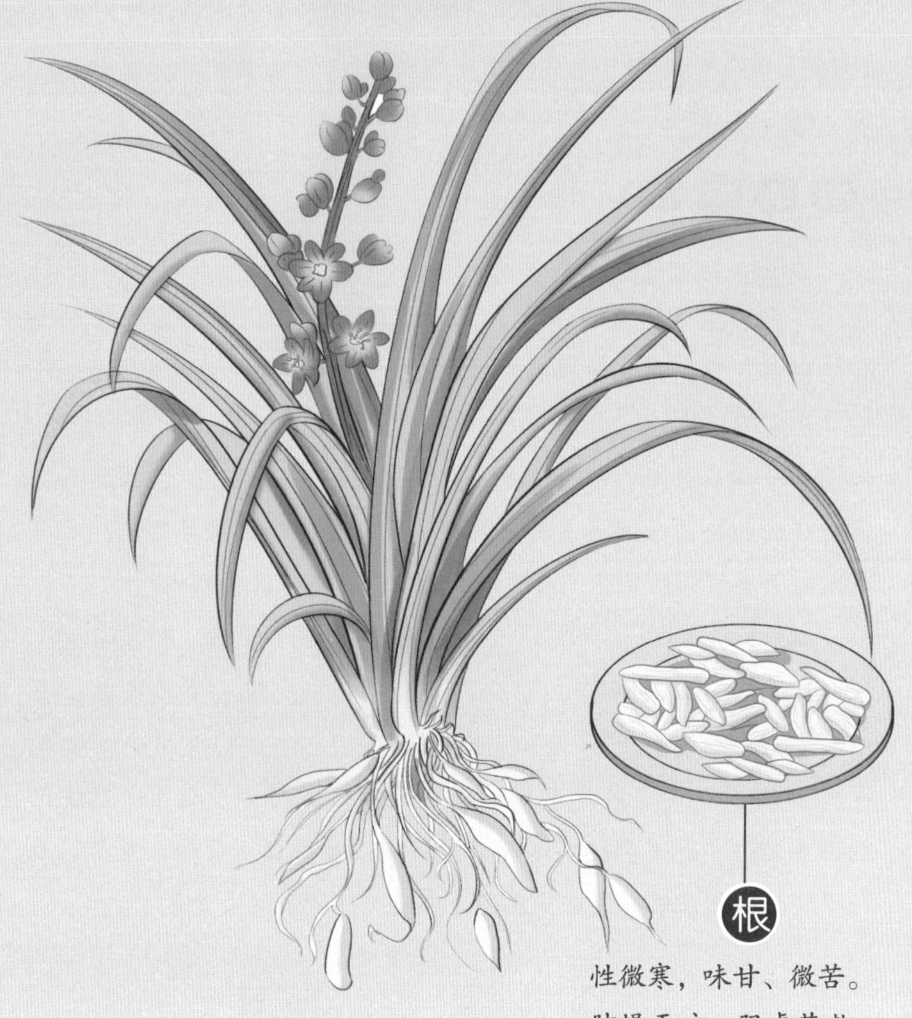

性微寒，味甘、微苦。
肺燥干咳，阴虚劳嗽，
津伤口渴，心烦失眠，
内热消渴，肠燥便秘。

产地分布：主产于浙江、四川等地。

形态特征：根较粗，中间或近末端常膨大成椭圆形或纺锤形的小块根；地下走茎细长，茎很短；叶基生成丛，禾叶状，边缘具细锯齿；花单生或成对着生于苞片腋内；种子球形。

功　　效：养阴润肺、益胃生津、清心除烦。

紧，当服华盖散，重则姜附汤，忌冷物。此证不可误认作痨证治，故表而出之。（肺寒之证，世医不识，不能用温散，但用桑皮、贝母、麦冬、玉竹等味壅住寒邪，做成弱证者多矣。）

•白话解析•

肺脏喜欢温暖而厌恶寒冷，若寒气侵入肺脏或因饮食生冷所伤，又被庸医误用寒凉药物，使得肺气被寒凉凝滞，便可能形成膈噎病。此时，患者会感到喉咙好像有物体堵塞，无法咽下汤水。应立即艾灸命关穴二百壮，这样肺气就会自然下降，病情随之痊愈。（噎病患者死亡的原因多为咽喉堵塞、无法饮食，且医者不敢使用热性药物，而用寒凉滋润药物替代，患者如何能存活呢？采用先生的灸法，疗效显著，人们却不相信，这是什么原因呢？）

有一种肺寒病证，表现为头部微痛、多流清涕、声音嘶哑、恶寒、肩背部拘急疼痛、脉象微浮紧等特征。应服用华盖散；病情较重者则需服用姜附汤，同时忌食寒凉之物。切勿将此病证误诊为痨病，应采用解表散寒的治疗方法。（当今多数医者无法识别肺寒之证，也不会使用温散药物，反用桑白皮、贝母、麦冬、玉竹等药物壅塞寒邪，使疾病发展为虚证，这种情况太多见了。）

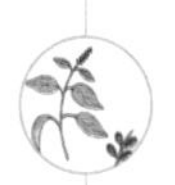

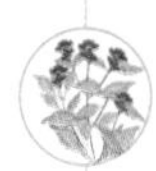

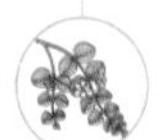

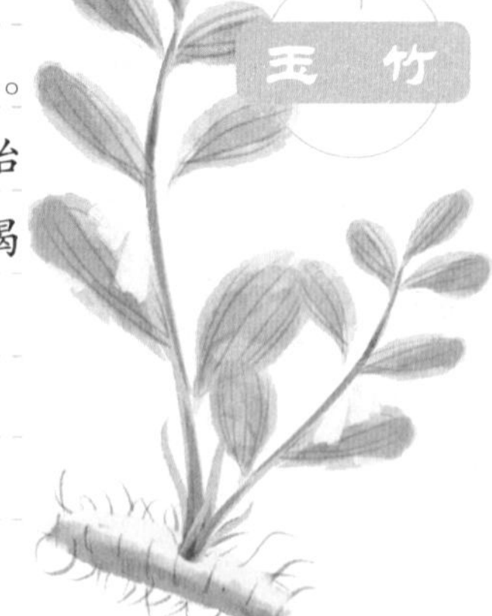

别　　名：萎蕤、玉参、女萎等。

性味归经：性微寒，味甘。归胃、肺经。

功能主治：生津止渴、养阴润燥。主治热病伤阴、虚热燥咳、消渴等症。

成熟周期：秋季采挖根茎。

使用禁忌：脾胃虚寒者忌服。

咳嗽

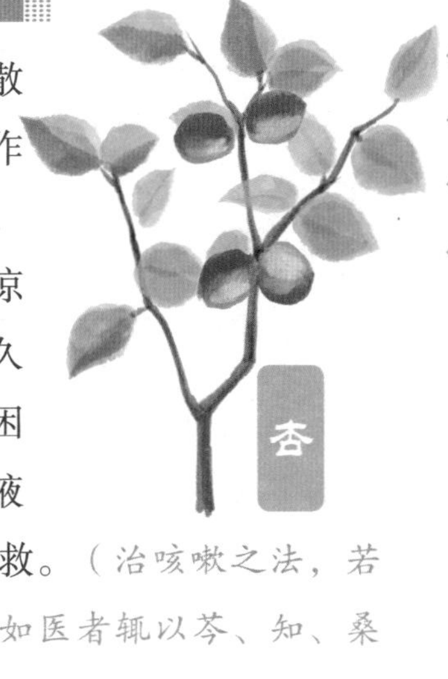

咳嗽多清涕者，肺感风寒也，华盖散主之。若外感风寒，内伤生冷，令人胸膈作痞，咳而呕吐，五膈散主之。咳嗽烦躁者，属肾，石膏丸主之。大凡咳嗽者，忌服凉药，犯之必变他证；忌房事，恐变虚劳。久咳而额上汗出，或四肢有时微冷，间发热困倦者，乃劳咳也。急灸关元三百壮，服金液丹、保命丹、姜附汤，须早治之，迟则难救。（治咳嗽之法，若如先生因证制宜，焉有痨瘵不治之患。无如医者辄以芩、知、桑杏为要药，致肺气冰伏，脾肾虚败，及至用补，又不过以四君、六味和平之剂、和平之药与之，所谓养杀而已。）

白话解析

咳嗽且伴随着流清鼻涕的症状，这是由于肺脏感染了风寒邪气，应当使用华盖散进行治疗。如果在外界感受风寒，同时又因食用生冷食物而内伤，会令人感到胸膈痞闷，并伴有咳嗽和呕吐的症状，此时应使用五膈散进行医治。而如果咳嗽同时伴有烦躁感，这说明病变部位已深入肾脏，应使用石膏丸进行治疗。对于所有类型的咳嗽，都应避免使用寒凉药物，否则可能会引发其他病证；同时也应禁止房事，否则有可能转变为虚劳。若咳嗽持续日久，伴有额头出汗，四肢偶有发凉，间歇性发热、困倦等症状，这是劳嗽的表现。应马上艾灸关元穴，同时服用金液丹、保命丹、姜附汤。此症须及时治疗，晚了就会很难救治。（治疗咳嗽的方法，若依照先生的辨证施治，哪有发展成痨瘵而不能治愈的担心呢？奈何很多医生经常使用黄芩、知母、桑白皮、杏仁等寒凉药物进行治疗，导致寒邪在肺脏内冰伏，脾肾之气逐渐衰败。等到需要使用补药时，他们只能用四君子汤、六味地黄丸等平和的药物和方剂进行治疗，这实际上是在用补药杀人罢了。）

肾厥

凡人患头痛，百药不效者，乃肾厥。服石膏丸、黑锡丹则愈，此病多酒多色人则有之。（《经》云：厥成为巅疾；又云：少阴不至者厥也。头痛之证，肾虚者多，若用他药，断难奏效，惟大温补为是，温补不效，其丹艾乎？）

肾

一人因大恼悲伤得病，昼则安静，夜则烦惋，不进饮食，左手无脉，右手沉细，世医以死证论之。余曰：此肾厥病也。因寒气客脾肾二经，灸中脘五十壮，关元五百壮，每日服金液丹、四神丹。至七日左手脉生，少顷，大便下青白脓数升许，全安。此由真气大衰，非药能治，惟艾火灸之。（此证非灸法不愈，非丹药不效，二者人多不能行，医人仅用泛常药以治，其何能生？）

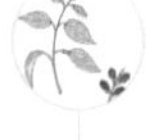

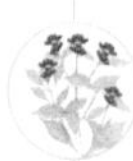

白话解析

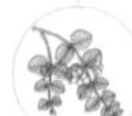

对于那些经常出现头痛，并且无法通过各种药物治疗缓解的人，他们可能患有肾厥病。服用石膏丸和黑锡丹后便可以痊愈。这种病证通常更容易发生在嗜好酒色的人身上。（根据《黄帝内经》记载，厥是一种巅顶的疾患。又说：少阴气血不畅会导致病变厥证。头痛通常是由于肾虚而发病，因此使用其他药物治疗可能很难见效。可以尝试使用温补药物，但如果温补效果不佳，为何不尝试使用丹药和艾灸呢？）

一个人因为生气和难过得了重病，白天很安静，晚上烦躁不安，不想吃东西，左手没有脉搏，右手脉搏沉细，当时的医生都说这是不治之症了。我说："这是肾厥病。"这是寒气进入脾肾二经引起的。艾灸中脘穴五十壮，关元穴五百壮，每天服用金液丹、四神丹。到了第七天，患者左手脉象有了起色，不一会儿，大便泻下青白色脓液，大约有几升，病情稳定了。这是由于真气严重衰减，药物已经无法治愈，只能用艾灸的方法治疗。（这种病只有用灸法和丹药才有效。但两种治疗方法医生大多都不用，只用普通药物进行治疗，这样怎么能救人的性命呢？）

脾劳

人因饮食失节，或吐泻、服凉药致脾气受伤，令人面黄肌瘦，四肢困倦，不思饮食，久则肌肉瘦尽，骨立而死。急灸命关二百壮，服草神、金液，甚者必灸关元。（先天之原肾是也，后天之本脾是也。人能于此二脏，谨摄调养，不使有乖，自然脏腑和平，经脉运行，荣卫贯通，气血流畅，又何劳病之有？病至于劳则已极矣，非重温补何由得生。虞花溪强立五劳之证，所用皆系温平凉剂，以此灾梨祸枣，实是贻害后人。）

•白话解析•

人们因为饮食无节制，又或者因经常呕吐腹泻、服用过于寒

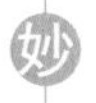
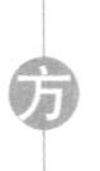
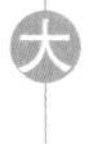

凉的药物导致脾气受损，使人面色发黄，四肢无力，食欲不振。长此以往，肌肉会逐渐消瘦干枯，皮肤失去光泽，骨骼显露，若病情持续下去，可能会导致迅速死亡。应马上艾灸命关穴二百壮，服用草神丹和金液丹。如果病情严重，必须艾灸关元穴。（肾是身体的先天之本，而脾则是后天之本。假如人们能够谨慎地调养这两个脏器，使其保持正常运作，那么自然脏腑和谐，经脉通畅，荣卫之气畅通无阻，气血运行流畅。这样又怎么会生劳病呢？但病变一旦引发劳病，便说明身体已经极度虚弱，必须采取强温补救措施来维持生命。虞抟提出的五劳证治理论并不完全正确，他所使用的药物都是温、平、寒、凉之剂，并将其写在书上，这实在是贻害后人。）

肾 劳

夫人以脾为母，以肾为根，若房事酒色太过，则成肾劳，令人面黑耳焦，筋骨无力。灸关元三百壮，服金液丹可生，迟则不治。

白话解析

身体的功能主要依赖于脾脏和肾脏。过度的性行为和饮酒会使身体过度疲劳，导致肾劳，从而使人肤色变黑、耳轮焦枯、筋骨无力。通过灸关元穴、服用金液丹等措施，就可以挽救生命，但如果拖延过久，可能无法救治。

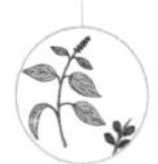
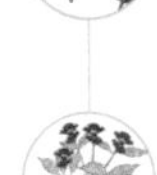

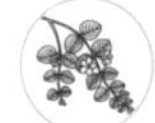

眼 病

肝经壅热上攻，致目生昏翳，先服洗肝散数剂，后服拨云散，其翳自去。若老年人肾水枯涸，不能上荣于目，致双目昏花，渐至昏暗，变为黄色，名曰内障，服还睛丹，半月目热上攻，勿惧。此乃肾气复生，上朝于目也。如觉热，以手掌揉一番，光明一番，一月间，光生复旧矣。（眼科用药，不循纪律，只用一派发散寒凉，所谓眼拉扱是也。倘能尽如先生之法而行之，天下丧明者少矣。）

－治验－

余家女婢，忽二目失明，视之又无晕翳，细思此女，年少精气未衰，何缘得此证？良由性急多怒，有伤肝脏，故经脉不调而致。遂与密蒙花散一料，如旧光明矣。（病有万变，医止一心。线索在手，头绪逼清，何惧病体之多端，不愁治疗之无术。）

别　　名：蒙花、小锦花、黄饭花等。

性味归经：性微寒，味甘。归肝、胆经。

功能主治：清热泻火、养肝明目、退翳。主治目赤肿痛、多泪羞明、视物昏花等症。

成熟周期：春季花未开放时采摘簇生花蕾。

使用禁忌：阳虚者、孕妇忌服。

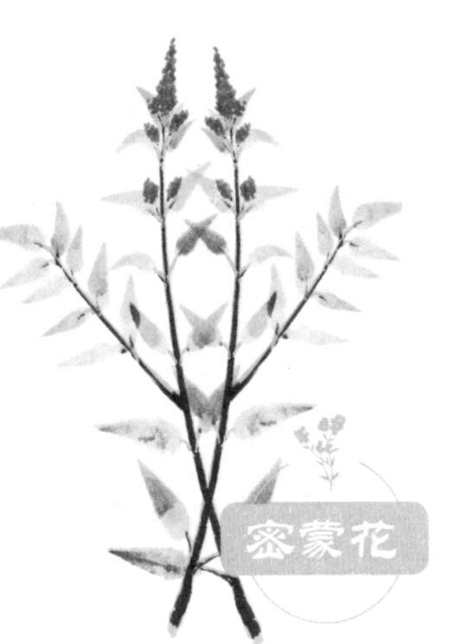

白话解析

若肝经内热积累，上冲至头部，可引起视力模糊，形成翳障。可服用洗肝散数剂，再使用拨云散，此时翳障自然会消退。若老年人肾水枯竭，无法滋养双眼，引起视力模糊，进一步恶化导致视野变暗，直至视野变黄，这是白内障的症状。对于此种情况，

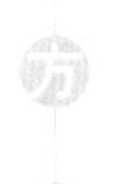

应服用还晴丹，半个月后出现热气上攻的感觉，不要担心，这是肾气恢复的表现，这将会进一步提升视力。如感到眼热，轻揉片刻能增强光明感，一个月后，视力会明显提升，恢复如初。（当今眼科用药常偏离医理，滥用寒凉发散药物，使眼睛成为药物的滥用区域。若能遵循先生的治法治疗眼疾，相信天下失明者将会大大减少。）

我家有个婢女，突然就双目失明了，她没有眼睛长翳膜的症状。我思考这姑娘年纪轻轻，精力旺盛，怎么就得了这种病呢？原来她脾气特别急躁，爱发怒，伤到肝脏了，导致经脉气血不顺而发了病。于是我让她服用了一剂密蒙花散，她的眼睛很快就恢复光明了。（疾病变化多端，医生只要认真分析、找到线索，就能搞清楚病因，即使病情变化多端又有什么好怕的呢？也就不用担心治不好了。）

奔豚

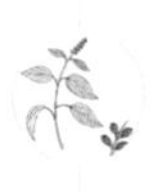

此由肾气不足，又兼湿气入客小肠，连脐发痛，或上或下，若豚之奔，或痛连外肾成疝气者，服塌气散、茱萸丸、金铃子丸或蟠葱散。（奔豚与疝不同，混淆不得，从小腹而上，抵心者，奔豚也；从少腹而上逆脐，肙气与横弦，冒疝也；从阴囊而上冲心膈，痛欲死者，冲疝也，从少腹而下连肾区者，小肠与狐疝也。是有差别，不可不审。）

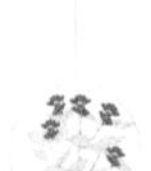
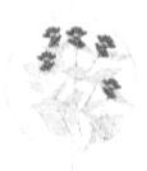
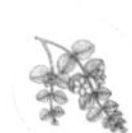

茱萸、茶辣、吴椒等。

性热，味辛、苦。归胃、肝、脾、肾经。

散寒止痛，降逆止呕，助阳止泻。主治胃寒疼痛、腹痛、疝痛、五更泄泻等症。

8~11月果实未开裂时剪下果枝。

阴虚火旺者忌服。

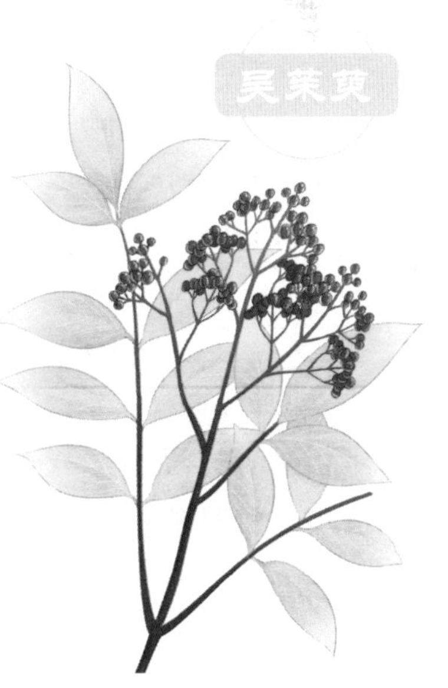

白话解析

这种病症是肾气不足，且湿气侵入小肠所致。其症状包括疼痛牵连至脐部，其痛有时在上部，有时在下部，如同小猪奔跑。或者疼痛牵连至睾丸，形成疝气。在治疗时，可以考虑使用塌气散、茱萸丸、金铃子丸或蟠葱散。（奔豚与疝气不同，不应混淆。奔豚表现为从小腹向上冲逆，抵达心下；而冒疝则是疝气从少腹起，上逆至脐部，感觉酸痛；冲疝则从阴囊向上攻冲心膈，疼痛难忍；小肠疝与狐疝则是从少腹向下疼痛，连及肾区。上述几种病证是有差别的，不能不加以区分。）

肺膈痛

此证因肺虚，气不下降，寒气凝结，令人胸膈连背作痛，或呕吐冷酸水，当服五膈散自愈。（此证治若失宜，久久必成膈证。）

·白话解析·

这种病症是由于肺气虚弱，导致浊气无法正常下降，加上寒气凝结，引发胸膈疼痛并连及背部，或者伴有呕吐冷酸水的情况。应服用五膈散，即可痊愈。（如若诊疗不当并延误多日，将可能恶化成为更严重的膈证。）

骨缩病

此由肾气虚惫，肾主骨，肾水既涸则诸骨皆枯，渐至短缩，治迟则死。须加灸艾，内服丹附之药，非寻常草木药所能治也。（凡人年老，逐渐矬矮，其犹骨缩之病乎？）

— 治验 —

一人身长五尺，因伤酒色，渐觉肌肉消瘦，予令灸关元三百壮，服保元丹一斤，自后大便滑，小便长，饮食渐加，肌肉渐生，半年如故。（此自消瘦，与骨缩有间，不知何缘附此，中间疑有缺文。）

·白话解析·

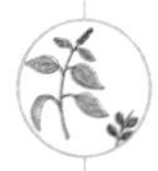

这种病症是由肾气虚弱引发的。肾脏在人体中起到维护骨骼生长的作用，若肾水不足，骨骼便可能逐渐干枯萎缩，导致人体身高变矮，若不及时治疗，就会导致死亡。治疗方法包括使用艾灸，口服丹剂和附子类药物等，这些治疗方式的效果远非一般草木方剂所能比拟。（对于老年人来说，身高逐渐变矮的情况与骨缩病相似。）

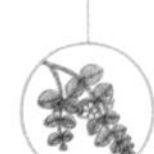

— 治验 —

一个人身高五尺，因为沉溺酒色，身体逐渐消瘦。后来，我让他艾灸关元穴三百壮，服用了一斤保元丹。从那以后，他

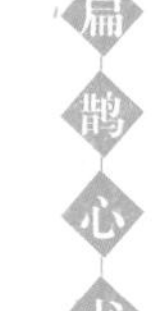

的大便变得通畅，小便清澈利落，食欲逐渐恢复，身体也开始长肉，半年后他的身体就恢复到了原来的状态。（这个人是身体自然瘦弱下来了，不是骨缩病，不知道为什么放到这里来说，可能中间有文字缺失了。）

手颤病

四肢为诸阳之本，阳气盛则四肢实，实则四体轻便。若手足颤摇不能持物者，乃真元虚损也。常服金液丹五两，姜附汤，自愈。若灸关元三百壮则病根永去矣。（手足颤摇，终身痼疾，若伤寒初起如是者，多难治。若过汗伤营而致者，宜以重剂扶阳，加以神气昏乱者，亦不治。）

·白话解析·

四肢的状态反映了人体阳气的充盈程度，若阳气充盈，四肢将感觉坚实有力，进而行动自如。相反，若手足颤抖以致无法拿起物品，这表明真元之气可能亏损。如果平时服用五两金液丹并配合姜附汤，病情可以痊愈。此外，艾灸关元穴三百壮，有助于病根的消除。（手足颤摇是一种终身难以治愈的病症，若伤寒初起即出现此类症状，大多数情况下难以治疗。如果手足颤摇是因过度出汗导致营气损伤所引起，应着重使用扶阳药物；若还伴有神志不清，那么将无法治愈。）

蛊毒

闽广之人，以诸虫置一器内，令其互相啖食，候食尽而独存者即蛊也。中其毒则面目黄肿，心腹胀满疼痛，或吐涎血，久则死矣。初得时用皂角一挺，槌根二两，水煎浓汁二盏，临卧服之。次早取下毒物后，用以万岁藤根，湿纸裹煨熟，每日空心嚼五枚，生麻油送下，三日毒从大便出。凡人至川广每日饮食，宜用银箸，箸白即无妨，箸黑即有毒也。

天冬、万岁藤、天冬草等。
性寒，味甘、苦。归肺、肾经。
具有清肺生津，滋阴润燥的功效。主治阴虚劳嗽，燥热咳嗽，内热消渴，热病伤阴，肠燥便秘，咽喉肿痛。
秋冬二季采挖块根。
脾胃虚寒、食少便溏以及外感风寒、痰湿咳嗽者忌服。

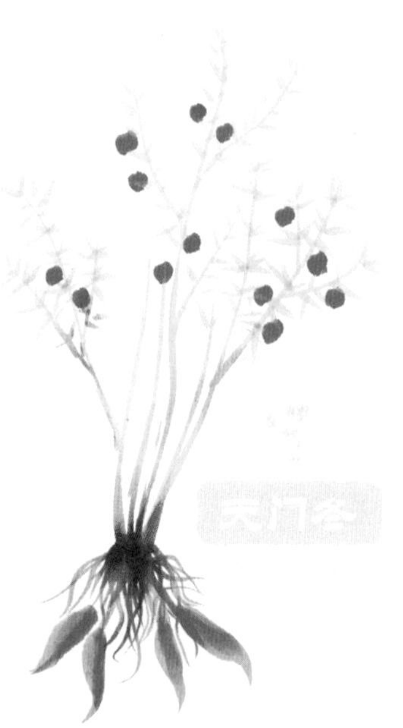

白话解析

在福建和广东地区，人们会将各种虫子放在一个容器中，让它们互相吞食，等到最后剩下的虫子，就是所谓的蛊虫。如果中了蛊虫毒，会出现面色黄肿、心腹胀满疼痛、呕吐痰涎鲜血等症状，长期不治疗会有死亡的危险。在发病初期，可以使用一根皂角和二两槌根，用水煎成浓汁，分为二盏，在睡前服用。服用后，第二天的早晨取下毒物。接着，将天冬的根藤用湿纸包裹煨熟后，每天空腹嚼五枚，并用生麻油送服。连续三天后，毒素会从大便中排出。当人们去四川或广东地区用餐时，建议使用银质的筷子，如果筷子颜色发白，表明食物是安全的；如果筷子颜色发黑，表明食物可能含有毒素。

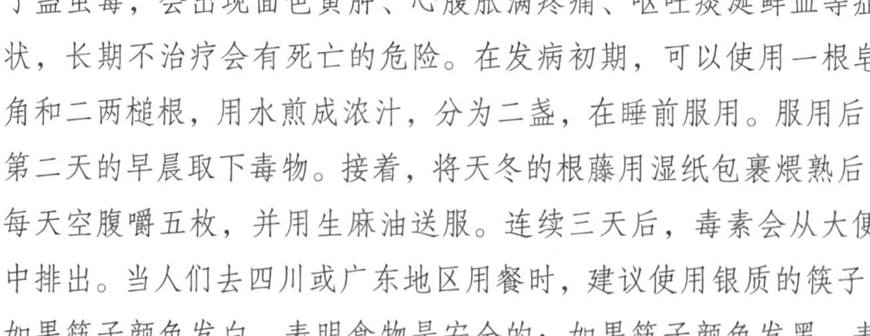

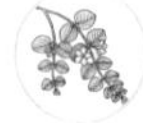

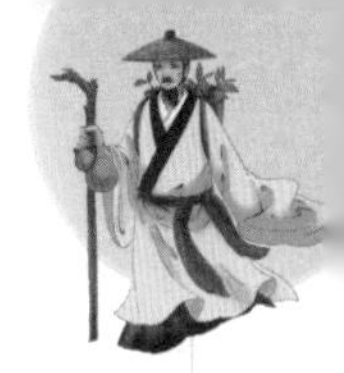

痫 证

有胎痫者，在母腹中，母受惊，惊气冲胎，故生子成疾。发则仆倒，口吐涎沫，可服延寿丹，久而自愈。有气痫者，因恼怒思想而成，须灸中脘穴而愈。（胎痫出于母腹，俗所谓三搐成痫者也。气痫由于七情，故大病后及忧苦人，并纵性贪口腹人率多患此。医书虽有阴阳五脏之分，然皆未得其要，而愈者盖寡。先生此法直中肯綮，予用之而获效者多矣。）

一人病痫三年余，灸中脘五十壮即愈。

一妇人病痫已十年，亦灸中脘五十壮，愈。凡人有此疾，惟灸法取效最速，药不及也。

白话解析

胎痫是在母亲腹中形成的疾病。当母亲受到惊吓时，惊气会冲击胎儿，导致孩子出生后患有痫证。发病时表现为突然昏倒，口吐涎沫。治疗这种病可以服用延寿丹，经过一段时间治疗后可以痊愈。气痫则是由情志刺激所导致的疾病。通过灸中脘穴可以治疗这种疾病。（胎痫是在母亲腹中形成的，也就是所说的三次抽搐以后就会成痫病。气痫是由于七情所导致的疾病，因此，大病初愈、忧思苦恼或饮食没有节制的人容易患上这种病。虽然医学书籍对痫证有阴阳五脏的分类，但这种方法并未掌握痫病的要领，因此很少能完全治愈。先生的治疗方法直接针对痫病的病证和病机，我用这种方法治疗的患者有很多已经见效。）

有一个人得痫证三年多了，灸中脘穴五十壮，病就痊愈了。

还有一个妇人得痫证十年了，也是灸中脘穴五十壮就痊愈了。无论谁得了这种病，艾灸的效果最快，药物不如艾灸的效果好。

瘰疬

此证由忧思恼怒而成。盖少阳之脉，循胁绕颈环耳，此即少阳肝胆之气，郁结而成。亦有鼠涎堕食中，食之而生，是名鼠疬。治法俱当于疮头上灸十五壮，以生麻油调百花膏敷之，内服平肝顺气之剂，日久自消。切不可用斑蝥、石灰、砒霜之类。（《内经》所谓陷脉为瘘，留连肉腠。此风邪外伤经脉，留滞于肉腠之间，而为瘰疬，乃外感之轻者也。《灵枢经》所谓肾脏受伤，水毒之气出于上，而为鼠瘘。失治多至殒命，乃内伤之重者也。）

·白话解析·

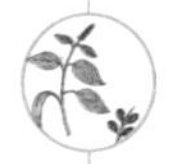
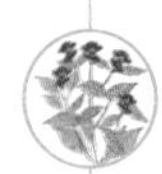
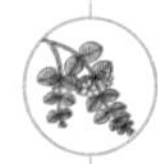

这种病证通常由于忧思恼怒而引发。由于少阳经脉在胁肋部、颈部和耳周环行，因此，当少阳肝胆之气郁结时，便会产生瘰疬。另一种说法是，如果老鼠的口水滴入食物中，人吃了这种食物就会长出瘰疬，这种病症被称为鼠瘘。治疗方法均是在疮头上施灸十五壮，并涂抹用生麻油调和的百花膏，同时服用平肝顺气的药剂，时间久了就能使病证消退。切勿使用斑蝥、石灰、砒霜这类药物。（《黄帝内经》中说“陷脉为瘘，留连肉腠”，是指风邪侵入人体，损伤经脉，使气血凝结于肌肉腠理之间，久而久之形成瘰疬。这是由外邪所引发的病证，病情较轻。《灵枢》记载，肾脏损伤后，水毒之气上行于人体上部，会引发鼠瘘。若延误治疗，大多会导致

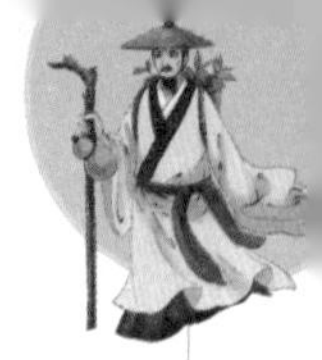

丧命，这是由内伤所致的严重病证。）

妇人

妇人除妊娠外，有病多与男子相同。但男子以元阳为主，女子以阴血为主，男子多肾虚为病，女子多冲任虚为病。盖冲为血海，任主胞胎，血信之行，皆由冲任而来。若一月一次为无病，愆期者为虚，不及期者为实。脉沉细而涩，月信不来者，虚寒也。血崩者，冲任虚脱也。崩者，倒也。白带者，任脉冷也。任为胞门子户，故有此也。发热减食，皆为气血脾胃之虚；不减食，只发热者，心脏虚也。此外疾病治法皆与男子同。（妇人另立一科，原属无谓。业方脉者，不知男女之分，阴阳之异，冲任之原，月信之期，胎孕之病，产乳之疾者，则是走方小技之俦，乌得称大方哉。）

白话解析

除了妊娠之外，妇女生病后与男子的治疗方法很多是相同的。然而，男子以元阳为主，而女子则以阴血为主。男子发病的原因往往在于肾虚，而女子发病的原因则多与冲任二脉的亏损有关。因为冲脉为血海，任脉主胞胎，月经按时来到，都是由冲任二脉所主。如果月经每月准时到来，没有疾病；如果月经有所延迟，这通常是虚证的表现；月经提前则是实证的表现。如果脉搏沉细而涩，且月经没有如期而至，这可能是虚寒的症状。至于血崩，这是冲任二脉的虚脱所引发的。崩，在这里的意思是倒塌。白带过多，可能是由于任脉受寒所致。任脉为子宫门户，因此会出现这些症状。发热和饮食减少可能是由于脾胃气血虚弱；而仅发热但饮食正常则是心脏虚弱的表现。除此之外，其余疾病的治法和男子一样。（妇人单独设立一科本来无意义。对于内科的专业人士

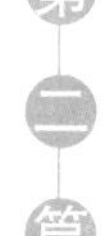

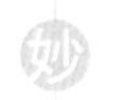

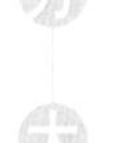

而言，如果他们不了解男女之间的差异、阴阳的关联、冲任二脉的本质、月经周期、妊娠期间的病状、产后的疾病等，那么他们充其量只是江湖游医，哪里称得上真正的专家呢？）

血崩

《经》云：女子二七而天癸至，任脉通，太冲脉盛，月事以时下。若因房事太过，或生育太多，或暴怒内损真气，致任脉崩损，故血大下，卒不可止，如山崩之骤也。治宜阿胶汤、补宫丸半斤而愈。切不可用止血药，恐变生他病，久之一崩不可为矣。若势来太多，其人作晕，急灸石门穴，其血立止。（血崩之证，乃先后天冲任经隧周身之血，悉皆不能收持，一时暴下，有如山崩水溢，不可止遏，非重剂参附补救不能生也。间有属实者，当以形证求之。）

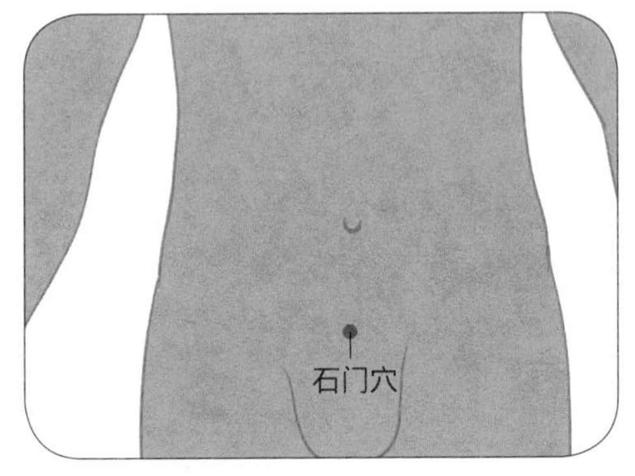

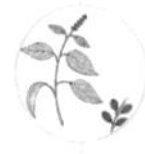
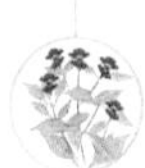
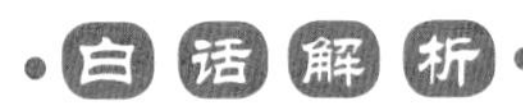

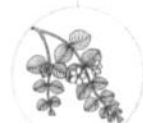

《黄帝内经》记载：女性在十四岁时，肾脏功能逐渐发育成熟，气血在任脉中畅通无阻，而冲脉则充盈气血。此时，女性的月经初潮来临。然而，如果因为性生活过度、生育过多或者因大怒而损耗了人体的真元之气，任脉就会受到严重的损伤，引发大出血。

这种状况发展到最后，出血无法自止，如同山崩一般迅猛。治疗选用阿胶汤和补宫丸，每次各半斤，即可痊愈。不能使用止血药物，否则可能会引发其他病证，长期无法治愈。如果出血过多导致晕厥，应立即用艾灸对石门穴进行刺激，可迅速止血。（血崩的病证，它的病机在于先后天冲任经脉及全身的气血均不能固摄收持，一时间突然流血如山崩水溢一般无法遏制。需要重用人参、附子一类药物进行治疗。对于实证性患者，则需要根据其具体的症状和表现来选择适合的治疗方法。）

带　下

子宫虚寒，浊气凝结下焦，冲任脉（即子宫也）不得相荣，故腥物时下。以补宫丸、胶艾汤治之。甚者灸胞门、子户穴各三十壮，不独病愈而且多子。（带下之证，十有九患，皆由根气虚而带脉不收引。然亦有脾虚陷下者，有湿浊不清者，有气虚不摄者，有阳虚不固者，先生单作子宫虚寒，诚为卓见。）

·白话解析·

子宫内部出现虚寒，导致浊气停滞并聚结于下焦区域，冲任二脉（也就是子宫）无法得到足够的滋养，因此时常排出带有腥味的物质。可服用补宫丸和胶艾汤治疗。若病情较为严重，艾灸胞门穴和子户穴分别三十壮，不但能治愈疾病，还可以增加怀孕的机会。（带下病，十个人中有九个人患病，其根源在于肾的气不足导致带脉无法控制。然而，这种病的病理机制也有可能是因为脾虚气陷、湿浊之气无法排出或气虚无法收敛等原因，还有阳虚不能固摄者，先生将子宫虚寒证单独列出，这真是一个明智而独特的见解。）

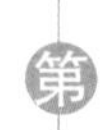

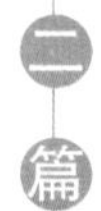

乳痈

良由脏气虚衰，血脉凝滞，或为风寒所客着而成痈矣。若阳明蕴热，亦能成此。先觉憎寒壮热，服救生汤一剂，若迟三五日，宜多服取效。

白话解析

乳痈是由于脏气虚弱、血脉凝滞所致，或因风寒侵入，留在肌肉和皮肤之间而引起的。此外，阳明积热也可能导致乳痈的形成。在发病初期，患者会感到怕冷和高热，可服用救生汤一剂。若病情拖延三到五天，则需要增加药物的使用量才能达到预期的效果。

胎逆病

妊娠后，多于房事，或食冷物不消，令人吐逆不止，下部出恶物，可服金液丹、霹雳散即好。（胎逆即恶阻，俗所谓病儿是也。苟能慎起居，戒房事，节饮食，不但无病儿之患，而生子亦多易育。若谨摄已当，而仍病者，是系孕妇体弱，气血多虚故耳。）

白话解析

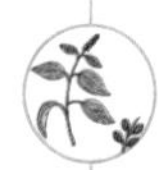

怀孕期间，如果性生活不加节制，或者摄入生冷食物导致消化不良，会引起持续呕吐，阴道排出异常分泌物。服用金液丹、霹雳散后，可以恢复健康。（胎逆即妊娠恶阻，俗称病儿证。如果孕妇能够保持规律的作息、避免性生活、注意饮食调节，通常不会出现病儿证，而且生出的子女也容易生育。如果孕妇在平时调养得当的情况下仍然出现了这些症状，可能是由其身体较弱、气血不足所致。）

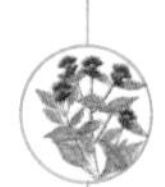

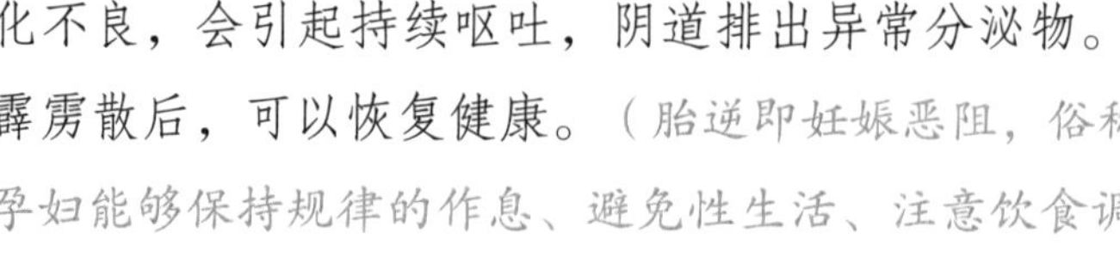

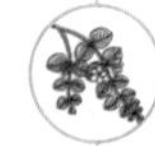

午后潮热

若饮食减少，四肢倦怠，午后热者，胃气虚也。若起居如常，但发烦热，乃胃实心气盛也。服茜草汤五日愈。

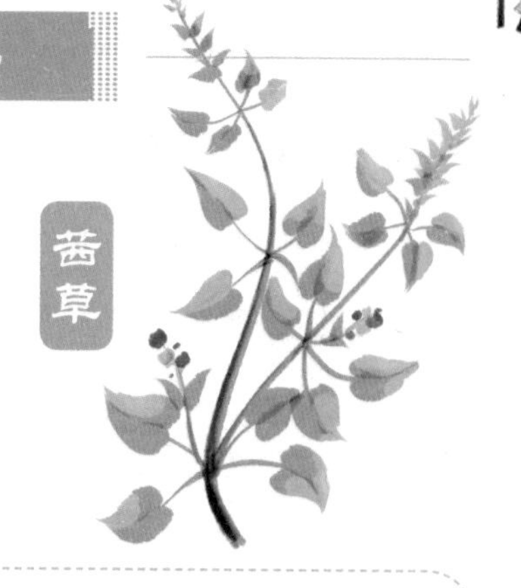

中医小课堂

古人认为，“妇人病有三十六种，皆由冲任劳损所致”。所谓冲任，就是指冲脉和任脉。其中，冲脉为奇经八脉之一，被称为十二经脉之海，负责调节十二经气血，与女性的生殖机能密切相关；任脉也属于奇经八脉，有调节月经、促进女子生殖功能的作用。因此，中医说“冲为血海，任主胞胎”，冲任失调可能会导致月经失调、崩漏、带下、下腹疼痛、不孕、流产等妇科疾病。

白话解析

如果发现饮食有所减少，感到四肢乏力倦怠，午后出现潮热，这很可能是胃气虚弱的表现。假如饮食和起居都正常，但觉得烦躁不安并且发热，这很可能是由于胃腑实、心气盛所导致，此时服用茜草汤，五天便可以恢复健康。

脐中及下部出脓水

此由真气虚脱，冲任之血不行，化为脓水，或从脐中，或从阴中，淋沥而下，不治即死。灸石门穴二百壮。服金液丹、姜附汤愈。（脐为神阙穴，上脾下肾，不可有伤。若出脓水，先后天之气泄矣，焉得不死。）

·白话解析·

这种病证是因为真气虚脱，导致冲任二脉无法正常运行，使得血液化为脓水，从肚脐或阴部不断滴落。如不进行医治，将导致患者死亡。艾灸石门穴二百壮，同时服用金液丹和姜附汤即可痊愈。（肚脐部位的穴位称为神阙，脐部上方是脾脏，下方则是肾脏，这些部位均不能有所损伤。一旦流出脓水，就会导致先后天之气泄漏，怎么会不死亡呢？）

妇人卒厥

凡无故昏倒，乃胃气闭也，灸中脘即愈。（贪食多欲之妇，多有此证。）

·白话解析·

如果妇女突然昏倒且没有明显原因，这是胃气郁闭的表现。通过灸中脘穴，可以促使病痊愈。（贪吃、欲望较强的妇女，大多容易患上这种病。）

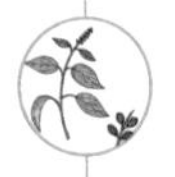

产后虚劳

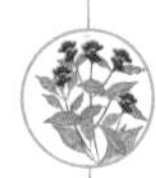

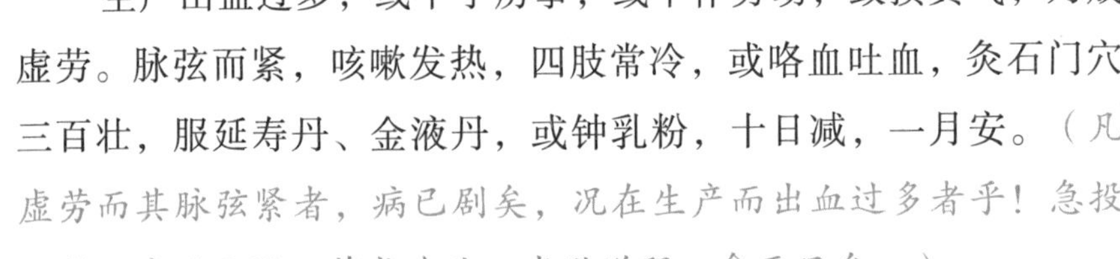

生产出血过多，或早于房事，或早作劳动，致损真气，乃成虚劳。脉弦而紧，咳嗽发热，四肢常冷，或咯血吐血，灸石门穴三百壮，服延寿丹、金液丹，或钟乳粉，十日减，一月安。（凡虚劳而其脉弦紧者，病已剧矣，况在生产而出血过多者乎！急投温补，唯恐已迟，苟或昧此，尚欲滋阴，愈无日矣。）

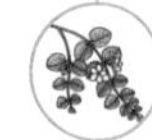

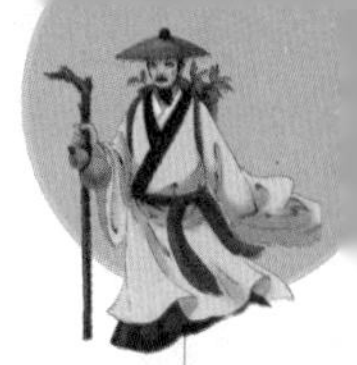

白话解析

生产过程中出血过多，或产后过早进行性行为，或过度劳累，都会导致真气受损，进而引发虚劳病。若出现脉象弦紧、咳嗽发热、四肢怕冷，或咳血、吐血等症状，建议艾灸石门穴三百壮，服用延寿丹、金液丹，或钟乳粉。十天后病情应有所改善，一个月后基本痊愈。（若虚劳病患者出现弦紧脉象，说明病情已较严重，特别是那些在生产过程中大量出血的患者，应立即采取温补措施，唯恐已晚。若医生对此不了解而使用滋阴药物，则可能导致疾病无法得到有效治疗。）

小儿

小儿纯阳，其脉行疾，一息六七至为率，迟冷数热与大人脉同。但小儿之病，为乳食所伤者，十居其半。发热用平胃散；吐泻用珍珠散；头痛发热，恐是外感，用荜澄茄散；谷食不化，用丁香丸；泄泻用金液丹。（小儿之脉较之大人固是行疾，第略差半至一至为率。若六七至，非平脉也。平脉而六七至，则数脉将八至矣，脉至八至非脱而何。）

白话解析

小儿通常被视为纯阳之体，其脉率比成人快，一息六至七次。脉迟主寒、脉数主热，这与成人基本相同，但小儿的病证，往往是由于乳食不当所造成的。对于食积发热，可以使用平胃散来治疗；对于呕吐泻下，珍珠散可以发挥功效；如果小儿出现头痛发热，这通常是外感证的表现，可以使用荜澄茄散来治疗；如果食物消化出现问题，使用丁香丸；而对于腹泻的情况，选用金液丹。（小儿的脉象相比成人要快一些，但这只是略微相差半次至一次，如果

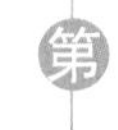
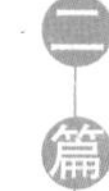

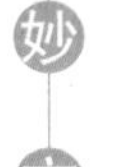
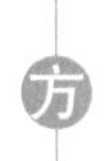
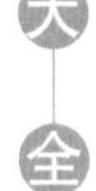

一息六七次，并不是正常的脉象。平脉一息六七次，那么数脉会在八次以上，那就是脱证了。）

惊风

风木太过，令人发搐。又积热蓄于胃脘，胃气瞀闭，亦令卒仆，不知人事。先服碧霞散吐痰，次进知母黄芩汤，或青饼子、朱砂丸皆可。若脾虚发搐，或吐泻后发搐，乃慢惊风也，灸中脘三十壮，服姜附汤而愈。（小儿之急惊、慢惊，犹大人中风之闭证、脱证，温清补泻，审病当而用药确，自无差讹。）

白话解析

如果风木之气过度，会导致人出现抽搐症状。内热在胃脘中积聚，胃热上升可引起头昏脑涨，也可能会使人突然晕倒、神志不清。首先使用碧霞散促使其吐痰，再服用知母黄芩汤，或者青饼子、朱砂丸都可以。如果脾虚引发抽搐，或者吐泻后引发抽搐，这是慢惊风的表现。艾灸中脘穴三十壮，服用姜附汤即可痊愈。（小儿的急、慢惊风，就像成人中风的闭证、脱证，采用温清补泻的治疗原则，审察病证准确，用药无误，自然不会有差错。）

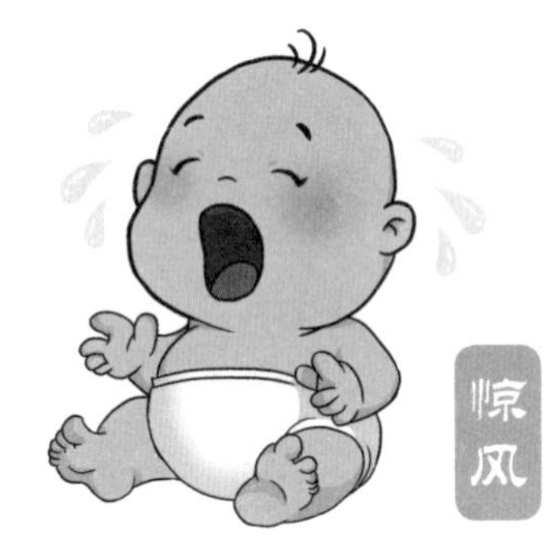

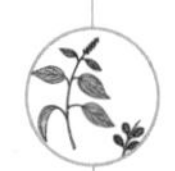
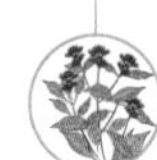
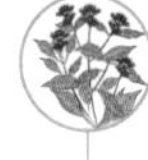
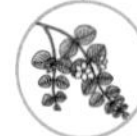

斑疹（即痘子）

小儿斑疹，世皆依钱氏法治之，此不必赘。但黑泡斑及缩陷等证，古今治之，未得其法。以为火而用凉药治者，十无一生。盖此乃污血逆于皮肤，凝滞不行，久则攻心而死。黄帝正法，用霹雳汤、姜附汤。凡多死之证，但用此法，常有得生者。盖毒血死于各经，决无复还之理。惟附子健壮，峻走十二经络，故用此攻之，十中常生八九。于脐下一寸，灸五十壮，则十分无事。若以凉药凝冰其血，致遍身青黑而死，此其过也。世俗凡遇热证，辄以凉药投之，热气未去，元气又漓，此法最不良。余每遇热证，以知母五钱煎服，热即退，元气无损，此乃秘法。（钱氏之法，后世儿医咸遵守之，以五行五色而分五脏之证，以顺逆险而为难易不治之条。所用之药不过温平无奇，阳热之逆诚可救全，阴寒之逆，百无一愈。其后陈氏虽云得法，十中或救一二，不若先生之论，阐千古之秘奥，为救逆之神枢。儿医苟能奉行，自然夭枉者少矣。每见世俗一遇逆证，勿论阴阳，辄云火闭，石膏、黄连、大黄用之不厌，人皆信之，至死不悔。近时费氏《救偏琐言》一出，庸子辄又奉为典型。在证药相合者，虽偶活其一二，而阴寒之证，亦以其法治之，冤遭毒害者，不知凡几矣。）

中医小课堂

北宋医学家钱乙，幼时丧母，父亲又抛弃他远游，被姑母收养，随姑父行医，很快成长为杰出的医生，尤其擅长儿科，是我国医学史上第一个著名儿科专家。在几十年的时间里，他积累了丰富的临床经验，又总结了此前的医案、验方等，凝结成我国第一部儿科专著《小儿药证直诀》。后世儿科医生均以此书为必读书，并将钱乙奉为“儿科之圣”“幼科之鼻祖”。

白话解析

小儿斑疹的治疗方法当世医生主要遵循钱乙的疗法，这里不再赘述。然而，对于黑泡斑和缩陷等病证，古今医家都未能找到

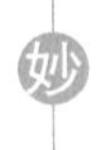
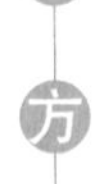
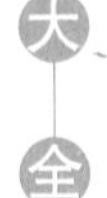

正确的治疗方法。若误用寒凉药物治疗实热证，十人中无一能生还。这些病症的根本原因是污血留滞于皮肤，凝结堵塞导致气血不畅，长此以往会损伤心脏甚至导致死亡。正确的治疗方法应为使用霹雳汤和姜附汤。对于那些容易导致死亡的疾病，采用这种方法治疗，常有能保全性命的人。这是因为毒血凝滞于各经脉，绝对没有恢复如初的道理。附子的强大药效能够通行十二经络，从而攻除毒血，十人中有八九人得以生还。在脐下一寸处施以灸法，施灸五十壮即可痊愈。若使用寒凉药物反而会凝固气血，导致全身发青发黑甚至死亡，这是医生误治的原因。当今的医生们遇到热证就使用凉药，热气还没有去除，元气却被损伤，这种治疗方法实为不妥。我每次遇到热证，便使用知母五钱煎服，热证就会退去，元气也不会受损，这是治疗秘方。（钱乙的治疗方法被后世儿科医生普遍采纳和使用，他们根据五行五色来分属五脏辨证，并根据病情的顺逆来确定治疗原则。所使用的药物都是温平一类，阳热病证确实能够治愈，但阴寒病证却鲜少痊愈者。尽管后世陈氏声称已经参透医理，十个人中或许能够救治一两个，但是与先生的言论相比，仍显逊色。先生的言论阐明千古的奥秘，是救治疾病的法宝。如果儿科医生能够遵奉使用先生的疗法，因误治而枉死者必定会减少。经常碰到世俗医生治疗重病时，无论阴证阳证，就说是火热内闭，不厌其烦地使用石膏、黄连、大黄等药物。人们却十分信赖这些医生，直到病死也不悔悟。最近费氏出了《救偏琐言》一书后，那些庸医又把这本书奉为儿科代表作。然而在治病时，如果病证和药物相合，偶尔能够治愈一两个病人，但是对于阴寒病证也用这种方法治疗，被无辜损伤性命者不知道有多少啊。）

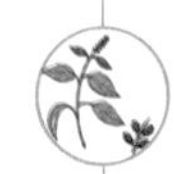
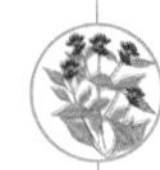
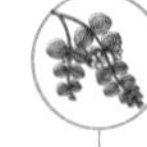

小儿午后潮热

小儿午后潮热，不属虚证，乃食伤阳明，必腹痛吐逆，宜用来复丹、荜澄茄散。

白话解析

小儿午后潮热，这不是虚证的表现，而是由于饮食损伤阳明胃腑引起的。这种情况下，小儿可能会出现腹痛和呕吐等不适症状。建议使用来复丹和荜澄茄散进行治疗。

吐 泻

小儿吐泻因伤食者，用珍珠散。因胃寒者，用姜附汤。吐泻脉沉细，手足冷者，灸脐下一百五十壮。慢惊吐泻灸中脘五十壮。（人家肯用姜附，小儿亦已幸矣。若灼艾至一百五十壮，以此法劝之，断乎不允，只索托之空言耳。）

白话解析

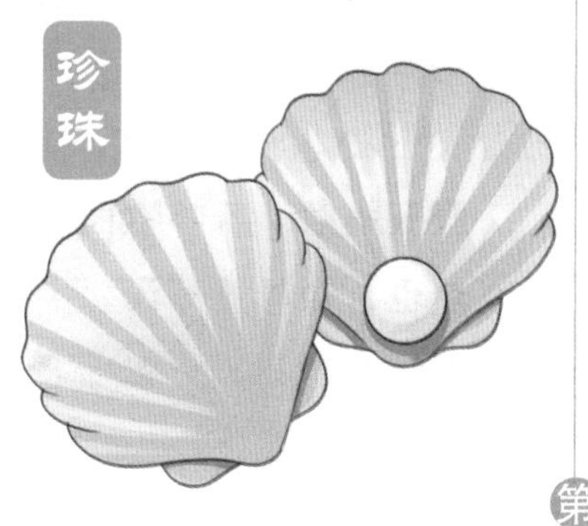

对于因伤食引起的小儿吐泻可以使用珍珠散。若病因是胃寒，则可以使用姜附汤。若出现吐泻、脉沉细、手足发凉等症状，可以针灸脐下一百五十壮。若慢惊风伴有吐泻，可以灸中脘穴五十壮。（医生能用干姜、附子之类的药物为小儿治疗，就已经是幸事了。至于劝其使用艾灸一百五十壮的方法，医生绝对不会采纳，只是白费口舌罢了。）

面目浮肿

此证由于冷物伤脾，脾虚不能化水谷，致寒饮停于中焦，轻者面目浮肿，重者连阴囊皆肿。服金液丹，轻者五日可愈，重者半月全愈，当饮软粥半月，硬物忌之。（金液丹洵是活命之神药，但世人不识。在大人尚有许多疑虑，小儿焉肯用哉。）

·白话解析·

这种病症是由于饮食不当导致寒凉侵入体内，进而损伤了脾脏功能。脾虚则无法正常运化水谷，导致寒饮停滞于中焦。轻度患者可能出现面部浮肿，重度患者则可能波及阴囊区域。治疗此病，可服用金液丹，轻度患者只需服用五天即可痊愈，重度患者需服用半个月。在服药期间，应食用容易消化的汤、粥等半流质食物，避免食用难以消化的硬物。（金液丹实在是保全性命的神药，但世人并不了解它的功效。用于治疗成人疾病时尚且存在一些疑虑，治疗小儿时哪还肯使用呢？）

咳嗽

小儿肺寒咳嗽，用华盖散。若服凉药，并止咳药更咳者，当服五膈散。若咳嗽面目浮肿者，服平胃散。咳而面赤者，上焦有热也，知母黄芩汤。（咳而面赤属上焦实热者，宜用知母黄芩。若咳甚而面赤兼呕涎沫者，则当以温补气血为宜。）

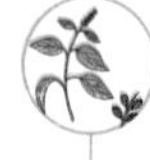

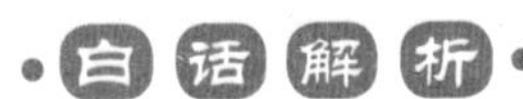

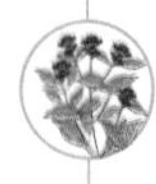

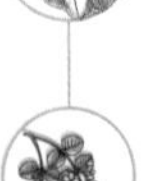

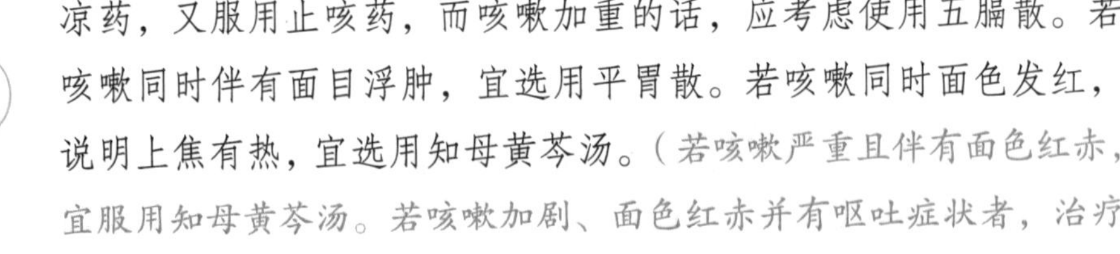
对于小儿肺寒咳嗽，建议使用华盖散进行治疗。如果服用寒凉药，又服用止咳药，而咳嗽加重的话，应考虑使用五膈散。若咳嗽同时伴有面目浮肿，宜选用平胃散。若咳嗽同时面色发红，说明上焦有热，宜选用知母黄芩汤。（若咳嗽严重且伴有面色红赤，宜服用知母黄芩汤。若咳嗽加剧、面色红赤并有呕吐症状者，治疗应以温补气血为主。）

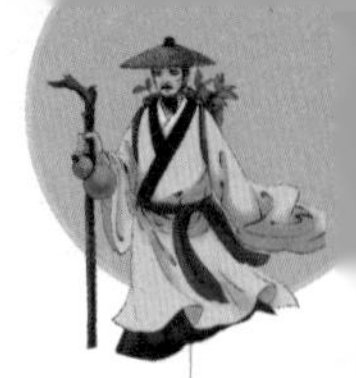

别　　名：	穿地龙、地参、蚔母等。
性味归经：	性寒，味苦、甘。归胃、肺、肾经。
功能主治：	清热泻火，滋阴润燥。主治热病烦渴，骨蒸潮热，肺热燥咳，肠燥便秘，内热消渴。
成熟周期：	春、秋两季可进行采挖。
使用禁忌：	脾胃虚寒、大便溏泻者禁服。

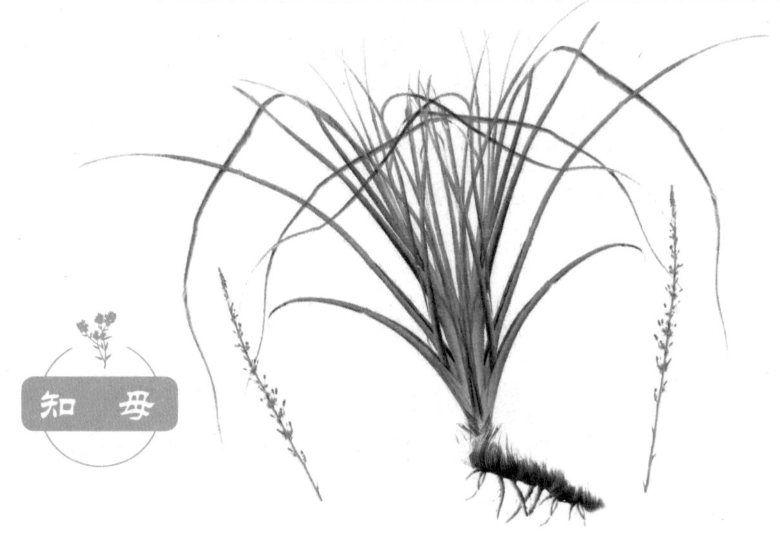

溏泻

冷气犯胃，故水谷不化，大便溏滑，甚则脱肛者，厚肠散、半硫丸主之。

白话解析

寒气侵入胃部，导致消化系统功能受阻，无法正常消化食物，大便变得溏稀不成形，甚至出现脱肛症状。对于这种情况，建议使用厚肠散、半硫丸等药物治疗。

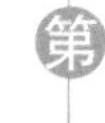
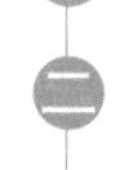

腹胀

冷物伤脾则作胀，来复丹、全真丹，皆可用。

白话解析

寒凉生冷食物会损害脾阳，从而导致腹胀等问题，此时可以使用来复丹、全真丹等药物进行缓解。

痢疾

痢因积滞而成者，如圣饼化积而愈。暑热所伤，下赤而肿者，黄连丸。腹痛者，当归芍药汤。寒邪客于肠胃下白者，姜附汤、桃花丸。

白话解析

如果痢疾是由肠腑积滞引起的，使用如圣饼等药物来化解积滞可以治愈。如果是因为暑热损伤肠腑气血而导致的痢疾，对于泻下赤血、肛门肿胀的患者，适合使用黄连丸。如果同时伴有腹痛，则适宜使用当归芍药汤。如果是因为寒邪侵袭肠胃而导致的泻下白脓，适合使用姜附汤和桃花丸。

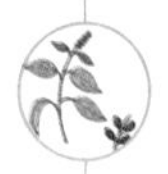

水泻

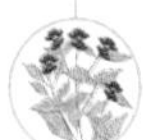

火热作泻，珍珠散。食积作泻，如圣饼、感应丸。

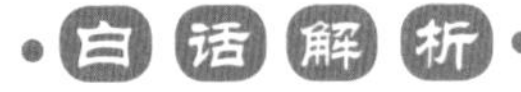

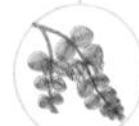

由火热内蕴引起的泄泻，适合使用珍珠散来治疗。由饮食积滞导致的泄泻，则适合使用如圣饼和感应丸等药物。

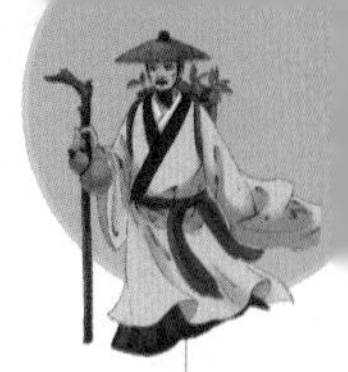

胎寒腹痛

脏气虚则生寒，寒甚则腹痛，亦有胎中变寒而痛者。调硫黄粉五分，置乳头令儿吮之即愈。三四岁者，服来复丹。

白话解析

脏气虚弱则内寒自生，寒邪较重就会引发腹痛，或者胎中有寒邪导致腹痛的患儿，可以调和硫黄粉五分，置于乳头上，让患儿吸吮服下，即可痊愈。对于三四岁的小儿，则可服用来复丹治疗。

下血

暑中于心，传于小肠，故大便下血，宜当归建中汤。

白话解析

心包受暑热邪气侵袭，传至小肠，导致大便下血，应使用当归建中汤治疗。

牙疳

胃脉络齿荣牙床，胃热则牙缝出血，犀角化毒丸主之。（出《局方》。）肾虚则牙齿动摇，胃虚则牙床溃烂，急服救生丹。若齿龈黑，急灸关元五十壮。（牙齿动摇或有知其胃虚者。至牙床溃烂，谁不曰胃火上攻，敢服救生丸并灸关元者鲜矣。）

白话解析

胃经循行联络牙齿，滋养牙龈，胃热时会出现牙缝出血症状，可服用犀角化毒丸（出自《太平惠民和剂局方》）。肾气虚弱会

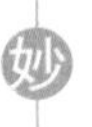
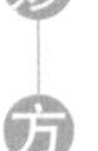
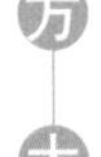
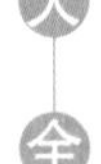

导致牙齿松动，胃气虚弱则会引起牙龈溃烂，应立即服用救生丹。若牙龈发黑，应立即在关元穴施灸五十壮。（对于牙齿动摇，医生通常会认为是胃虚所致。对于牙床溃烂，哪个医生不说是胃火导致，敢使用救生丸并施灸关元穴的医生并不多。）

蝼蛄疖

风寒凝于发际，或冷水沐头，小儿头上生疖，麻油调百花散涂之。如脑痈初起，亦服救生汤。

白话解析

如果风寒邪气侵入并滞留在发际，或者用冷水洗头，小儿头部就容易出现疖子。这时，可以用麻油调和百花散涂抹患处。如果脑痈是初起的，也可以考虑使用救生汤。

秃 疮

寒湿客于发腠，浸淫成疮，久之生虫，即于头上，灸五十壮自愈。看其初起者，即是头也。

白话解析

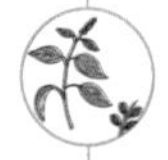

寒湿邪气侵入头发和头皮，导致疮痈出现。如果长期不治疗，就会滋生寄生虫，通过在疮头上施灸五十壮就可治愈。观察其最初发病的部位，那里即是疮头。

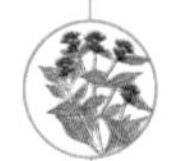
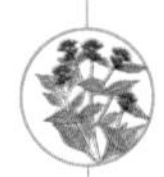

水沫疮

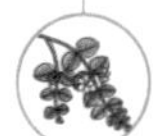

小儿腿胻间有疮，若以冷水洗之，寒气浸淫遂成大片，甚至不能步履。先以葱、椒、姜洗挹干，又以百花散糁之，外以膏药

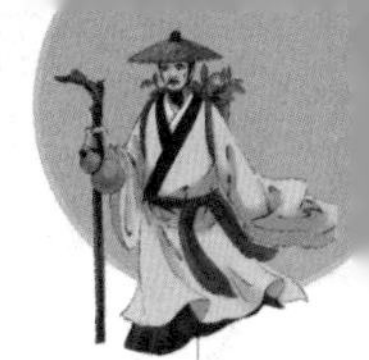

贴之，出尽毒水，十日全愈。

白话解析

小儿小腿出现疮痈时，切勿用冷水清洗患处，因为这样做会导致寒气侵入伤口，疮痈不断扩大，甚至影响小儿正常行走。应先用葱、椒和姜清洗患处，擦干，然后将百花散撒在疮面上，最后贴上膏药使毒素排尽，十天左右即可痊愈。

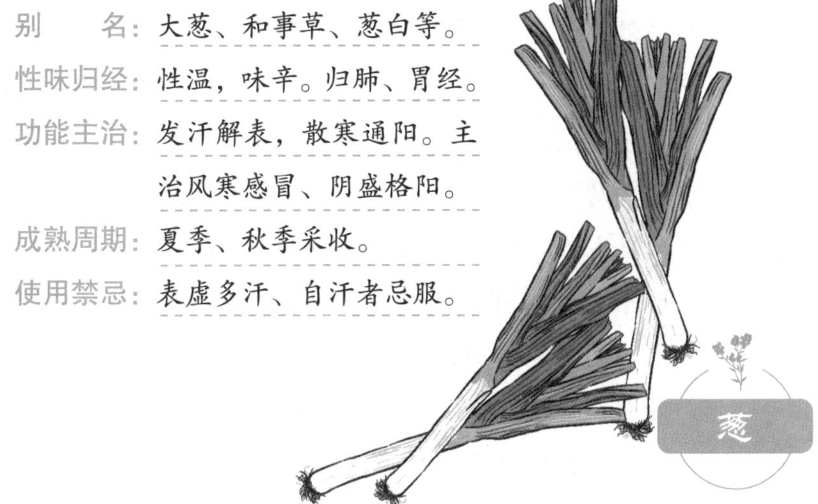

别　　名：大葱、和事草、葱白等。

性味归经：性温，味辛。归肺、胃经。

功能主治：发汗解表，散寒通阳。主治风寒感冒、阴盛格阳。

成熟周期：夏季、秋季采收。

使用禁忌：表虚多汗、自汗者忌服。

葱

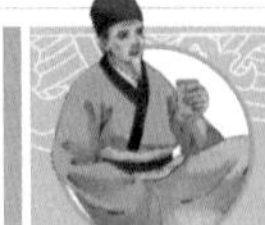

神 方

金液丹

[别　名] 一名保元丹，一名壮阳丹。

[方　解] 余幼得王氏《博济方》云：此丹治百种欲死大病，窃尝笑之，恐无是理。比得扁鹊方，以此冠首，乃敢遵用。试之于人，屡有奇效，始信圣人立法，非不神也，乃不信者自误耳。此方古今盛行，莫有疑议。及孙真人著《千金方》，乃言硫黄许多利害，后人畏之，遂不敢用。亦是后人该堕夭折，故弃大药而求诸草木，何能起大病哉。余观今人之病，皆以温平药养，死而不知悔，余以此丹起数十年大病于顷刻，何有发疽之说？孙真人之过也。凡我同志，请试验之，自见奇效。

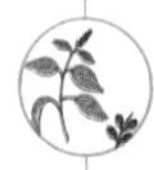

[主　治] 此丹治二十种阴疽，三十种风疾。一切虚劳，水肿，脾泄，注下，休息痢，消渴，肺胀，大小便闭，吐衄，尿血，霍乱，吐泻，目中内障，尸厥，气厥，骨蒸潮热，阴证，阴毒，心腹疼痛，心下作痞，小腹两胁急痛，胃寒，水谷不化，日久膀胱疝气膨膈，女人子宫虚寒，久无子息，赤白带下，脐腹作痛，小儿急慢惊风，一切疑难大病，治之无不效验。

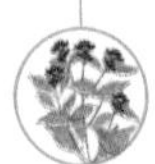

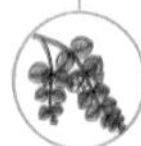

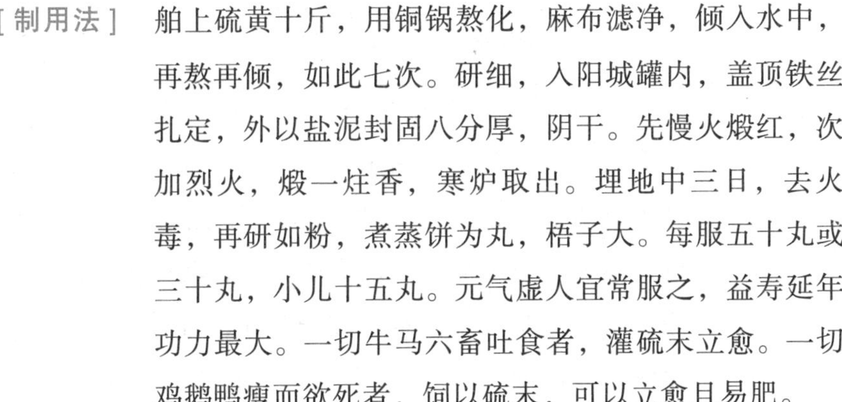

[制用法] 舶上硫黄十斤，用铜锅熬化，麻布滤净，倾入水中，再熬再倾，如此七次。研细，入阳城罐内，盖顶铁丝扎定，外以盐泥封固八分厚，阴干。先慢火煅红，次加烈火，煅一炷香，寒炉取出。埋地中三日，去火毒，再研如粉，煮蒸饼为丸，梧子大。每服五十丸或三十丸，小儿十五丸。元气虚人宜常服之，益寿延年功力最大。一切牛马六畜吐食者，灌硫末立愈。一切鸡鹅鸭瘦而欲死者，饲以硫末，可以立愈且易肥。

[作蒸饼法] 清明前一日，将干面打成薄饼，内放干面，包裹阴干。

保命延寿丹

[主　治] 此丹治痈疽，虚劳，中风，水肿，臌胀，脾泄，久痢，久疟，尸厥，两胁连心痛，梦泄，遗精，女人血崩、白带，童子骨蒸劳热，一切虚羸，黄黑疸，急慢惊风百余种欲死大病，皆能治之。一粒胜金液丹十粒，久服延年益寿。

[配　方] 硫黄、明雄黄、辰砂、赤石脂、紫石英、阳起石（火煅醋淬三次）各二两。

[制用法] 研作粗末，同入阳城罐，盖顶，铁丝扎定，盐泥封固厚一寸，阴干。掘地作坑，下埋一半，上露一半，烈火煅一日夜，寒炉取出。研细，醋丸梧子大。每服十粒，空心送下，童男女五粒，小儿二三粒，俱见成效。

大丹

[主　治]　此丹补肾气，驻颜色，活血脉，壮筋骨，轻步履，明耳目，延年益寿。治虚劳发热，咳嗽咯血，骨蒸盗汗，怔忡惊悸，一切阴疽冷漏，小儿斑痘缩陷，水肿，臌胀，黄黑疸，一切虚羸大病，功同延寿丹，常服可寿百岁余。但富贵人方得合此，贫者难合，只服金液丹亦妙也。

[配　方]　大朱砂一斤（要有墙壁者）。

[制用法]　为粗末，入阳城罐。先用蜜拌，安砂在底，次以瞿麦末、草乌末、菠薐末各五钱，以鸡子清五钱拌匀，盖在砂上。以罐盖盖住，铁丝扎好，盐泥封固阴干，掘地作坑，下埋五分，上露五分，烈火煅一日夜，寒炉取出。研细，醋打半夏糊丸芡实大，滑石为衣，以发光彩。银器收贮，每服五粒或三粒，空心热酒下。凡用入药中，并为衣者，俱如此制，则无毒，可放心服。

中丹

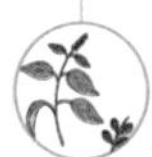

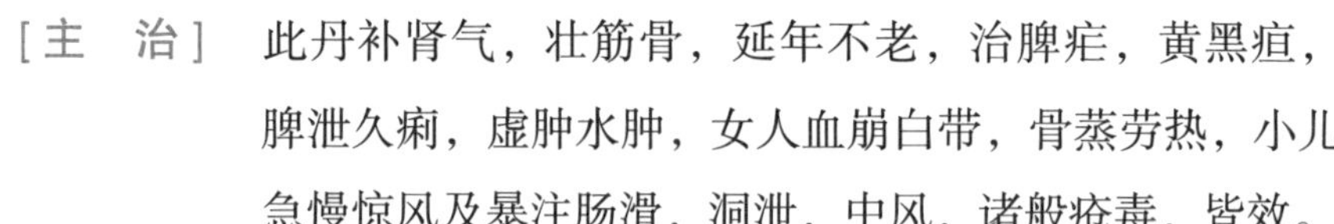

[主　治]　此丹补肾气，壮筋骨，延年不老，治脾疟，黄黑疸，脾泄久痢，虚肿水肿，女人血崩白带，骨蒸劳热，小儿急慢惊风及暴注肠滑，洞泄，中风，诸般疮毒，皆效。

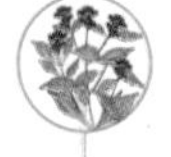

[配　方]　雄黄十两，赤石脂二两。

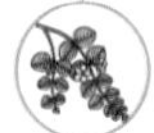

[制用法]　共为粗末，制法如大丹，取研极细，醋糊丸芡实大。大人服十丸，小儿三五丸，空心热酒或米饮下。

瞿 麦

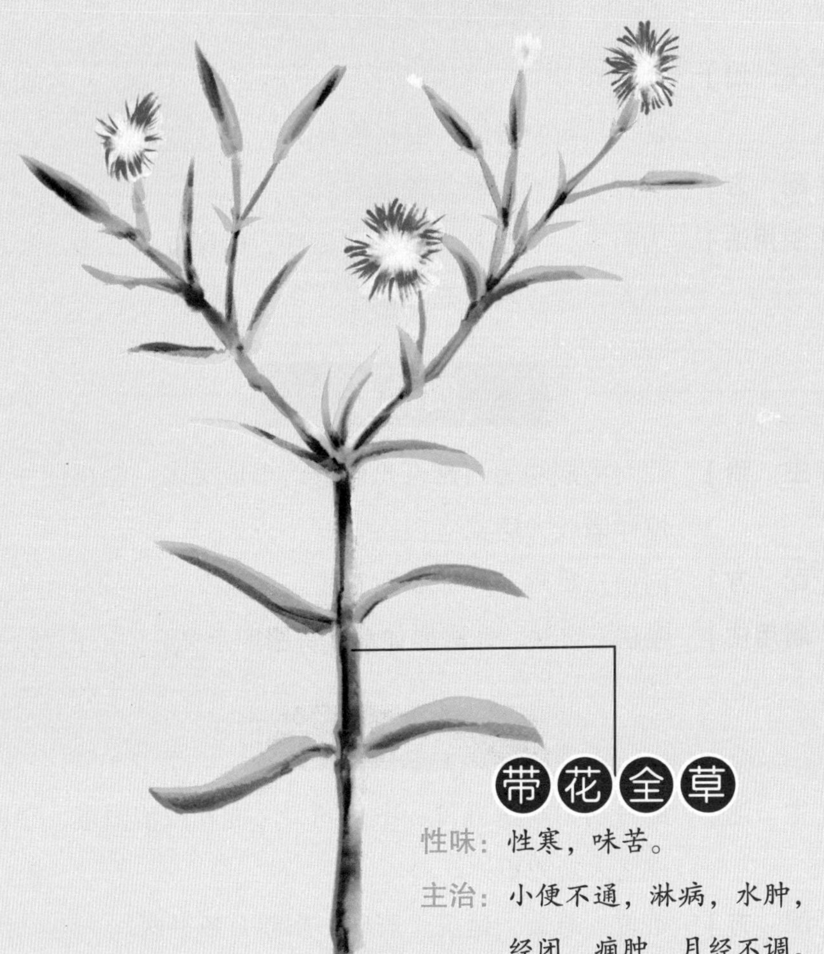

性味：性寒，味苦。

主治：小便不通，淋病，水肿，经闭，痈肿，月经不调。

产地分布：主要分布在河北、辽宁等地。

形态特征：茎丛生、直立、无毛，有明显的节；叶互生，线形或线状披针形；花单生或数朵集成圆锥花序，淡红色、白色或淡紫红色；蒴果长圆形，包在宿存的萼内。

功　　效：利尿通淋，活血通经。

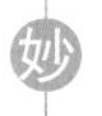
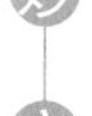
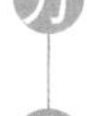
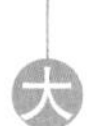
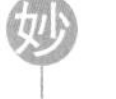

三黄丹

[主　治] 此丹治中满，胸膈痞闷，中风，痰喘气急，大便虚秘，功与中丹同，但略峻耳。

[配　方] 雄黄、雌黄、硫黄各五两。

[制用法] 为粗末，制法如大丹。研极细，醋糊丸芡实大。每服十丸，空心米饮下。

四神丹

[主　治] 此丹治病功力与延寿丹同，治虚证更多，能止怔忡、惊悸诸般大病。

[配　方] 同前三黄丹，外加辰砂五钱。

[制用法] 制法、合法、丸法俱如前。每服四十丸，空心白汤下。

五福丹

[主　治] 此丹功力与延寿丹、中丹同，又能壮阳治阳痿，于肾虚之人功效更多。

[配　方] 雄黄、雌黄、硫黄、辰砂、阳起石各五两。

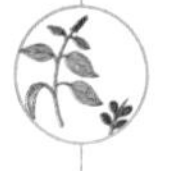

[制用法] 制法、合法、丸法皆如前，每服三四十丸，空心米饮下。

紫金丹

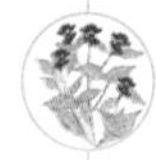

[主　治] 此丹补脾肾虚损，活血壮筋骨，治下元虚惫，子宫寒冷，月信不调，脐腹连腰疼痛，面黄肌瘦，泄泻精滑，一切虚损之证。

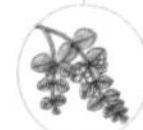

[配　方] 代赭石（烧红，醋淬七次）、赤石脂（制法同）、禹余粮（制法同）各五两。

[制用法] 共研细末。入阳城罐，盐泥封固一寸厚，阴干，大火煅三炷香，冷定。再研极细，醋糊丸芡实大。每服十丸，热酒送下。

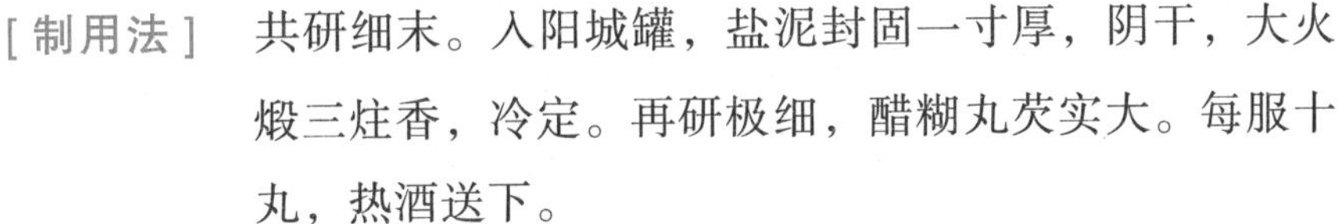

全真丹

[主　治] 此丹补脾肾虚损，和胃，健下元，进饮食，行湿气。治心腹刺痛，胸满气逆，胁下痛，心腹胀痛，小便频数，四肢厥冷，时发潮热，吐逆泄泻，暑月食冷物不消，气逆痞闷，男女小儿面目浮肿，小便赤涩淋沥，一切虚寒之证。

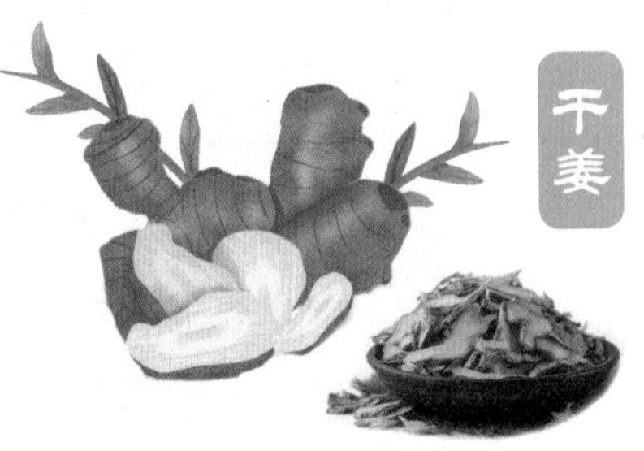

[配　方] 高良姜（炒）、干姜（炒）各四两，吴茱萸（炒）三两，大附子（制）、陈皮、青皮各一两。

[制用法] 上为末，醋糊丸梧子大。每服五十丸，小儿三十丸，米饮下。无病及壮实人不宜多服。

来复丹

[主　治] 此丹治饮食伤脾，心腹作痛，胸膈饱闷，四肢厥冷；又治伤寒阴证，女人血气刺痛或攻心腹。或儿枕作痛及诸郁结之气，真良方也。

[配　方] 陈皮（去白）、青皮、大川附（制）、五灵脂各六两，硝石、硫黄各三两。

[制用法] 上为末，蒸饼丸梧子大。每服五十丸，白汤下。

草神丹

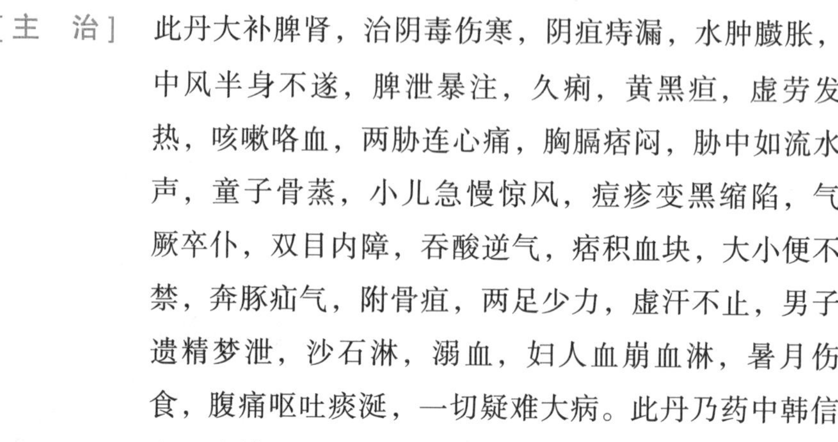

[主　治] 此丹大补脾肾，治阴毒伤寒，阴疽痔漏，水肿臌胀，中风半身不遂，脾泄暴注，久痢，黄黑疸，虚劳发热，咳嗽咯血，两胁连心痛，胸膈痞闷，胁中如流水声，童子骨蒸，小儿急慢惊风，痘疹变黑缩陷，气厥卒仆，双目内障，吞酸逆气，痞积血块，大小便不禁，奔豚疝气，附骨疽，两足少力，虚汗不止，男子遗精梦泄，沙石淋，溺血，妇人血崩血淋，暑月伤食，腹痛呕吐痰涎，一切疑难大病。此丹乃药中韩信也，取效最速，好生君子广试验之，知不诬也。

[配　方] 川附子（制）五两，吴茱萸（泡）、肉桂各二两，琥珀（用柏子煮过另研）、辰砂（另研）各五钱，麝香（另研）二钱。

[制用法] 先将前三味研为细末，后入琥珀、辰砂、麝香三味，共研极匀。蒸饼丸梧子大。每服五十丸，米饮下，小儿十丸。

姜附丹

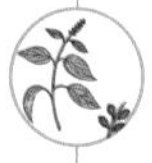

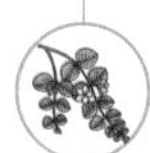

[主　治] 此丹补虚助阳消阴，治伤寒阴证，痈疽发背，心胸作痛，心腹痞闷，喉痹，颐项肿，汤水不下，及虚劳发热，咳嗽吐血，男妇骨蒸劳热，小儿急慢惊风，痘疹缩陷，黑泡水泡斑，脾劳面黄肌瘦，肾劳面白骨弱，两目昏翳内障，脾疟久痢，水泻米谷不化，又能解利两感伤寒，天行瘟疫，山岚瘴气及不时感冒等证。

[配　方] 生姜（切片）、川附子（炮切片、童便浸，再加姜汁炒干）各五两。

[制用法] 共为末。每服四钱，水一盏，煎七分，和渣服。若治中风不语，半身不遂，去附子用川乌（去黑皮，制法与附子同）。

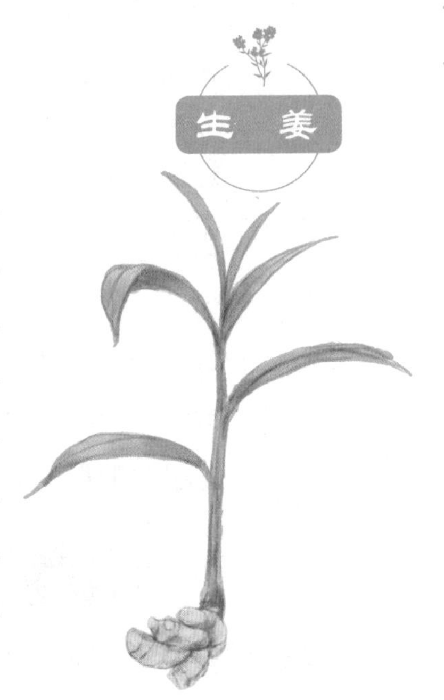

别　　名：姜、姜根、百辣云等。

性味归经：性微温，味辛。归胃、肺、脾经。

功能主治：解表散寒，温中止呕，化痰止咳，解鱼蟹毒。主治风寒感冒、胃寒呕吐、寒痰咳嗽等。

成熟周期：秋冬二季茎叶枯黄时采挖根茎。

使用禁忌：热盛及阴虚内热者忌服。

霹雳汤

[主　治] 治脾胃虚弱，因伤生冷成泄泻，米谷不化，或胀、或痛、或痞，胸胁连心痛，两胁作胀，单腹臌胀，霍乱吐泻，中风半身不遂，脾疟黄疸，阴疽入蚀骨髓，痘疹黑陷，急慢惊风，气厥发昏，又能解利阴阳伤寒，诸般冷病寒气。

[配　方] 川附（泡去皮脐）五两，桂心（去皮尽）、当归各二两，甘草一两。

[制用法] 共为细末。每服五钱，水一大盏，生姜七片，煎至六

分和渣通口服，小儿只一钱。

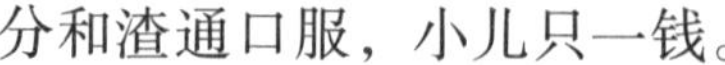

救生汤

[主　治] 治一切痈疽发背，三十六种疔，二十种肿毒。若初起憎寒壮热，一服即热退身凉，重者减半，轻者全愈。女人乳痈、乳岩初起，姜葱发汗立愈。又治手足痰块，红肿疼痛，一服即消。久年阴寒冷漏病，一切疮毒，服之神效。

[配　方] 芍药（酒炒）、当归（酒洗）、木香（忌火）、丁香各五钱，川附（炮）二两。

[制用法] 共为细末。每服五钱，加生姜十片，水二盏煎半，和渣服。随病上下，食前后服。

钟乳粉

[主　治] 治劳咳咯血，老人上气不得卧，或膈气腹胀，久咳不止，及喉风、喉肿，两目昏障，童男女骨蒸劳热，小儿惊风，胎前产后发昏不省人事，一切虚病，能先于脐下灸三百壮，后服此药，见效如神。盖虚劳乃肾气欲脱，不能上荣于肺，此药是润肺生水之剂，后因邪说盛行，以致此药隐闲。丹溪云：多服发渴淋，此言甚谬。余家大人服三十年，未尝有此疾，故敢附此。服此药须忌人参、白术二味。

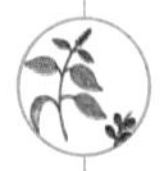
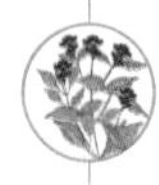
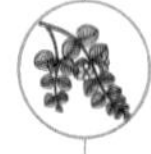

[配　方] 石钟乳一斤。

[制用法] 煅成粉（制法见李时珍《本草》内），再入石鼎煮三炷香，研极细。每服三钱，煎粟米汤下。但此药难得真者，多以滴乳石乱之。真者浮水，性松，煅易成粉。

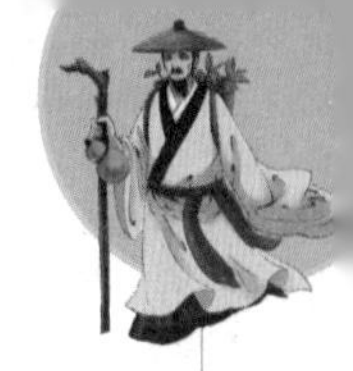

木香

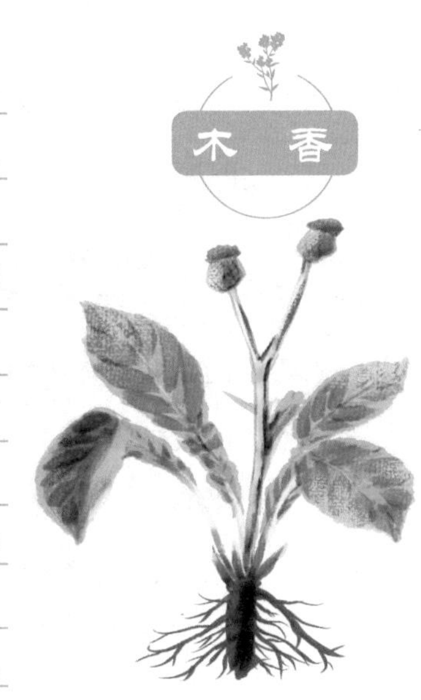

别　　名：青木香、五木香、南木香

性味归经：辛、苦，温。归脾、胃、肝、肺经。

功能主治：行气止痛，健脾消食，调中导滞。主治胸胁涨满、呕吐泄泻、痢疾后重，食积不消，不思饮食等症。

成熟周期：9月下旬至10月下旬，选晴天，挖根部。

使用禁忌：脏腑燥热、阴虚津亏者禁服。

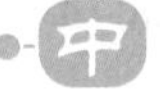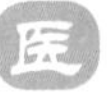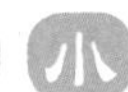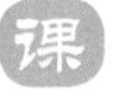

中医小课堂

李时珍出生于医生世家，从小喜爱医学，经过刻苦钻研后，年轻时就成为家乡名医，还曾到京城担任太医院院判一职。李时珍注重实践，他走遍大江南北收集药物标本，走访各色人物，经过近三十年的收集和整理，终于完成了药物学、植物学巨著《本草纲目》，对中国药物学的发展起着重大作用，李时珍也被后人誉为“药圣”。

荜澄茄散

［主　治］治脾胃虚满，寒气上攻于心，心腹刺痛，两胁作胀，头昏，四肢困倦，吐逆发热，泄泻饱闷等证。

［配　方］荜澄茄、高良姜、肉桂、丁香、厚朴（姜汁炒）、桔梗（去芦）、陈皮、三棱（炮，醋炒）、甘草各一两

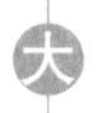

五钱，香附（制）三两。

[制用法] 为细末。每服四钱，姜三片，水一盏，煎七分，和渣服。

半硫丸

[主　治] 治胃虚，心腹胀满，呕吐痰涎，头目旋晕，困倦不食，或大便滑泄，水谷不化，小儿面目浮肿，小便赤淋。

[配　方] 半夏（姜矾牙皂煎水炒）、倭硫、生姜各五两。

[制用法] 同捣碎，水浸蒸饼糊丸，梧子大。每服五十丸，小儿二三十丸，白汤下。

生姜半夏汤

[主　治] 治风痰上攻，头旋眼花，痰壅作嗽，面目浮肿。

[配　方] 生姜、半夏各三两。

[制用法] 共捣饼，阴干为末。每服四钱，加姜五片，水煎温服。

附子半夏汤

[主　治] 治胃虚，冷痰上攻，头目旋晕，眼昏呕吐等证。

[配　方] 川附、生姜各一两，半夏、陈皮（去白）各二两。

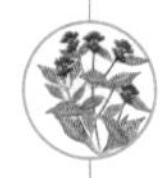

[制用法] 共为末，每服七钱，加姜七片，水煎服。

平胃汤

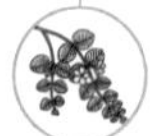

[主　治] 治老人气喘咳嗽。

[配　方] 葶苈（炒）、官桂（去粗皮，另研）各一两，马兜铃（去丝蒂）三两。

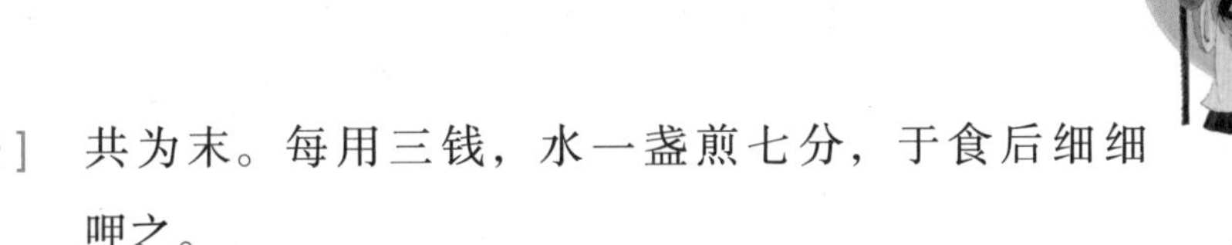

[制用法] 共为末。每用三钱，水一盏煎七分，于食后细细呷之。

太白丹

[主　治] 疗咳嗽，化痰涎。

[配　方] 枯矾（煨）、寒水石（煅）、元精石（煅）各四两，半夏（制）、天虫（炒去丝）、天南星（制）、白附子各二两。

[制用法] 上为末。面糊丸（面糊即蒸饼也）梧子大，每服三十丸，食后姜汤下。

渗湿汤

[主　治] 治脾胃虚寒，四肢困倦，骨节酸疼，头晕鼻塞，恶风，多虚汗，痰饮不清，胸满气促，心腹胀闷，两胁刺痛，霍乱吐泻。此药能暖脾胃，辟风寒，祛瘴疫，除风湿。

[配　方] 厚朴二两，丁香、甘草、附子各一两，砂仁、干姜、肉果（面裹煨透）、高良姜各八钱。

[制用法] 锉碎。每用五钱加姜三片，枣三枚，水一盏煎七分，去渣空心服。

鹿茸丸

[主　治] 温补下元，疏通血脉，明目轻身。

[配　方] 鹿茸（去毛酥炙）一具，鹿角霜二两，川楝子（炒取净肉）、青皮、木香各一两。

甘 草

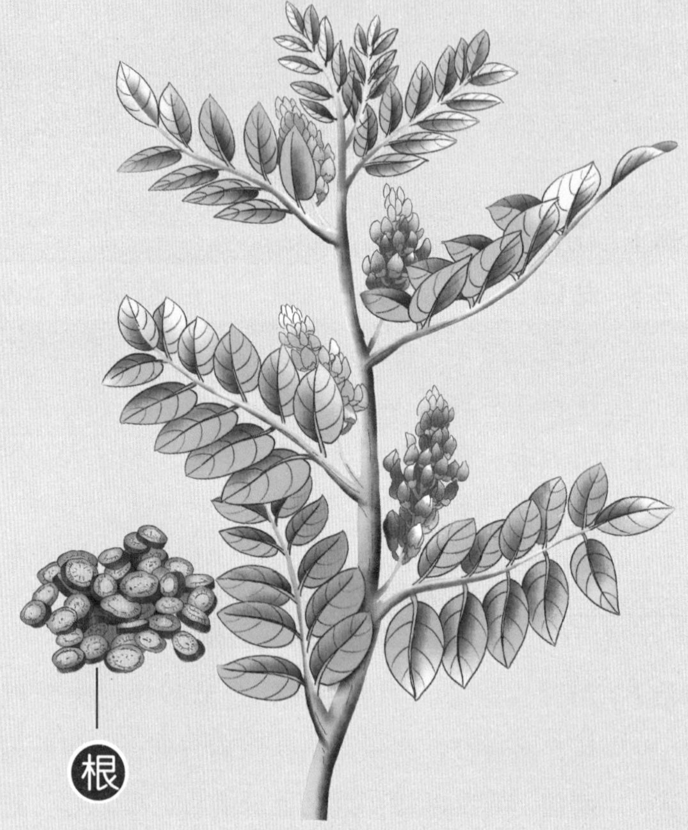

性味：性平，味甘。

主治：用于治疗脾胃虚弱，气短乏力，食少便溏，心悸自汗，咳嗽气喘，咽喉肿痛等症。

产地分布：主要分布于新疆、内蒙古、宁夏、甘肃、陕西等地。

形态特征：为多年生草本，根与根状茎粗状，外皮呈褐色，里面呈淡黄色，带有甜味。茎直立，多分枝。小叶为椭圆形、卵状长圆形、长圆状披针形等，数量因种类不同而有所不同。总状花序腋生，花数量较多。

功　　效：益气补中，祛痰止咳，调和诸药。

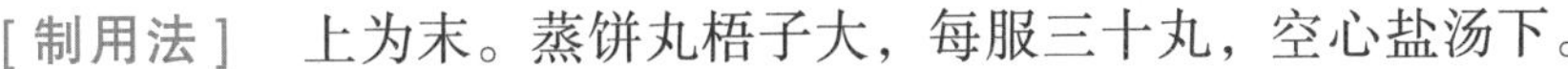

[制用法] 上为末。蒸饼丸梧子大，每服三十丸，空心盐汤下。

黄药子散

[主　治] 治缠喉风，颐颔肿及胸膈有痰，汤水不下者，用此吐之。

[配　方] 黄药子（即斑根）一两。

[制用法] 为细末，每服一钱，白汤下，吐出顽痰，即愈。

八风汤

[主　治] 治中风，半身不遂，言语謇塞，口眼㖞斜。先灸脐下三百壮，后服此药永不再发。若不加灸，三年后仍发也。

[配　方] 当归、防己、人参、秦艽、官桂、防风、钗斛、芍药、黄芪、甘草、川芎、紫菀、石膏、白鲜皮、川乌、川羌活、川独活、黄芩、麻黄（去节）、干姜、远志各等份。

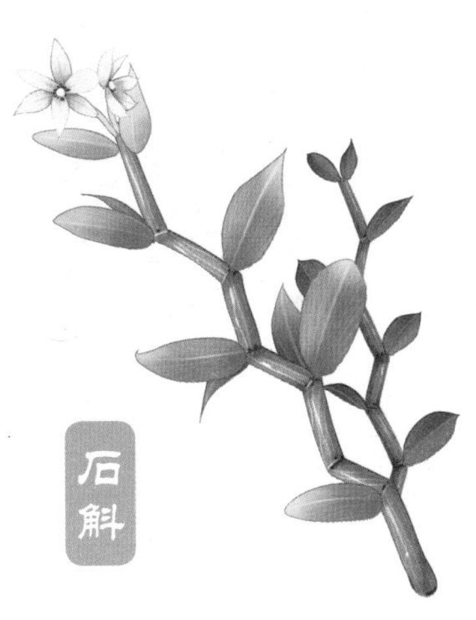

[制用法] 锉为末。每服五钱，水酒各半，煎八分，食前服。

八风丹

[主　治] 治中风，半身不遂，手足顽麻，言语謇塞，口眼㖞斜。服八风汤，再服此丹，永不再发。

独活

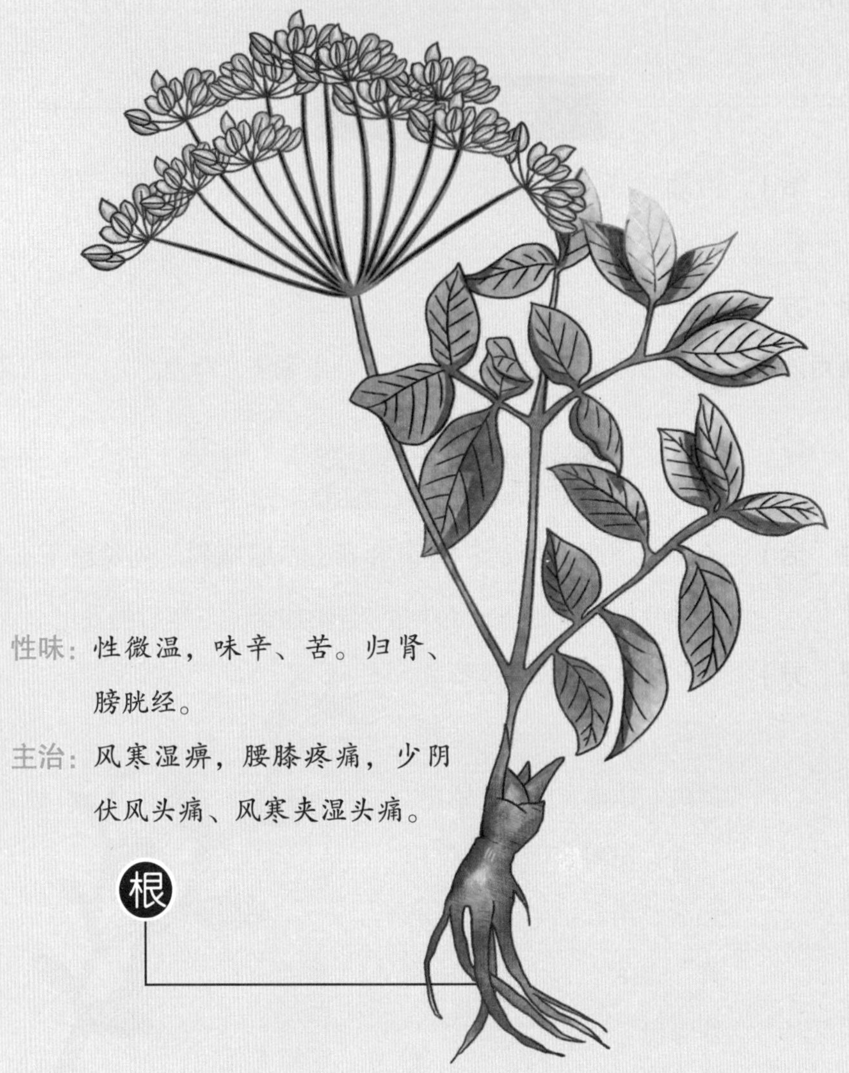

性味：性微温，味辛、苦。归肾、膀胱经。

主治：风寒湿痹，腰膝疼痛，少阴伏风头痛、风寒夹湿头痛。

产地分布：分布于湖北、四川等地。

形态特征：茎深紫色，有纵沟纹，上部有少数分枝，密生短硬毛；叶互生，下部及中部叶 2 ~ 3 回羽状深裂，最终裂片狭卵形、狭披针形或线状披针形；复伞形花序顶生，伞梗有毛；悬果扁平，有宽翅，背棱细线形。

功　　效：祛风除湿，通痹止痛，解表。

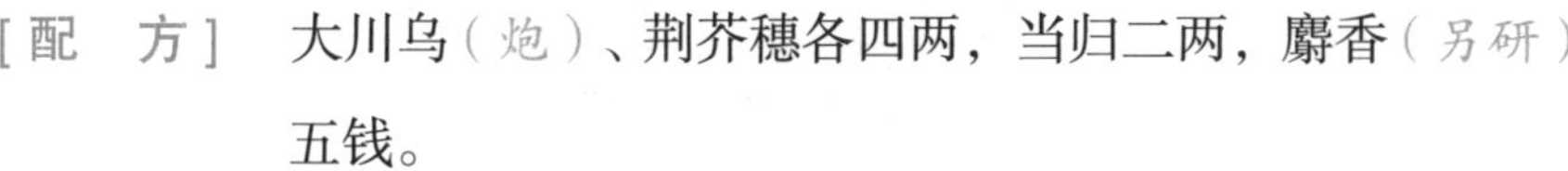

[配　方] 大川乌（炮）、荆芥穗各四两，当归二两，麝香（另研）五钱。

[制用法] 上为末。酒糊丸梧子大，空心酒下五十丸。中风者不可缺此。

换骨丹

[主　治] 治中风半身不遂，言语謇涩，失音中风者。先灸脐下三百壮，服金液丹一斤，再服此药。

[配　方] 南星三两，当归、芍药、人参、铁脚威灵仙、乳香（去油）、没药（去油）各二两，麻黄（去节，另煎汁和上药）三斤。

[制用法] 上各为末。先将前五味和匀，后入乳香、没药以麻黄膏和匀为丸，如弹子大。每以无灰酒下一丸，出汗，五日一服。仍常服延寿丹、金液丹。

别　　名：铁脚威灵仙、百条根、风车等。

性味归经：性温，味辛、咸。归膀胱经。

功能主治：祛风湿、通经络，止痛，消骨鲠。主治风湿痹痛、骨鲠咽喉等症。

成熟周期：秋季采挖根部。

使用禁忌：气血虚弱者慎服。

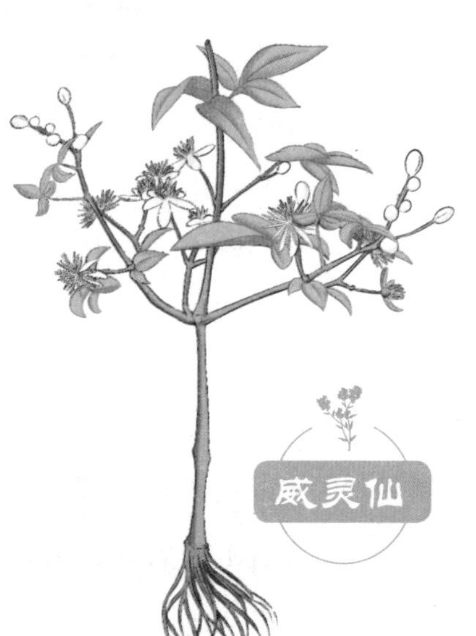

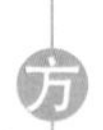

三五七散

[主　治] 治贼风入耳，口眼㖞斜之证。

[配　方] 人参、麻黄（去节）、川芎、官桂、当归各一两，川乌、甘草各五钱。

[制用法] 上为末。每服二钱，茶下，日三次。

蜜犀丸

[主　治] 治半身不遂，口眼㖞斜，语言不利，小儿惊风，发搐。

[配　方] 槐角（炒）四两，当归、川乌、元参（炒）各二两，麻黄、茯苓（乳拌）、防风、薄荷、甘草各一两，猪牙皂角（去皮弦子，炒）五钱，冰片（另研）五分。

[制用法] 先以前十味为末，后入冰片和匀，蜜丸樱桃大。每服一丸，小儿半丸，细嚼茶清下。

白龙丸

[主　治] 治风邪言语不遂等证，面如虫行，手足麻木，头旋眼晕，及伤风、伤寒，头痛拘急，小儿急慢惊风，大人风搐失音，并皆治之。

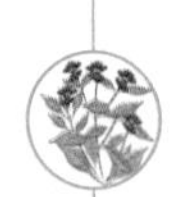

[配　方] 天南星（以生姜四两同捣成饼）四两，川乌、甘草、藁本、甘松、白芷、桂心各二两，海桐皮一两，石膏（煅研极细）二两。

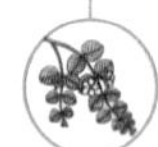

[制用法] 以前八味共为末，糯米糊丸弹子大，石膏为衣，茶清下，大人一丸，小儿半丸。若治伤寒，姜葱汤下，出汗。

白 芷

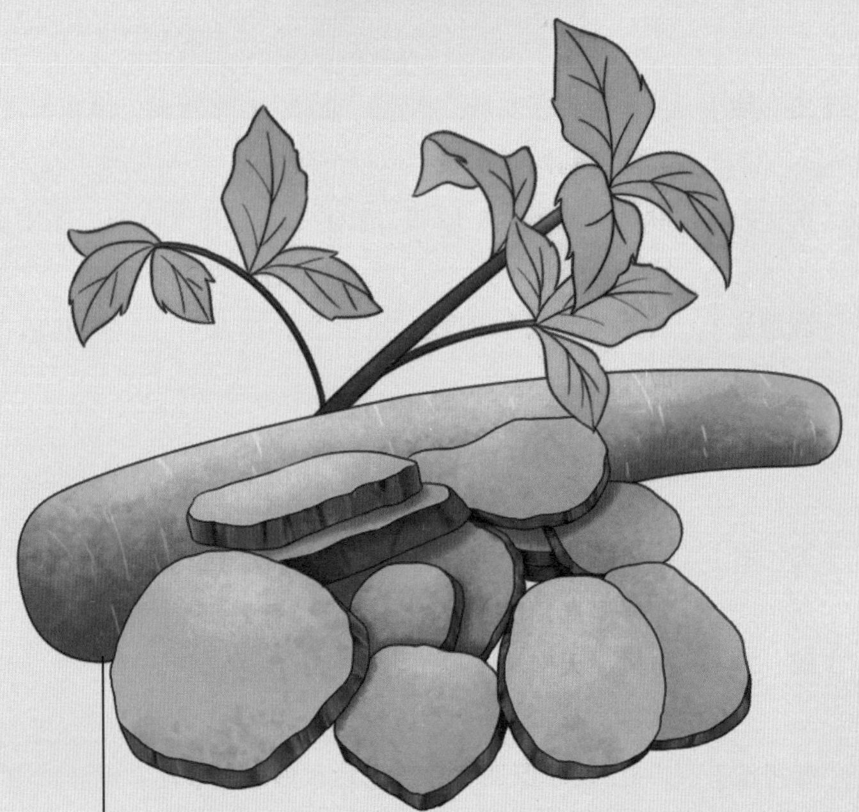

根

性味：性温，味辛。

主治：风寒感冒，头痛，眉棱骨痛，鼻塞，鼻渊，牙痛，白带，疮疡肿痛。

产地分布：四川、河北、河南等地均有栽培。

形态特征：根直生，有数条支根；茎直立，圆柱形，中空，有细棱；叶互生，叶柄鞘状，抱茎；复伞形花序顶生，白色；双悬果长椭圆形。

功　　效：解表散寒，祛风止痛，宣通鼻窍，燥湿止带，消肿排脓。

华盖散

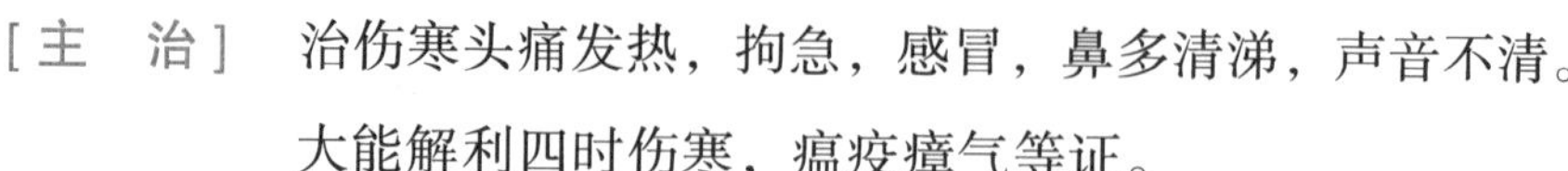

[主　治] 治伤寒头痛发热，拘急，感冒，鼻多清涕，声音不清。大能解利四时伤寒，瘟疫瘴气等证。

[配　方] 麻黄（浸去沫）四两，苍术（米泔浸）八两，陈皮、官桂、杏仁（去皮尖）、甘草各二两。

[制用法] 共为末。每服四钱，水盏半，煎八分，食前热服，取汗。

祛风散

[主　治] 治风寒头痛，遍身拘急，破伤风，洗头风，牙槽风，肩背痉直，口噤。

[配　方] 防风、天南星（泡）各二两，生姜（同南星制）、甘草各一两。

[制用法] 共为末。每服四钱，姜七片水煎服，取汗，无汗再服。

当归柴胡汤

[主　治] 治伤寒头痛，发热恶寒，肢节痛，吐逆。

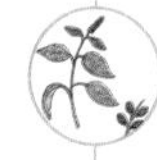

[配　方] 柴胡五钱，半夏（以生姜一钱同捣）二钱，当归一钱，甘草五分。

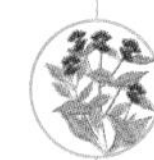

[制用法] 加姜、枣，以水二盏煎至八分，热服取汗，微微即止。

大通散

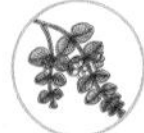

[主　治] 治伤寒胃中有热，或服热药太多，发狂言，弃衣而走，登高而歌，或腹痛下血，但实热者用之，虚人大忌。

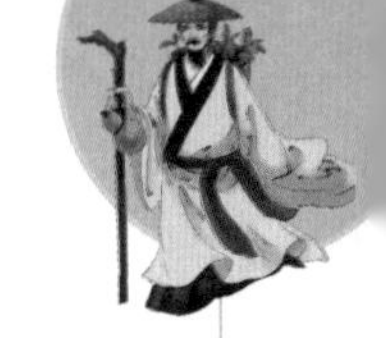

[配　方] 大黄、枳实（麸炒）各二钱，甘草一钱。

[制用法] 水煎空心热服，不利再服，得利即止。

知母黄芩汤

[主　治] 治伤寒胃中有热，心觉懊侬，六脉洪数，或大便下血。

[配　方] 知母、黄芩各二钱，甘草一钱。

[制用法] 水煎热服。

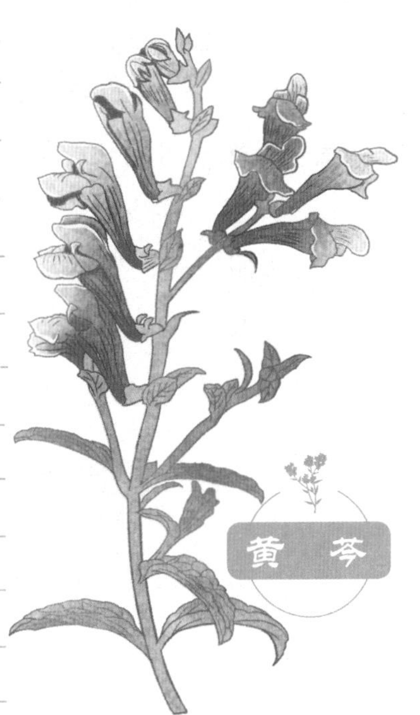

别　　名：山茶根、腐肠、内虚等。

性味归经：性寒，味苦。归脾、胆、肺、大肠、小肠经。

功能主治：清热燥湿，泻火解毒，止血，安胎。主治痈肿疮毒，湿热痞满，黄疸泻痢，湿温，暑湿，胸闷呕恶，高热烦渴，肺热咳嗽，血热吐衄，胎动不安。

成熟周期：秋冬二季采挖。

使用禁忌：脾肺虚寒者忌服。

当归芍药汤

[主　治] 治中暑下血，血痢腹痛。

[配　方]　当归、芍药各二钱。

[制用法]　水煎热服。

四顺散

[主　治]　治中暑冷热不调，大便下赤白脓。

[配　方]　川黄连（酒炒）、当归、芍药、御米壳（去隔膜，醋炒）各二钱。

[制用法]　加生姜七片水煎，食前热服。

知母散

[主　治]　解一切烦热，口干作渴饮水，若系实热，皆以此解之，不损元气。若困倦减食者，乃胃虚发热也，不可服凉药，当以温中为主。

[配　方]　知母（盐水炒，研末）五钱，姜三片。

[制用法]　水一盏，煎六分，温服。

术附汤

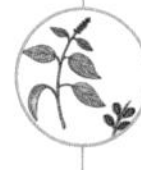

[主　治]　治六七月中湿，头疼，发热恶寒，自汗，遍身疼痛。

[配　方]　附子（炮）一两，白术（土炒）二两，甘草（炒）五钱。

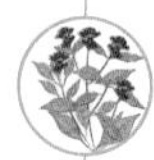

[制用法]　共为末。每服五钱，姜七片，水煎热服。

截疟丹

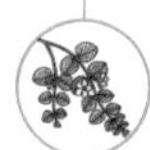

[主　治]　治一切疟疾，但疟不宜截，宜补。

[配　方]　硫黄、雌黄（色红出阴山）各一两，砒霜一钱。

[制用法]　为末，入罐内，盐泥封固，阴干，打火三香，冷定取

白 术

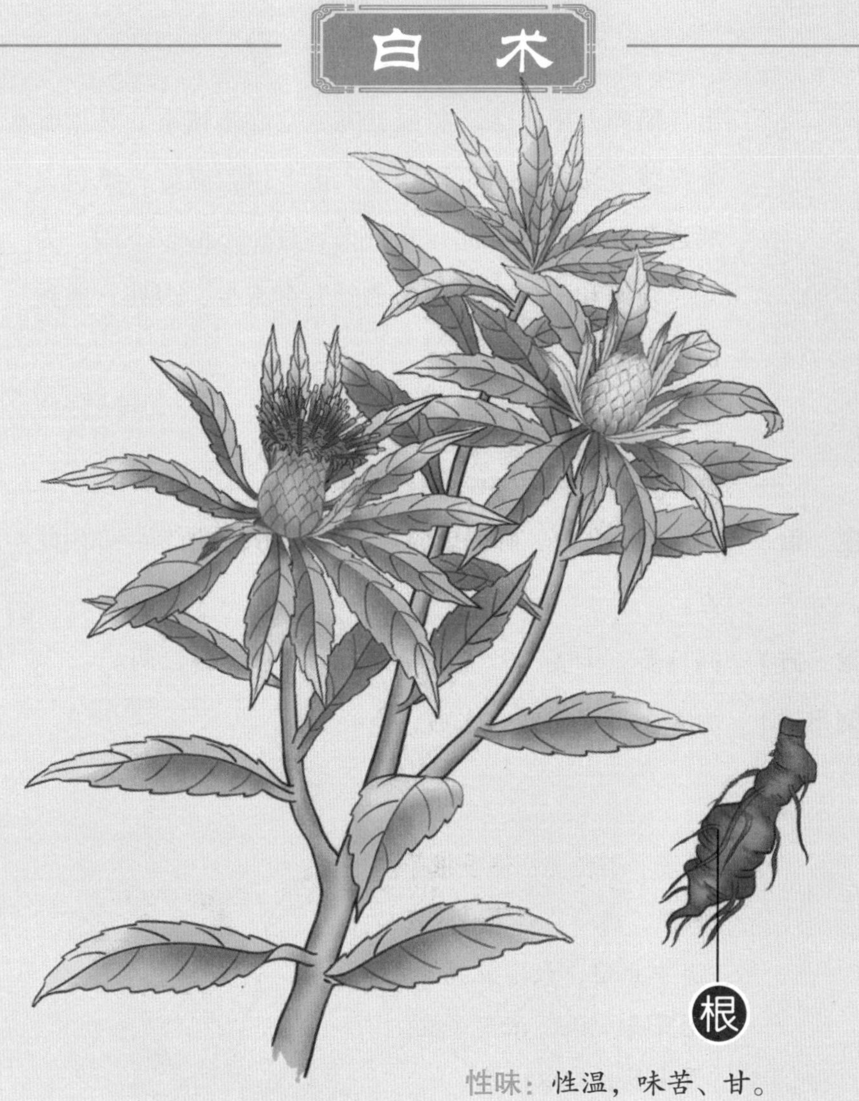

性味：性温，味苦、甘。

主治：脾虚食少，腹胀泄泻，痰饮眩悸，水肿，自汗，胎动不安。

产地分布：浙江、安徽等地均有栽培。

形态特征：根茎粗大，呈拳状团块；茎直立，上部分枝，基部木质化；单叶互生，椭圆形或卵状披针形；头状花序顶生，花多数，紫色；瘦果长圆状椭圆形，微扁。

功　　效：补气健脾，燥湿利水，止汗，安胎。

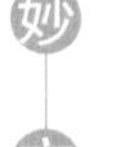
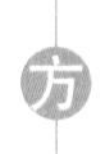
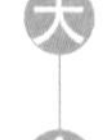

出，醋糊丸梧子大。每服五丸，空心米饮下。凡用砒要将萝卜切去盖，下段挖空入砒，以盖盖好，纸包火煨透存性取出。今此丹系打火炼过，不必萝卜制。为丸时须研和极匀，若欠匀恐砒有多有少，多处，或致损伤人命。

良姜理中汤

[主　治] 治虚疟、久疟，脾胃虚弱，若初起为冷物所伤，亦用此方。

[配　方] 高良姜、干姜（炒）、草果（去壳炒）各二两。

[制用法] 为末。每服四钱，水煎，空心服。

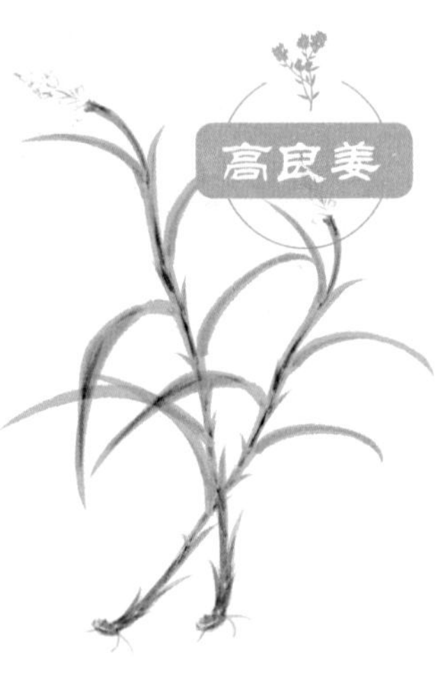

别　　名：风姜、小良姜、佛手根等。

性味归经：性热，味辛。归胃、脾经。

功能主治：温中止呕，散寒止痛。主治胃痛、呕吐、泄泻等症。

成熟周期：夏末秋初挖取根茎。

使用禁忌：阴虚有热者禁服。

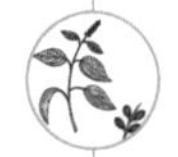
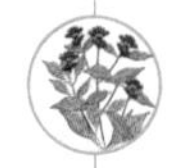
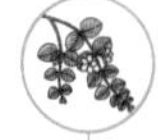

建中汤

[主　治] 治久发疟疾，脾胃虚弱，胸膈腹中饱闷，痞块两胁连心痛，四肢沉重，发热，泄泻，羸瘦等证。

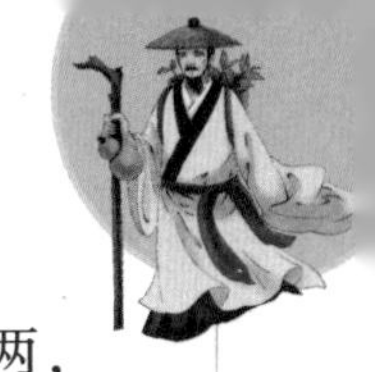

[配　方] 附子（炮）、白术（土炒）各二两，芍药（酒炒）四两，甘草（炒）、干姜（炒）、草果（去壳炒）各一两。

[制用法] 为末。每服五钱，水煎，热服。

二圣散

[主　治] 治脾胃虚寒，呕吐不食。

[配　方] 硫黄、水银各五两。

[制用法] 共研末同炒，再研细。每服三钱米汤下，小儿一钱，姜汤亦可。炒成青砂头，亦治翻胃膈食，吐痰神效。

八仙丸

[主　治] 治脾胃久冷，大便泄泻，肠中疠痛，米谷不化，饮食不进等证。

[配　方] 附子（炮）、高良姜、荜茇、砂仁、肉豆蔻各一两，生姜三两，厚朴（姜汁制）四两。

[制用法] 为末。醋糊丸梧子大，米饮下，五十丸。

别　　名：玉果、肉果、迦拘勒、顶头肉。

性味归经：性温，味辛。归脾、胃、大肠经。

功能主治：温中行气，涩肠止泻。主要用于脾胃虚寒，久泻久痢，胃寒胀痛，食少呕吐等。

成熟周期：冬、春二季果实成熟时采收。

使用禁忌：湿热泻痢者忌服。

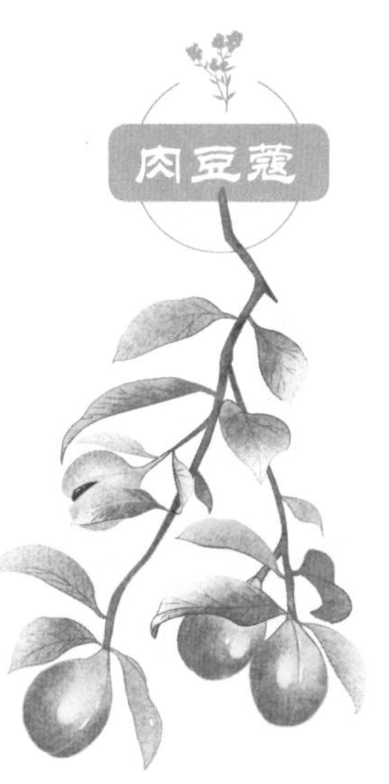

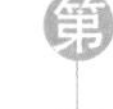

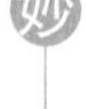

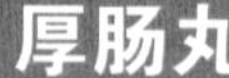

厚肠丸

[主　治] 治脾虚伤食，大便下赤白脓，肠鸣腹痛泄下，米谷不化，小儿脾虚滑泄，脱肛，疳瘦等证。

[配　方] 川乌（炮）、肉桂、硫黄（另研）、赤石脂（煅）各一两，干姜（炒）二两。

[制用法] 为末，糯米糊丸，梧子大。每服五十丸，白汤下。

阿胶丸

[主　治] 治冷热不调，下痢赤白。

[配　方] 黄连、黄柏（盐水炒）、当归、乌梅肉（炒）、阿胶（蛤粉炒）各一两，芍药二两。

[制用法] 为末。蒸饼丸梧子大，白汤下，五十丸。

桃花丸

[主　治] 治肠胃虚，下赤白脓，小儿脱肛，极效。

[配　方] 干姜（炒）、赤石脂（煅）各二两。

[制用法] 为末。米糊丸，梧子大，米饮下五十丸。

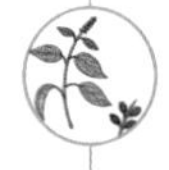
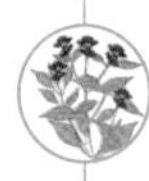
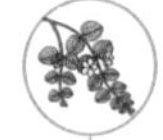

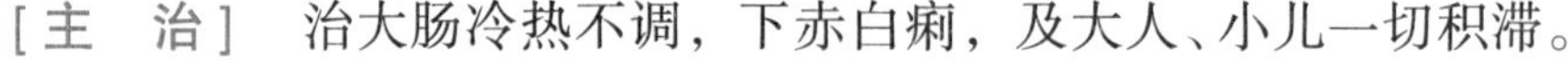

如圣饼

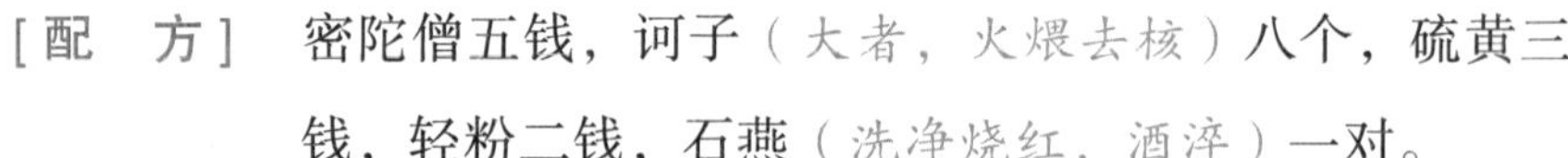

[主　治] 治大肠冷热不调，下赤白痢，及大人、小儿一切积滞。

[配　方] 密陀僧五钱，诃子（大者，火煨去核）八个，硫黄三钱，轻粉二钱，石燕（洗净烧红，酒淬）一对。

[制用法] 为末。面糊丸，龙眼大，捏作饼。每用一饼，入灰中略煨热，茶清下。

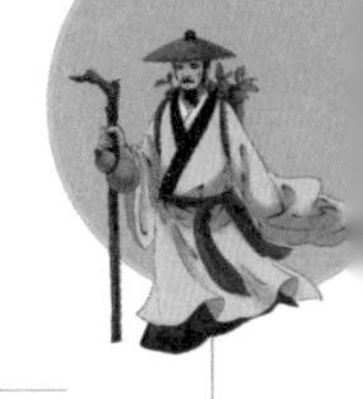

珍珠散

[主　治] 治大人小儿霍乱吐泻。

[配　方] 硫黄、滑石各二两。

[制用法] 共为细末。每服二钱，白汤下，不愈再服，小儿一钱。

少阳丹

[主　治] 能解利两感伤寒、瘟疫瘴气。

[配　方] 硝石、硫黄、五灵脂（醋炒）、青皮、陈皮、麻黄各二两。

[制用法] 为末。先以硝石炒成珠，和诸末，米糊丸绿豆大，白汤下五十丸，再以热汤催汗。

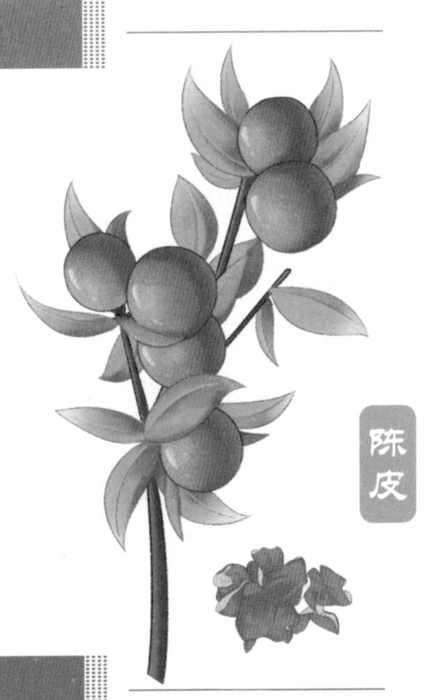

中和汤

[主　治] 治伤寒、瘟疫，头目昏痛，发热，鼻流清涕，服此不致传染。

[配　方] 苍术（米泔浸）一斤，川乌（炮）、厚朴（姜制）、陈皮、甘草各四两，草果二两。

[制用法] 共为末。每用四钱，生姜七片，水煎和渣服。

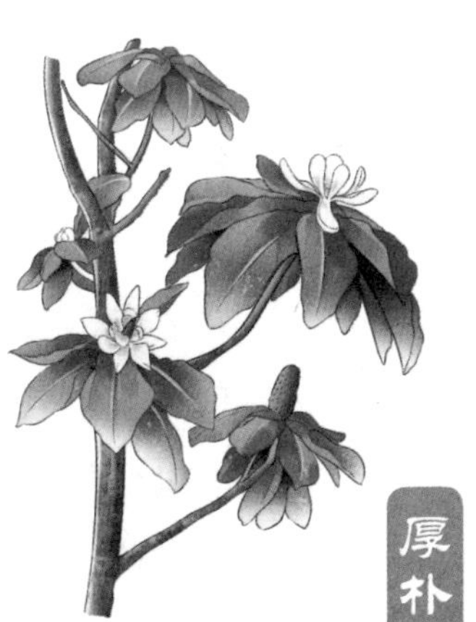

密蒙花散

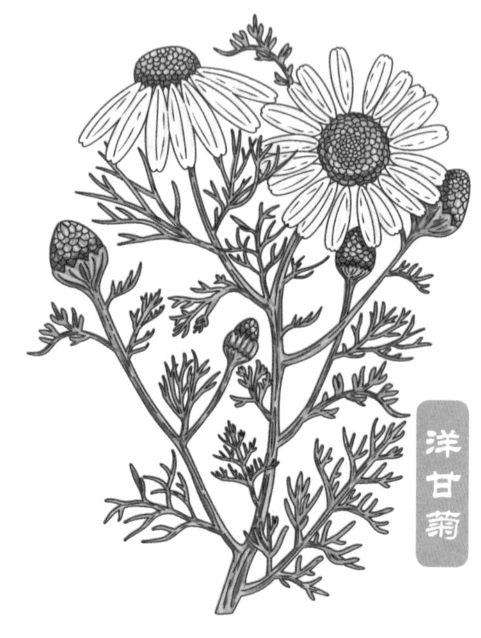

[主　治] 治风热攻眼，两目昏暗多眵，隐涩羞明，或痒，或痛，渐生翳膜，或患头风在先，牵引两眼，渐觉细小，及暴赤肿痛。

[配　方] 密蒙花、木贼（去节）、川羌活、洋甘菊、白蒺藜（炒去刺）、石决明（煅，再用盐水煎）各等份。

[制用法] 为末。食后，茶清下三钱。

还睛丹

[主　治] 治脾肾虚衰，精血不生，致双目成内障。

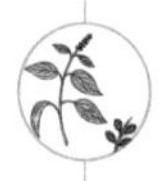

[配　方] 磁石（活者，火煅，醋淬七次）、硫黄、雄黄、雌黄各二两（共为粗末，入罐，打三炷香，冷定取出，研细配后药）。钟乳粉、附子、台椒（炒出汗）各二两。

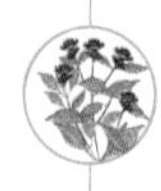

[制用法] 共为末，醋糊丸梧子大。每服二十丸，空心米饮下，日二服。半月觉热攻眼，勿惧，乃肾气潮眼，阳光复生也。热时用两手搓热揉之，揉一番，光明一番，六十日后复明。药尽再服一料。

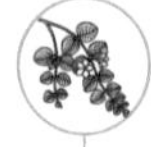

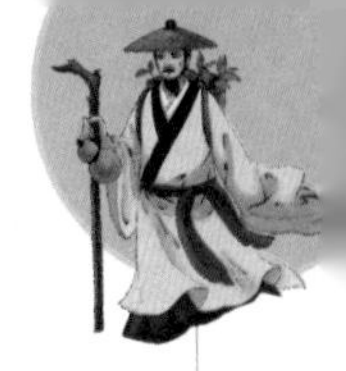

拨云散

[主　治] 治上焦壅热，眼目赤肿，疼痛或生翳障，先服洗肝散，后服此药。

[配　方] 荆芥穗、川芎、防风各二两，枳壳（麸炒）、蝉蜕（去翅足）、薄荷、龙胆草、甘草各五钱。

[制用法] 共为末。每服二钱，食后服。

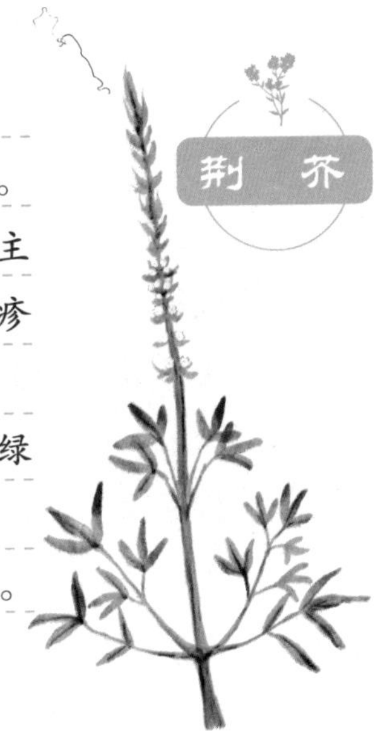

别　　名：香荆芥、假苏、鼠蓂等。

性味归经：性微温，味辛。归肺、肝经。

功能主治：解表散风，透疹，消疮。主治感冒，头痛，麻疹，风疹瘙痒，疮疡初起等症。

成熟周期：夏季、秋季开花到顶，穗绿时割取地上部分。

使用禁忌：表虚自汗、阴虚头痛者忌服。

洗肝散

[主　治] 治脏火太过，壅热攻目，或翳障疼痛。

[配　方] 大黄二钱，黄芩三钱。

[制用法] 水煎食前服。

补肝丸

[主　治] 能补肝肾之气，服还睛丸后多服此药。

[配　方] 台椒（炒）、仙灵脾（剪去边弦，蜜水炙）、白蒺藜（炒去刺）各等份。

[制用法] 为末，酒糊丸梧子大，空心米汤下，三十丸。

睡圣散

[主　治] 人难忍艾火灸痛，服此即昏睡，不知痛，亦不伤人。

[配　方] 山茄花（八月收），火麻花（八月收）。

[制用法] （按：八月中火麻花已过时，恐作七月为是。）

收此二花时，必须端庄闭口，齐手足采之。若二人去，或笑，或言语，服后亦即笑，即言语矣。采后共为末，每服三钱，小儿只一钱，茶酒任下。一服后即昏睡，可灸五十壮，醒后再服再灸。

（按：山茄子，今谓之风茄儿，其花亦谓之曼陀罗花，火麻即大麻。今圃地所植之黄麻乃是此种。《本草纲目》云：曼陀罗花，生北土，南人亦有栽者。春生夏长，独茎直上，高四五尺，生不旁引，绿茎碧叶，叶如茄叶。八月开白花，凡六瓣，状如牵牛花而大，攒花中折，骈叶外包，朝开夜合。结实圆而有丁拐，中有小子。八月采花，九月采实。花实气味俱辛温有毒，主治诸风及寒湿脚气、惊痫、脱肛等证。相传此花，笑采浸酒饮，令人笑，舞采浸酒饮，令人舞，予尝试之。饮须半酣，更令一人或笑或舞，引之乃验。又云七月采火麻子花，八月采山茄子花，阴干等分为末，热酒调服三钱。少

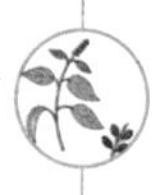

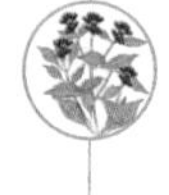

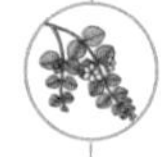

顷，昏昏如醉，割疮、灸火不觉苦痛，盖古方也。今外科所用麻药即是此散，服之并无伤害。）

别　　名：山茄花、白花曼陀罗等。

性味归经：性温，味辛，有毒。归肺、肝经。

功能主治：止咳平喘，解痉定痛。主治哮喘咳嗽，脘腹冷痛，风湿痹痛，小儿慢惊风，癫痫等症。

成熟周期：4~11月花初开时采收。

使用禁忌：孕妇、外感及痰热咳喘、青光眼、高血压、心动过速者禁用。现代研究证明洋金花具有毒性，误服或服用过量易致中毒。

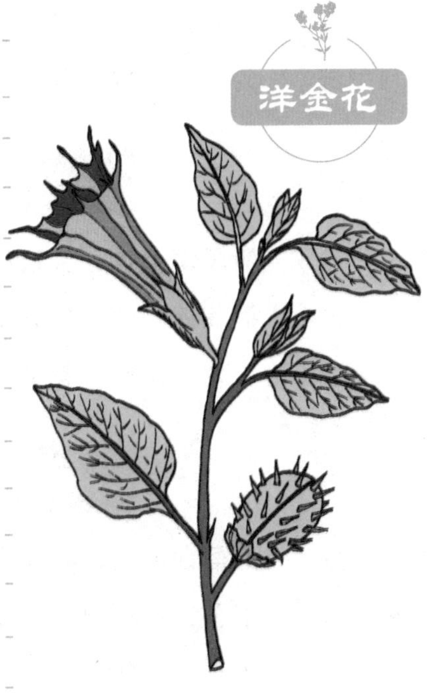

文蛤散

［主　治］治目弦肿，大小眦成赤疮。

［配　方］五倍子一两。

［制用法］研末，每服三钱，水一盏，煎八分，先洗，后以箸头点之。

一醉膏

［主　治］治耳聋。

［配　方］麻黄一斤。

［制用法］以水五升，熬一升，去渣熬膏。每服一钱七分，临卧热酒下，有汗即效。

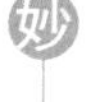

薄荷散

[主　治] 治心肺壅热，头目不清，咽喉不利，精神昏浊，小儿膈热。

[配　方] 真薄荷、防风各二两，桔梗三两，甘草一两。

[制用法] 为末。每服四钱，灯心煎汤下。

碧云汤

[主　治] 治风痰上攻，头目昏眩，咽喉疼痛，涎涕稠黏。

[配　方] 荆芥穗二两，牛蒡子（炒）、真薄荷各一两。

[制用法] 为末。食后，茶下三钱。

丁香丸

[主　治] 治宿食不消，时发头疼，腹痛。

[配　方] 丁香、乌梅肉、青皮、肉桂、三棱（炮）各二两，巴豆（去油）一两。

[制用法] 为末，米糊丸黍米大，白汤下七丸，小儿三丸。

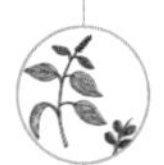
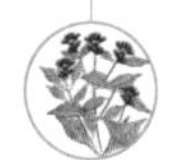
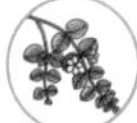

润肠散

[主　治] 治老人虚气、中风、产后大便不通。

[配　方] 枳实（麸炒）、青皮、陈皮各一两。

[制用法] 共为末。每服四钱，水一盏，煎七分，空心服。

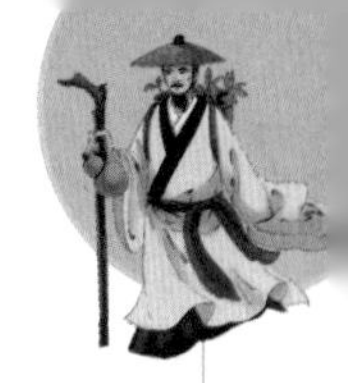

菟丝子丸

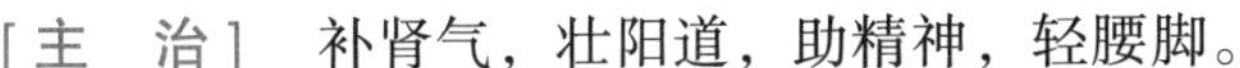

[主　治] 补肾气，壮阳道，助精神，轻腰脚。

[配　方] 菟丝子一斤（淘净酒煮，捣成饼，焙干），附子（制）四两。

[制用法] 共为末，酒糊丸梧子大，酒下五十丸，十日后强壮。

石膏丸

[主　治] 治肾厥头痛，及肾虚咳嗽，烦闷，遗尿。

[配　方] 石膏、硫黄、硝石（合硫黄同研）、天南星（用生姜一两同捣）各一两。

[制用法] 为末，面糊丸梧子大，食前米饮下五十丸，日二次。

宣风丸

[主　治] 治风湿脚气，走注上攻，两足拘急疼痛，或遍身作痛。

[配　方] 黑丑（取头末）二两，青皮一两，胡椒二十一粒，全蝎（去头足）二十四枚。

[制用法] 共为末，蜜丸梧子大。食前，白汤下五十丸，或三十丸。

五膈散

[主　治] 治肺伤寒，误服凉药，冰消肺气，胸膈膨胀，呕吐酸水，口中如含冰雪，体倦减食，或成冷劳，胸中冷痰，服此皆效。

[配　方] 人参、黄芪（炙）、白术、麦冬、官桂、附子（炮）、

干姜（炒）、远志（去心）、台椒、北细辛、百部（去芦）、杏仁各等份。

［制用法］ 共为末。水煎服四钱。

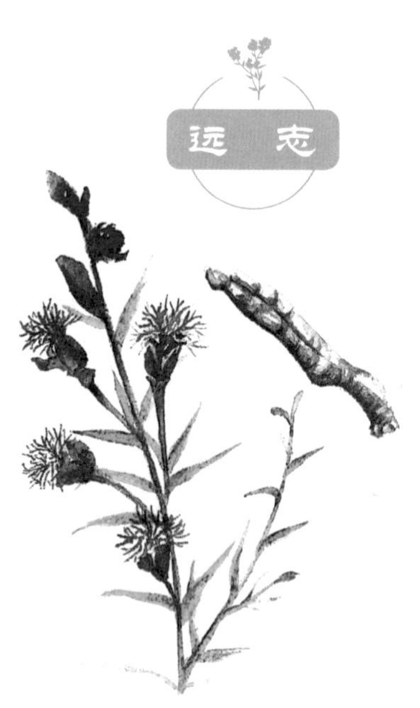

别　　名：小草、细草、棘菀等。

性味归经：性温，味苦、辛。归心、肾、肺经。

功能主治：安神益智，交通心肾，祛痰开窍，消散痈肿。主治心肾不交引起的失眠多梦、健忘惊悸、神志恍惚，咳痰不爽，疮疡肿毒，乳房肿痛，癫痫惊狂。

成熟周期：春秋二季采挖。

使用禁忌：胃溃疡及胃炎患者慎用。

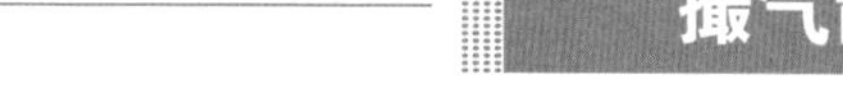

撮气散

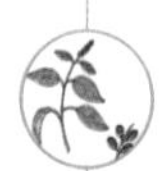

［主　治］ 治凉药伤肺，饮食不下，胸膈饱闷，吞酸气逆，久嗽不止。

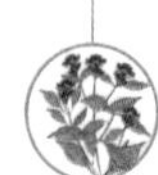

［配　方］ 白术、干姜各二两，黄芪（蜜水拌炒）、附子、川椒、杏仁各一两，甘草五钱。

［制用法］ 共为粗末，水煎服四钱。初服冷热相搏，觉烦闷欲吐，少顷撮定，肺气自然下降矣。

枸　杞

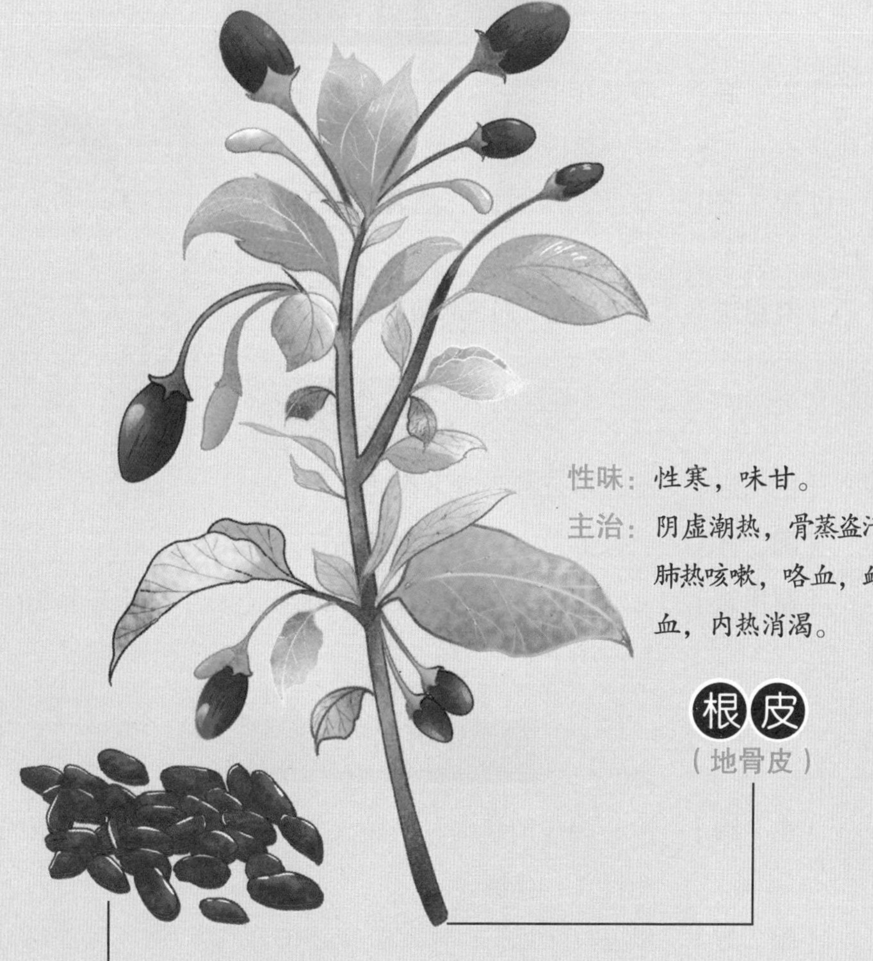

根皮（地骨皮）

性味：性寒，味甘。

主治：阴虚潮热，骨蒸盗汗，肺热咳嗽，咯血，衄血，内热消渴。

果实

性味：性平，味甘。

主治：肝肾阴虚，精血不足，腰膝酸痛，眩晕耳鸣，阳痿遗精，内热消渴，血虚萎黄，目昏不明。

产地分布：主产于宁夏。

形态特征：叶片为卵状菱形至卵状披针形。果实为类纺锤形或椭圆形，顶端略尖，有小凸起状的花柱痕，基部有果柄痕。果皮鲜红色或暗红色，较为柔韧，略带光泽，布满皱纹；果肉厚、有黏性，内有种子。

功　　效：滋补肝肾，明目，润肺。

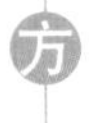

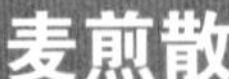

麦煎散

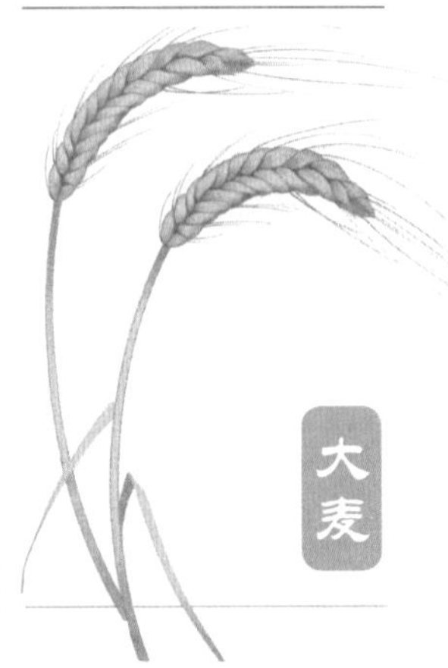

[主　治] 治幼年心络为暑所伤，每至暑时，即畏热困倦减食。

[配　方] 知母、乌梅肉、地骨皮、柴胡各二钱，大麦一撮。

[制用法] 上锉片成一剂，水煎，温服缓下。

剪红丸

[主　治] 治远年近月肠澼下血。

[配　方] 吴茱萸（去梗）、荆芥穗各二两，川乌一两。

[制用法] 上炒黄色，共为末，醋糊丸梧子大，每服五十丸，空心白汤下。

分气丸

[主　治] 治心腹痞闷疼痛，两胁气胀，痰涎上攻，咽嗌不利，能行气，化酒食。

[配　方] 黑丑（半生半熟取头末）四两，青皮（炒）、陈皮（炒）、干姜（炮）、肉桂各一两。

[制用法] 共为末，水法梧子大。每服三十丸，空心姜汤下。

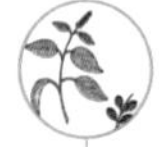
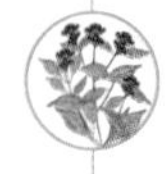

镇心汤

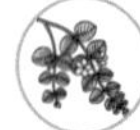

[主　治] 治心气不足，为风邪鬼气所乘，狂言多悲，梦中惊跳。

[配　方] 人参、茯苓、石菖蒲（桑叶水拌炒）、远志、木香、丁香各一钱，甘草、干姜各五钱，大枣三枚。

[制用法] 水煎空心服。

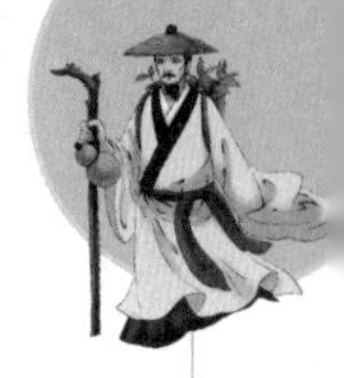

远志丸

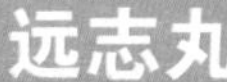

[主　治] 治心气不足，多悲，健忘，精神昏默，手颤脚搐，多睡。

[配　方] 远志、人参、石菖蒲、茯苓。

[制用法] 为末，蜜丸梧子大。每服三十丸，酒枣汤任下。

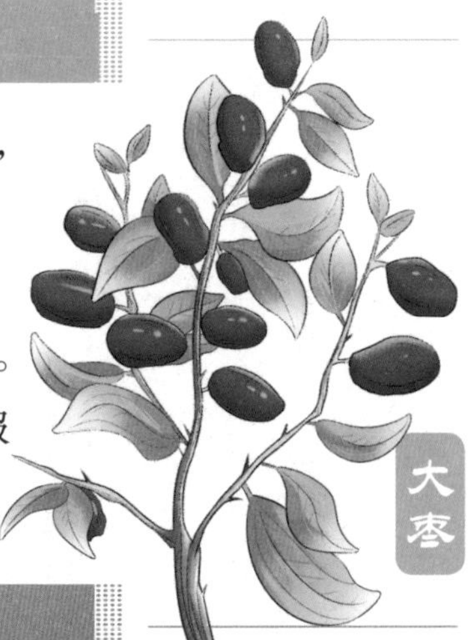

定痛丸

[主　治] 治奔豚上攻，心腹腰背皆痛，或疝气连睾丸痛。

[配　方] 木香、马蔺草（醋炒）、茴香、川楝子（炒）各一两。

[制用法] 共为末。每服四钱，滚酒下，连进二服，其痛即止。

定风散

[主　治] 治破伤风及洗头、牙槽等风，牙关紧急，项背强直，角弓反张。若一二日者，服此可治，五七日者难治，须急灸脐下三百壮。

[配　方] 川乌（炮）、防风各二两，雄黄一两。

[制用法] 共为末。每服四钱，水煎，和渣服，日三次，出汗愈。

阿胶散

[主　治] 治肺虚咳嗽咯血。

[配　方] 牙香（炒）三两，阿胶（蛤粉炒成珠）一两。

[制用法] 为末。每服三钱，姜汤下，日三次。

换骨散

[主　治]　治癞风，面上黑肿，肌肉顽麻，手足疼痛，遍身生疮。先灸五脏俞穴，后服此药。

[配　方]　乌蛇（去头尾，酒煮取肉）、白花蛇（同上制法）、石菖蒲、荆芥穗、蔓荆子、天麻（酒炒）、胡首乌（小黑豆拌，蒸、晒）、白杨树皮（炒）各二两，甘草（炒）、地骨皮（酒炒）、枳壳（麸炒）、杜仲（盐水炒）、当归（酒炒）、川芎（酒炒）、牛膝（盐水炒）各一两。

川芎

[制用法]　共为末。每服二钱，酒下。

安虫散

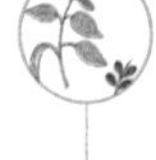

[主　治]　治虫攻心痛，吐清水。如蛲虫，发则腹胀，寸白虫则心痛，并治之。

[配　方]　干漆（炒至烟尽）五钱，鹤虱（炒净）、雷丸（切炒）各一两。

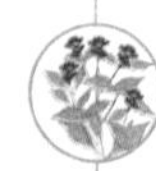

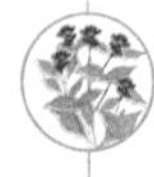

[制用法]　共为末。每服二钱，小儿一钱，米汤下。

槟榔丸

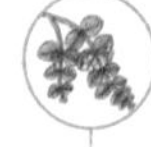

[主　治]　治小便淋涩不通及血淋、石淋。

[配　方]　槟榔、芍药、苦楝子（炒）、马蔺花各一两。

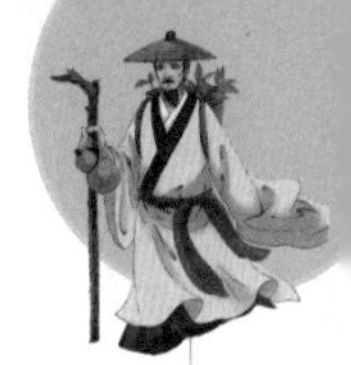

[制用法] 共为末。每服四钱，酒煎热服。

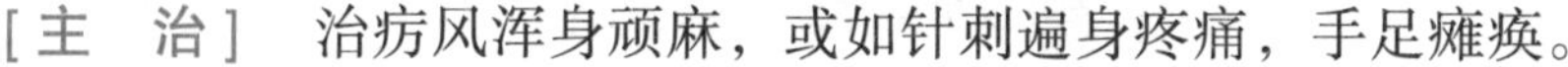

胡麻散

[主　治] 治疠风浑身顽麻，或如针刺遍身疼痛，手足瘫痪。

[配　方] 紫背浮萍（七月半采）一斤，黑芝麻（炒）四两，薄荷（苏州者佳）二两，牛蒡子（炒）、甘草（炒）各一两。

[制用法] 共为末。每服三钱，茶酒任下，日三服。

消瘿散

[主　治] 治气瘿，多服取效，血瘿不治。

[配　方] 全蝎（去头足）三十枚，猪羊靥（即膝眼骨）各三十枚（炙枯），枯矾五钱。

[制用法] 共为末，蜜丸梧子大。每服五十丸，饴米糖拌吞或茶任下。

补宫丸

[主　治] 治女人子宫久冷，经事不调，致小腹连腰痛，面黄肌瘦，四肢无力，减食发热，夜多盗汗，下赤白带，久服且能多子。

[配　方] 当归（酒炒）、熟地（姜汁炒）、肉苁蓉（酒洗去膜）、菟丝子（制法见前）、牛膝（酒洗）各二两，肉桂、沉香、荜茇（去蒂炒）、吴茱萸（去梗）、肉果各一两，真血竭、艾叶各五钱。

[制用法] 共为末，醋糊丸梧子大。每服五十丸，或酒，或白汤任下。

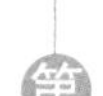
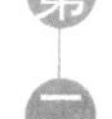

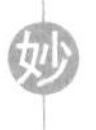
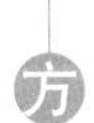
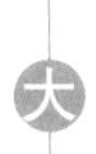

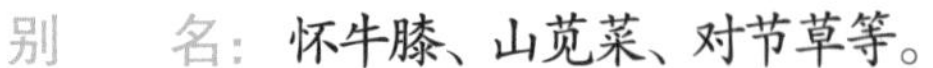

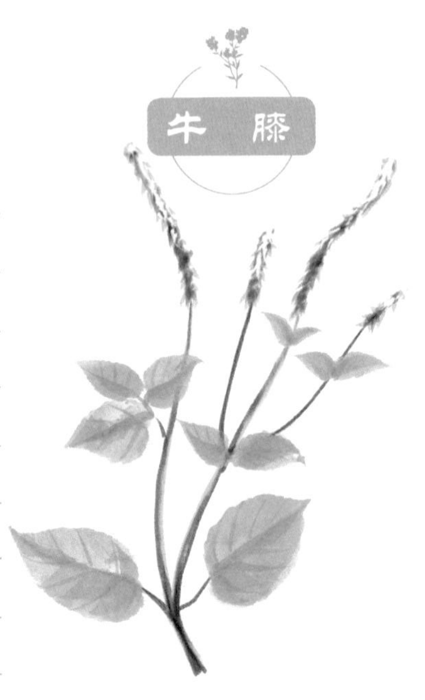

别　　名：怀牛膝、山苋菜、对节草等。

性味归经：性平，味苦、酸。归肝、肾经。

功能主治：补肝肾，强筋骨，逐瘀通经，引血下行，利尿通淋。主治腰膝酸痛，筋骨无力，瘀血阴滞之经闭、痛经、胞衣不下，淋证，水肿，小便不利，阴虚阳亢之头痛眩晕等症。

成熟周期：冬季茎叶枯萎时采挖。

使用禁忌：孕妇慎用。

胶艾汤

[主　治] 治妇人冲任虚损，月水不调，子宫久冷，腰腹疼痛，赤白带下，或恶露不止。此药能通经络，活死血，生新血。

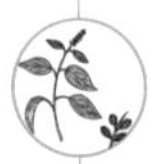

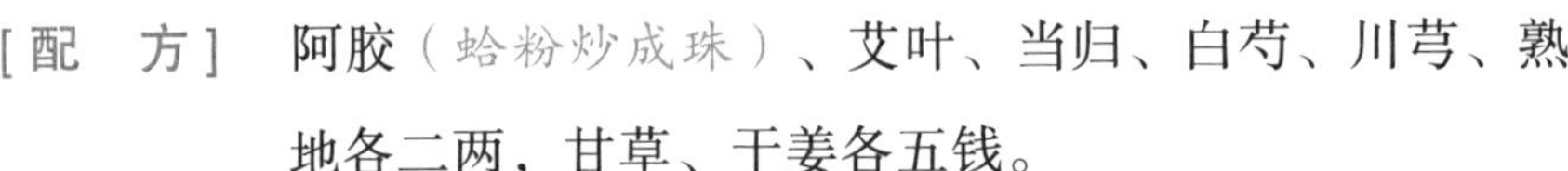

[配　方] 阿胶（蛤粉炒成珠）、艾叶、当归、白芍、川芎、熟地各二两，甘草、干姜各五钱。

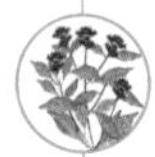

[制用法] 共为末。每服四钱，水煎和渣热服，戒怒气一月。

地血散

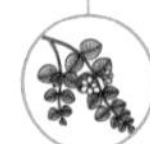

[主　治] 治妇人心血间有热，饮食不减，起居如常，但发烦热。

[配　方] 茜草、当归、白芍、乌梅、柴胡、知母各一钱。

[制用法] 每剂加姜三片，水煎温服。

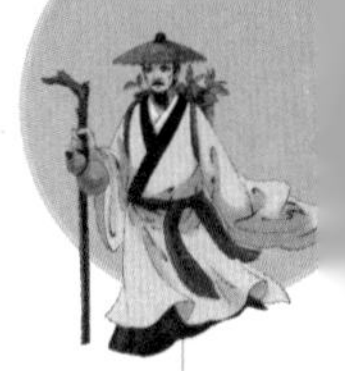

大青膏

[主　治]　治小儿吐泻后成慢惊，脾虚发搐，或斑疹后发搐。

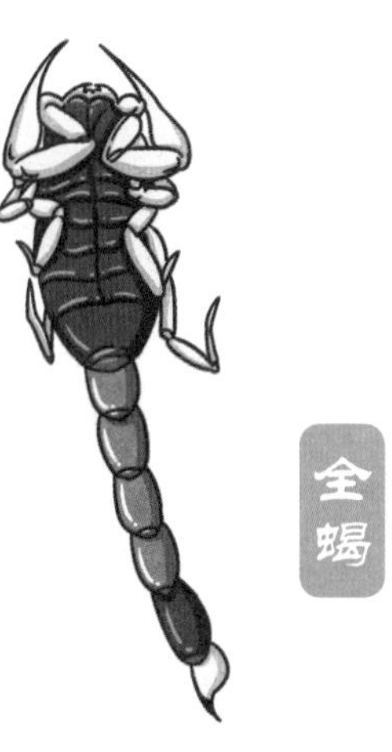

[配　方]　乌蛇（去头尾，酒浸炙），全蝎（去头足）十枚，蜈蚣（去头足，炙）五条，钟乳粉（要真者火煅研极细末，水飞净）、青黛、丁香、木香、川附子（制）各五钱，白附子（面包煨熟）一两。

[制用法]　共为末，蜜丸龙眼大。每服一丸，滚水下，连进二服立瘥。甚者灸中脘五十壮。

碧霞散

[主　治]　治痰涎壅盛卒仆，或发惊搐，一切急症，服此吐痰。

[配　方]　猪牙皂角（炙去皮弦）、铜青（另研）、大黄（生用）、金线重楼（即金线钓虾蟆，制法见后）各五钱。

[制用法]　上为末。每服一钱，小儿三五分，白汤灌下。牙关紧者，鼻中灌下，吐痰立愈。

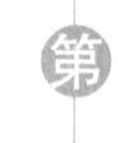
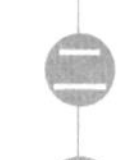

万灵膏

[主　治]　治小儿疳瘦腹胀，水泻多消。

[配　方]　香附一两，青皮、川黄连、肉桂、巴豆（去油）、砂仁、肉果各五钱。

[制用法]　上为末，醋糊丸黍米大。每用三五七丸温水下。

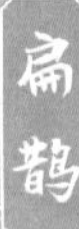
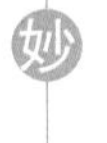
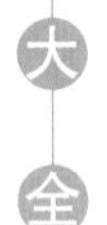

巴豆

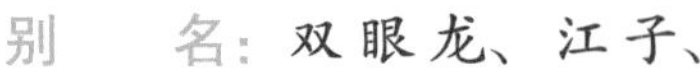

别　　名：双眼龙、江子、八百力、猛子树等。

性味归经：性热，味辛。归胃、大肠经。

功能主治：破积，逐水，祛除痰涎。主治寒积便秘，腹水鼓胀，痰阻喉痹等症。

成熟周期：秋季果实成熟时采收，照制霜法制霜。

使用禁忌：身体虚弱者及孕妇忌服。

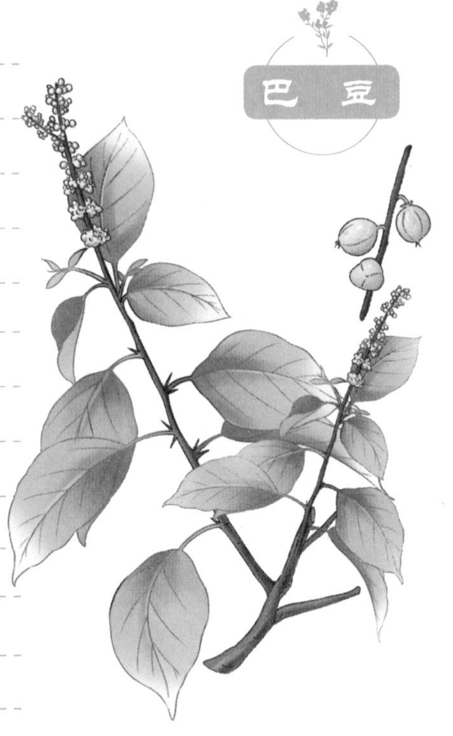

育婴丹

[主　治]　治小儿面黄肚大，青筋作泻及五疳诸积，健脾进食。

[配　方]　上好白蜡（入铫顿化，倾入碗内七次）一两二钱，朱砂（飞净，心疳用之）、赤石脂（火煅，脾疳用之）、青黛（肝疳用之）、寒水石（用泥罐上下盖定火煅，肺疳用之）、牡蛎（火煅，肾疳用之）各一钱。

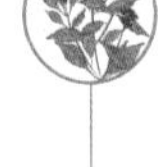
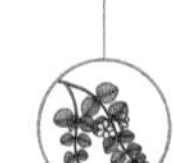

[制用法]　先将白蜡研碎，后加各经引药，共研细末，分作十帖。每用鸡蛋一枚，开一小孔，去黄留清，入药一帖，搅匀，纸封口，或蒸，或用火煨，任意食之，酒饭无忌。

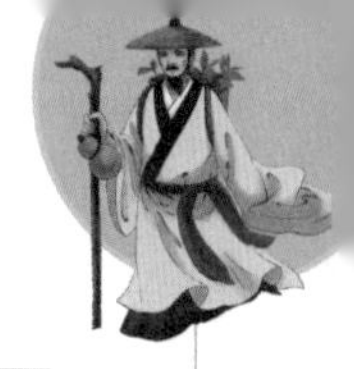

抑青饼

[主　治] 治小儿惊风，清膈化痰，降热火。

[配　方] 防风、薄荷、桔梗（炒）各一两，甘草（炙）、青黛（净）各五钱，冰片四分。

[制用法] 共为末，蜜丸芡实大，或捏作饼，姜汤下。

朱砂丸

[主　治] 治小儿膈热，心胸痰滞。

[配　方] 半夏（制）、辰砂各五钱，杏仁（去皮）三十粒。

[制用法] 共为末，蒸饼丸梧子大。每服十丸，或五七丸，食后薄荷汤下。

夺命丹

[主　治] 治中风左瘫右痪半身不遂，口眼㖞斜，言语謇涩。

[配　方] 川乌（酒煮）、苍术（米泔浸）各四两。

[制用法] 共为末，酒糊丸梧子大，空心服十五丸，忌见风，暖盖出汗。

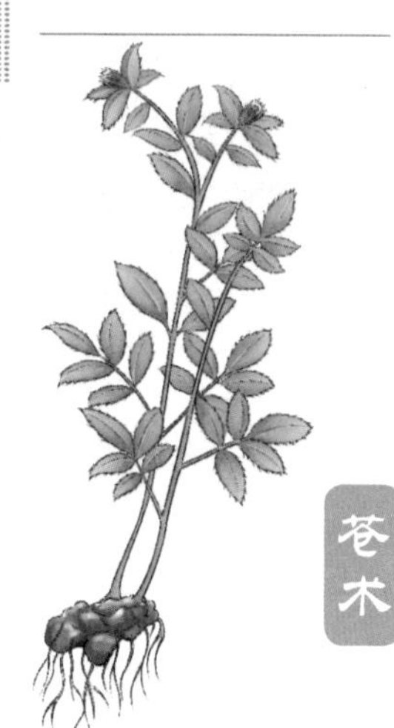

苍术

脱衣散

[主　治] 治汗斑及紫白癜风。

[配　方] 附子、硫黄各五钱。

[制用法] 共为末，姜汁调，以茄蒂蘸擦三四次全愈。

醒脾丸

[主　治] 治久疟不瘥。

[配　方] 川乌（姜汁浸去黑皮，切片）五两，大蒜（煨去皮）三两。

[制用法] 共为末，醋糊丸梧子大。每服二十丸，米饮下，小儿量减。

别　　名：蒜头、胡蒜、葫等。

性味归经：性温，味辛。归胃、肺、脾经。

功能主治：解毒，杀虫，止痢，消肿。主治痈肿疮疡，疥癣，痢疾、泄泻，蛲虫病等。

成熟周期：6月叶枯时采挖。

使用禁忌：皮肤过敏者慎用。

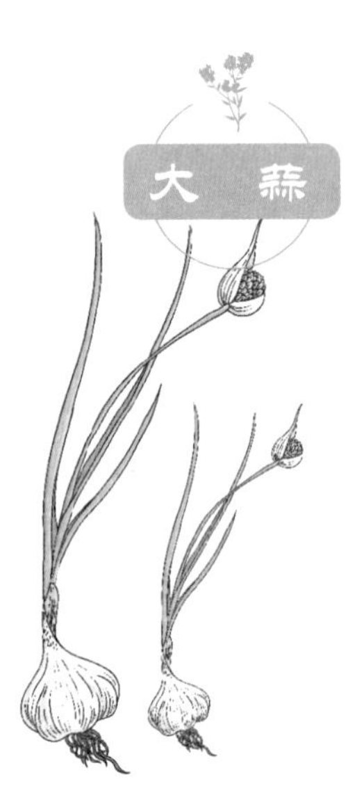

百花散

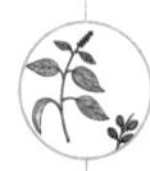
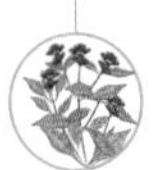
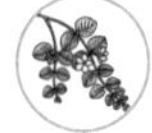

[主　治] 治腿肚血风臁疮，小儿蝼蛄疖，或耳底出脓，瘰疬痔漏。

[配　方] 川乌五两。

[制用法] 捣为末。凡一切疮毒，以麻油调涂，湿者干糁，耳中出水吹入，牛马六畜疮皆可治。人家合酱入此末五钱，不生虫蛆。

中草药服药时间

一般而言，若病在胸膈以上，如肺脏、头面部疾患，应先进食后服药，这样可以使药物向上走，更好地接近病位；若病在胸腹以下，如脾胃、肛肠处，应先服药后进食，这样使药物能够下沉靠近病灶，更好地发挥治疗作用；若病在四肢血脉，适宜选择早晨空腹服药；若病在骨髓，应选择在晚上吃饱饭以后服药。

按照中医时间医学的理论，人体十二脏的气血运行与时辰密切相关，不同的中药应选择合适的时间进服。

补肾药、行水利湿药和催吐药应在清晨服用。

快到中午的时候，阳气升腾的力量最大。服用发汗解表药更利于将致病的外邪驱逐体外。

至于驱虫和泻下药，则适宜在夜晚空腹服用。由于夜晚 21~23 时是肾脏功能最虚衰的时候，这时服用滋养阴血药，能加快吸收，更好地发挥药效。

对于安神药，应在临睡前服用，以便卧床后及时进入睡眠状态。

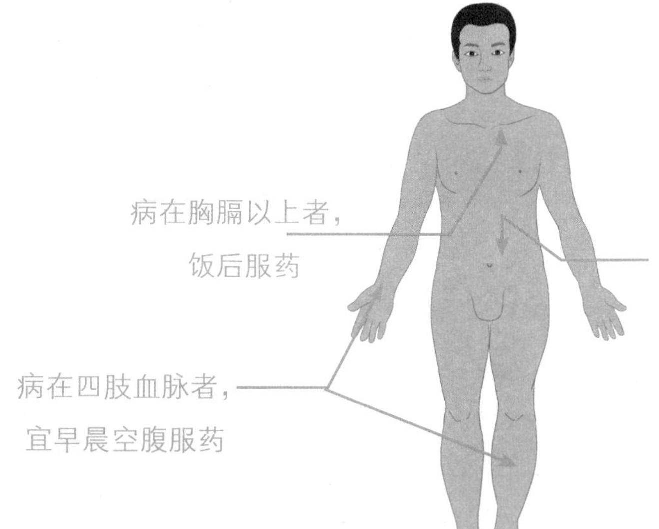

服药禁忌速查表

服用中药时，应当避免进食与方药作用相反的食物，以免带来不好的影响。其中，油腻、腥臭、煎炸等不易消化或有特殊刺激性食物，是服药的禁忌。

药物及病证	忌口食物
甘草、黄连、桔梗、乌梅	猪肉
土茯苓	醋
苍术、白术	大蒜、桃、李
荆芥	鱼、蟹、河豚、驴肉
天门冬	鲤鱼
蜂蜜	生葱
鸡肉	鲤鱼
丹参、茯苓、茯神	醋及一切酸
薄荷	鳖肉
鳖甲	苋菜
地黄、何首乌	葱、蒜、萝卜
吴茱萸	猪心、猪肉
常山	生葱、生菜
人参、西洋参、边条参等补药	萝卜、大蒜
发汗药	酸涩和生冷食物
疮、疥、肿毒以及皮肤瘙痒等疾病	鱼、虾、牛羊肉等有腥膻味的食物
头昏、失眠、性情急躁	胡椒、酒及辛辣食物
伤风感冒或出麻疹	生冷、酸涩、油腻的食物及补药

中药服药注意事项

中药的作用最注重的是对症，而且使用的药量和搭配都有一定的标准，要遵照医嘱使用。如果随意更改组方或者改变使用数量，或者服药方法不当，都会带来一定影响，甚至会中毒。因此，在使用中药时，要注意中药的配伍禁忌、分型服药禁忌等方面。

中药配伍

某些药物因组方后可能会发生相反、相恶的关系，使彼此的药效降低，甚至引起毒副反应。《本经·序例》指出："勿用相恶、相反者。"相恶配伍可能使药物某些方面的功效减弱，但同时是一种可以利用的配伍关系，并非绝对禁忌。而"相反为生害，于相恶"，是指相反的药物一起使用可能会危害健康，甚至危及生命。所以相反的药物原则上禁止配伍应用。

分型服药

解表药如治感冒的药应趁热服用，并在服后加衣盖被，或进食少量热粥，以增强发汗的效果。寒证要热服，热证要冷服。

对于丸剂、颗粒剂，颗粒较小的可以直接用温开水送服，颗粒较大的要分成小粒吞服，质地坚硬的可以用开水融化后再服用。

对于散剂和粉剂，最好用蜂蜜调和服用，或是装进胶囊中吞服，以免呛入喉咙。蜜膏剂用开水冲服较好，若直接入口吞咽，容易粘住喉咙引发呕吐。

此外，冲剂可以直接用开水冲服，糖浆剂可以直接吞服。

减轻苦味

因为味蕾的存在，所以我们喝中药时会觉得很苦。其实味蕾对苦味的感觉强度与温度有关，一般在37℃时感觉最苦。如果服用时高于或低于这个温度就会感觉舒适很多。因此，为了减轻中药汤剂的苦味，可以配用一些甜味中药或加入适量的糖，或者等温度降到 37℃以下再服用。经验表明，进食中药汤剂味觉最好的温度，在初春、深秋时为 42℃左右，春末、早秋或夏秋时以 34℃为佳。

此外，尽快将汤药喝下去，缩短药汁与味蕾的接触时间，并在服用后漱口，减少药汁的残留，也可以减轻中药汤剂的苦味。

孕妇禁用中药

某些药物具有损害胎元以致堕胎的作用，所以应作为妊娠禁忌的药物。根据药物对于胎元损害程度的不同，一般可分为慎用与禁用两大类。慎用的药物包括通经祛瘀、行气破滞及辛热滑利之品，如桃仁、红花、牛膝、大黄、枳实、附子、肉桂、干姜、木通、冬葵子、瞿麦等；禁用的药物是指毒性较强或药性猛烈的药物，如巴豆、牵牛、大戟、商陆、麝香、草三棱、莪术、水蛭、斑蝥、雄黄等。凡禁用的药物绝对不能使用，慎用的药物可以根据病情的需要斟酌使用。

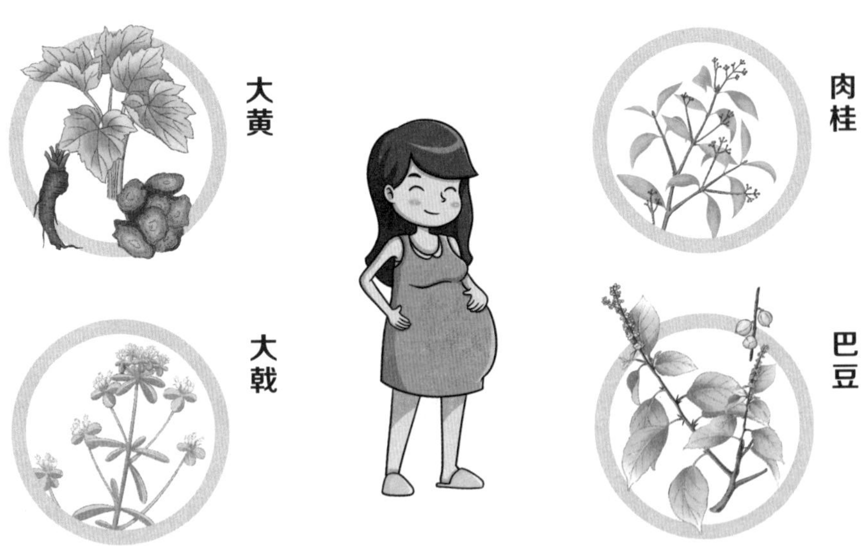

中药材的贮藏方式

中药材如果保存不当，很容易让原本的功效降低，甚至发生霉变，因此，短时间服用不了的药材一定要注意保存好。

一、干燥

中药材的含水量超过15%时，很容易发生虫害、霉变等。所以，对含水量高的药材，要借助高温、太阳、风、石灰干燥剂等力量，选用晒、晾、烘、微波、远红外线照射等方法，将含水量降到15%以下。

目前，降低中药材含水量最常用的方法是：把药材摊在席子上，摆在太阳下晒。若条件允许，可以用架子把草席架空。对于一些含水分或淀粉较多的药材，如贝母、百合、延胡索等，应先用开水烫煮或蒸，再在太阳下晒。有些药材不耐久晒，如麻黄，久晒后有效成分的含量会减少，应放在通风的室内或遮阴的棚下阴干。此外，有些高价药材容易生虫、发霉，如人参等，应密封保存，用石灰保持药材干燥。

值得注意的是，药材在干燥前都要充分散开，使其干燥均匀，避免局部含水量超标发生霉变。同时为了保持药材的纯净度，干燥时应清洁通风，干燥器械要干净无污染。

二、合理贮藏

贮藏中药材时要注意以下六点：

1. 低温

霉菌和害虫在10℃以下不易生长，且泛油、溶化、粘连、气味散失、腐烂等药材的变质反应在低温时也不易发生，所以将药材放在阴凉干燥处（如冰箱），有利于保存其有效成分。

2. 避光

像花叶类那种在光照时容易起变化的药材，应贮藏在暗处及陶瓷容器、有色玻璃瓶中，避免阳光直接照射。

3. 分类

根据药材特点分类保管，如栝楼等肉质、甜香的药材易生虫，应放在熏库；远志、半夏等易霉变，应注意通风、日晒。另外，剧毒药材更应贴上醒目的标签，由专人保管，防止误用中毒。

4. 密封

种子类药材（如白扁豆、麦芽、薏苡仁等），密封保存可防止老鼠撕咬；容易风化（如芒硝等）和挥发（如冰片等）的药材，密封保存可避免有效成分丢失。密封时，将药品放在干净的玻璃瓶中后，盖严瓶盖，用蜡转圈滴在瓶口处封严即可。另外，陶瓷罐、真空袋也是不错的密封容器。

5. 合藏

将花椒与有腥味的动物类药材（如地龙等）一起存放，可防止动物类药材虫蛀变质；将泽泻与丹皮放在一处，泽泻不易虫蛀，丹皮不易变质。

6. 杀虫

对桑螵蛸、露蜂房等动物药保存前要蒸熟，避免虫卵孵化；同时可用化学药物熏杀害虫，通常保存少量的药材时可将硫黄点燃生成二氧化硫熏蒸，保存大量的药材时可喷洒氯化苦熏蒸。